口腔门诊镇静镇痛
技术及治疗前评估

主　编　郁　葱

编　者（以姓氏笔画为序）

王金华（重庆医科大学附属口腔医院儿童牙病科）

吴雨佳（重庆医科大学附属口腔医院麻醉科、舒适牙科）

李　勇（重庆医科大学附属口腔医院口腔颌面外科）

李思思（重庆医科大学附属口腔医院麻醉科、舒适牙科）

邱莹茜（重庆医科大学附属口腔医院口腔修复科）

邹四海（重庆医科大学附属口腔医院口腔颌面外科）

宋　敏（重庆医科大学附属口腔医院口腔颌面外科）

张　超（重庆医科大学附属口腔医院麻醉科、舒适牙科）

陈方淳（重庆医科大学附属口腔医院口腔黏膜科）

陈思路（重庆医科大学附属口腔医院麻醉科、舒适牙科）

林必盛（台湾省中国医药大学附属医院麻醉部）

郁　葱（重庆医科大学附属口腔医院麻醉科、舒适牙科）

罗　俊（重庆医科大学附属口腔医院牙体牙髓科）

赵　楠（重庆医科大学附属口腔医院麻醉科、舒适牙科）

姚　颖（重庆医科大学附属口腔医院麻醉科、舒适牙科）

徐　凌（重庆医科大学附属口腔医院口腔修复科）

黄　姣（重庆医科大学附属口腔医院牙周科）

黄贵金（重庆医科大学附属口腔医院麻醉科、舒适牙科）

廖金容（重庆医科大学附属口腔医院麻醉科、麻醉恢复室）

樊　林（重庆医科大学附属口腔医院麻醉科、舒适牙科）

人民卫

图书在版编目（CIP）数据

口腔门诊镇静镇痛技术及治疗前评估/郁葱主编．—北京：人民卫生出版社，2015

ISBN 978-7-117-21676-0

Ⅰ．①口… Ⅱ．①郁… Ⅲ．①口腔颌面部疾病－口腔外科手术－研究 Ⅳ．①R782.05

中国版本图书馆 CIP 数据核字（2015）第 304576 号

| 人卫社官网 | www.pmph.com | 出版物查询，在线购书 |
| 人卫医学网 | www.ipmph.com | 医学考试辅导，医学数据库服务，医学教育资源，大众健康资讯 |

口腔门诊镇静镇痛技术及治疗前评估

主　　编：郁　葱
出版发行：人民卫生出版社（中继线 010-59780011）
地　　址：北京市朝阳区潘家园南里 19 号
邮　　编：100021
E - mail：pmph @ pmph.com
购书热线：010-59787592　010-59787584　010-65264830
印　　刷：北京铭成印刷有限公司
经　　销：新华书店
开　　本：787 × 1092　1/32　　印张：12　　插页：1
字　　数：300 千字
版　　次：2016 年 1 月第 1 版　2016 年 6 月第 1 版第 2 次印刷
标准书号：ISBN 978-7-117-21676-0/R·21677
定　　价：79.00 元

打击盗版举报电话：010-59787491　　E-mail：WQ @ pmph.com
（凡属印装质量问题请与本社市场营销中心联系退换）

序

在各医学专业的临床诊疗工作中，医务工作者不得不面对患者常见的恐惧与焦虑的问题。尤其在口腔医学领域，严重的牙科恐惧症一直困扰着医师和患者。

随着社会的进步和医学的发展，愈来愈多的医院倡导建立"无痛医院"，而"舒适化医疗"正是其重要的理念之一，也是现代麻醉学与口腔医学发展的共同目标。为此，郁葱委员及其学科团队在重庆医科大学附属口腔医院领导的支持下，根据我国的实际情况，率先建立"重庆医科大学附属口腔医院无痛口腔医疗中心"，借此整合口腔医学各专业，实现了规模化、规范化开展口腔舒适化医疗服务。基于其多年来积累的丰富临床经验和心得体会，并参考了国内外该领域的相关进展，编撰了《口腔门诊镇静镇痛技术及治疗前评估》一书。

该书从"如何提供舒适化口腔治疗"和"保障患者医疗安全"出发，系统阐述了合并各种内科疾病患者的口腔治疗前评估，各种镇静镇痛方法治疗不同程度牙科焦虑症的应用与评价，以及对由此产生的各种争议与发展的方向进行了归纳总结。由于本书的两大部分存在多学科的交叉，是传统口腔医学教育所未涉及的内容，因此，将丰富和拓展口腔医学的内涵与外延，充实口腔麻醉学的理论基础，是口腔医学专业学历后教育的重要参考书。

在此，我谨代表中华口腔医学会口腔麻醉学专业委员会衷心感谢郁葱委员为撰写本书所付出的努力及心血。

中华口腔医学会口腔麻醉学专业委员会主任委员

姜 虹

2015 年 9 月 23 日

前　言

　　口腔门诊镇静镇痛及治疗前评估是伴随国人对口腔医疗提出更高要求孕育而生的，是一门由临床医学、麻醉学、口腔医学、医院管理等多学科交叉形成的综合知识与技术。其中口腔治疗前评估是口腔医师日常工作中常见临床医学问题的集中总结，同时也为医师的医疗决策提供综合的解决方案；而口腔门诊镇静镇痛技术、口腔微创诊疗技术、口腔激光治疗技术等则构成舒适化口腔医疗技术的基石，通过对口腔各个专业尤其是口腔外科门诊、儿童牙病、口腔种植及牙周黏膜患者的集中无痛化、微创化治疗，以期减少医疗资源投入，提高诊疗水平和患者满意度。

　　本书的编撰过程中注重了以下问题：一是如何体现"以患者为中心"的思想，各章中讲解始终以促进患者早期康复、减少治疗并发症为主线；二是如何体现"保障医疗安全"的思想，从而提高口腔医师特别是口腔诊所从业人员对复杂病情、不良事件与突发险情的判断、反应与处理能力；三是如何体现"紧密结合临床"的思想，本书中对各种镇静镇痛医疗技术的优缺点给出了客观的评价，由于地域文化的差异，不是每种技术都适用于我国现有国情，但对主流镇静技术的讲解完全具备可操作性、可复制性，临床指导意义强。

　　本书从酝酿到撰写大约花费近 2 年时间，针对口腔医学、麻醉学专业人员而编写。本书的作者包括重庆医科大学附属口腔医院长期从事口腔门诊镇静镇痛技术的专业人员，他们依托于全国规模最大的无痛治疗平台即重庆医科大学附属口腔医院口腔无痛治疗中心，长期工作在临床第一线，以现代围术期医学理论为基础，根据自己的临床工作经验，参阅了大量文献，力求从临床实际需要出发；规范化、规模化及医疗安全始终是本书贯穿的主线；观点尽量贴近、指导临床应用，期望能为读者提供一本既有系统理论又有实用性的参考书。

在此，感谢中华口腔医学会口腔麻醉学专委会对我们的支持与帮助，感谢我们的团队夜以继日的辛劳工作。当然在撰写工作中难免存在挂一漏万、以偏概全的现象，敬请读者提出宝贵的意见。

郁　葱

2015 年 8 月

目　　录

第三篇　口腔门诊镇静镇痛治疗平台的建设与展望

绪　　论

　　随着医疗卫生事业的发展及人民群众对健康的日渐重视,现代生活方式的改变及现代医学的飞速发展,在口腔门诊就诊的、伴有全身各系统疾病的患者数量日益增加;其他系统疾病由于新药、新技术的使用对传统口腔医疗服务提出新的要求;微创化、舒适化医疗的发展对医师的知识结构、临床能力提出了更高的要求。本书的编写目的是通过对口腔门诊镇静镇痛技术及其评估方法以及常见合并症进行初步阐述与归纳,提高口腔科医师的临床思维能力,为门诊口腔操作前评估全身疾病与局部疾病提供参考;简要阐述常见的口腔疾病与全身疾病的相互关系;对目前大家关注较多的各种人群口腔焦虑症的诊断治疗提供系统的方法介绍与评价。

　　本书共分为三个部分:第一部分总结归纳在实施口腔门诊镇静镇痛治疗前伴随机体各系统疾病评估与处理要点,培养与提高专业医师临床决策的能力、科学的临床思维与处理能力;第二部分对舒适化口腔医疗的具体方法进行系统阐述与分析;第三部分总结在国内实施舒适化口腔医疗的相关知识以及对未来趋势的展望。

　　口腔医学的诊断和临床治疗技术经历了上百年的发展,已建立了完善的理论基础和临床技术规范,但对患者因口腔疾病或在口腔科治疗过程中的疼痛或恐惧感却始终重视不足,而且对该领域的深入研究与实践也有待加强。

1

牙科焦虑症（dental anxiety，DA）是口腔治疗中一种常见的心理障碍，严重影响患者对口腔疾病的治疗意愿，往往使患者对口腔治疗感到紧张和害怕，进而表现出烦躁不安，甚至逃避治疗的现象。因此，减轻甚至消除口腔疾病患者对疼痛的恐惧，使患者能够在相对舒适的条件下接受口腔治疗，已成为口腔医师不得不面对的问题。但是需要强调的一点是，口腔门诊镇静镇痛治疗近年来方兴未艾，为口腔治疗创造良好的条件是其出发点，保证患者医疗安全是其落脚点，是一件"锦上添花"的工作，但不能"为了镇静而镇静"，如果将患者、医务人员置于不可控的风险境地则和我们的初衷背道而驰。综上所述，本书从以下五个方面阐述"舒适化口腔医疗"的起源与发展背景，口腔医学与其他学科的关系以及如何结合我国国情有序、规范地开展舒适化口腔医疗。

一、掌握口腔门诊镇静镇痛治疗前常见合并症评估及处理的意义

随着医学科学与医学科研方法的进展，特别是循证医学、转化医学和整合医学近年来的发展，大量多中心、大样本的临床研究对临床工作的推动作用，各种指南和专家建议为临床医师的医疗决策提供有力的证据与相对统一的治疗策略，比如《口腔治疗中笑气/氧气吸入镇静技术应用操作指南（试行）》《根管治疗技术指南》等。但随着医学技术的日臻完善以及人口老龄化趋势，口腔各个亚专业均面临大量伴随机体各系统疾病的患者，复杂的医疗环境和严峻的医患矛盾以及口腔专业人员教育背景的局限性，使得针对该类患者的医疗决策更加复杂。所以，本书从总结临床伴随机体各系统疾病的口腔各专业治疗的评估与处理，口腔局部疾病与全身性疾病关系的规律、评估与处理要点，牙科焦虑症的系统评价与治疗三个方面着手，根据对国内外最新报道的回顾、本单位

医疗实践的总结，全面、详实地对该类患者的诊治方法进行了阐述。

二、"舒适化口腔医疗"理念的提出

除了 DA 患者对口腔治疗有非常痛苦的回忆外，几乎所有因口腔疾病就医的患者都有对口腔治疗的不良感受。而这种不良感受最主要的来源是疾病本身及治疗过程中的疼痛，除此之外，还包括就医环境、口腔治疗机器的噪音等。针对这种状况，21 世纪初，提出了给患者提供"舒适化口腔医疗"的理念，并从改善就诊环境、屏蔽治疗噪音、开展口腔无痛治疗、采用微创治疗等方面进行了一系列的改进，取得了良好的效果。本书第二篇对口腔无痛治疗方法进行阐述，并简要介绍笔者单位的成功做法，分析当前的发展趋势，以期与同行共同探讨。比如，疼痛往往是口腔疾病的一个主要症状，如牙髓炎、根尖周炎等，均表现为剧烈的疼痛。疼痛也是口腔科治疗过程中不可避免的一个不良反应，如局部麻醉、开髓、去骨等治疗都能造成患者的疼痛。疼痛是柄双刃剑，它不仅是对人类在遇到伤害时的保护，也是对人类生理及心理的伤害。1979 年国际疼痛研究协会（International Association for the Study of Pain, IASP）对疼痛定义为：一种令人不快的感觉和情绪上的感受，伴随着现有的或潜在的组织损伤，所以，疼痛贯穿了疾病发生、发展的全过程。DA 是口腔治疗中的一种常见的心理障碍，严重影响着患者的身心健康和生活质量。患者对口腔疾病的治疗感到紧张和害怕的主要表现为：患者在候诊和治疗时流汗，呼吸、心跳不由自主地加快；对口腔内的刺激变得敏感；儿童表现为哭闹、拒绝甚至反抗治疗，成人表现为心慌、颤抖、恶心甚至终止治疗。它不利于口腔疾病的治疗，更可能延误治疗，使患者失去保存牙齿的机会。DA 产生的原因包括：患者以前的不良就医经历，比较常见的是医师粗暴操作，例如不用局麻药物或局麻药尚未起效就开始口腔操作；患者的朋友的非良性叙述给患者造成很大的心理压力；来自于医护人员非人性化的一些专业术语的表述让患者莫名的恐惧；特有的环境因素，比如涡轮手机的声音，患者的呻吟和气味等。

无论是疾病带来的疼痛，还是治疗带来的疼痛均会严重影响患者的治疗意愿和感受，因此，以"无痛治疗"为核心的舒适化口腔医疗的概念便应运而生。

三、镇静镇痛下口腔治疗史

1772 年法国化学家 Joseph Priestly 首先合成氧化亚氮（N₂O，笑气），1844 年美国牙医 Horace Wells（图 A）医师发现"笑气"具有镇痛作用，并在未使用局部麻醉的情况下吸入笑气后成功拔除自己的一颗牙，成为我们今天的技术雏形。1846 年 Boston 牙医 Morton 在麻省总医院利用乙醚实施了颈部包块手术，揭开了现代麻醉学的开端（图 B）。

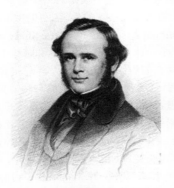

**图 A　首例笑气下牙拔除术实施者——
美国牙医 Horace Wells**

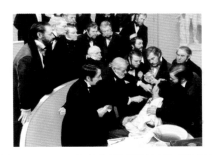

图 B　Morton 在麻省总医院演示乙醚麻醉

在 20 世纪，以 Allison, Hubbell, Monheim 等为代表的口腔科医师针对全身麻醉下的口腔科治疗进行了培训和实践。以 Jorgensen, Driscoll 和 Trieger 等为代表的口腔科医师，认识到将局部麻醉与麻醉药物的镇痛镇静和遗忘作用相结合的方法，成为中度（意识）镇静的倡导者，该方法使患者产生意识改变，镇痛和失忆的状态，而不会产生神志不清。到了 20 世纪末，口腔专业发展了几种不同的焦虑和疼痛控制方法，包括独立的局部麻醉，轻中度、深度镇静甚至全身麻醉下口腔治疗。

四、我国目前舒适化口腔医疗的现状分析

1. **历史沿革与现状**　国内镇静下口腔科治疗发展于 20 世纪 90 年代末，以鼻吸笑气和儿童门诊全麻下口腔科治疗为主要技术手段，集中于北京、西安等医学相对发达地区。经过近 10 年的发展，北京、重庆、西安等地的口腔专科医院均已形成完备的口腔科镇静技术体系及人才梯队。以笔者单位为例，涵盖从经鼻吸入笑气、静脉镇静到门诊全身麻醉全系列，口腔外科、儿童牙病、洁牙、种植等范畴，经鼻吸入笑气近 4 万例 / 年，经喉罩或气管内插管通气下全麻儿童治疗 800 例 / 年，已有完备的应急手段与专门的门诊麻醉复苏区域。

但在口腔诊所或公立综合医院，能实施该技术的仍然凤毛麟角。

2. 人员培养体系　国内口腔教育受前苏联影响，大学本科教育阶段（5年制）即分为口腔医学和临床医学，而口腔医学专业在该阶段并无口腔科镇静、气道管理，麻醉药理和急救知识的培训。所以，目前的教育体系下，口腔科医师暂不具备独立实施中度及以上镇静镇痛技术的知识储备。

3. 执业范围　国内医学院学科分为口腔医学和临床医学，口腔科镇静在执业范围受到限制，口腔医学背景的人涉足镇静领域有困难。即使目前有较多学历后教育课程，涵盖内容与英美等国培训体系相似，但口腔医学学历背景的人（医师或护士）真正能够坚持不懈地从事该领域的并不多，实施镇静主体是麻醉科医师。

4. 麻醉专业现状　中华医学会麻醉学分会总结了本专业发展目标：提高全国临床麻醉质量，将全国麻醉死亡率降至1/10万；启动围术期医学的建设，强化麻醉科门诊和ICU工作，降低围术期死亡率和严重并发症发生率；建设以麻醉科为主导，多学科合作的"无痛医院"等7个目标。其中手术室外麻醉工作（镇静下口腔科治疗是直接体现）将是大力发展的方向。所以，"术业有专攻"，有口腔从业经验的麻醉医师将成为麻醉下口腔科治疗的主力军，但实际情况不容乐观。由于大型综合医院麻醉科的医疗任务非常繁重，加之综合医院口腔科患者有限且又位于手术室外，所以，除了为数不多的口腔专科医院坚持实施本技术外，其他综合医院大多处于空白状态。

5. 医疗环境　国内医疗环境并不乐观，病患人数众多、构成复杂与有限的优质医疗资源矛盾巨大，人口老龄化也决定了大量ASA 2～3级（见附录一）患者就诊，医疗风险无法完全避免，这也决定了口腔科镇静治疗工作的复杂性。

五、口腔无痛治疗的特点与难点

1．口腔治疗所涉及的范围广阔，涵盖了牙齿以及相邻各种软、硬组织疾病。

2．口腔治疗涉及口腔颌面外科、牙周黏膜科、种植科、儿童口腔科等多个专业，并以器械手术的治疗方式为主。

3．口腔治疗患者人群年龄分布跨度大，从根本无法配合治疗的婴幼儿到伴随有各系统疾病的高龄患者。

4．手术、麻醉部位相互重叠干扰，手术时间长短不确定。

5．国内口腔疾病诊疗模式下，口腔医师一般面临门诊量大，患者要求高，医患矛盾重等复杂情况。

（邓 锋 郁 葱）

参 考 文 献

1．孙玉娟，戚道一，张炳熙，等．笑气吸入清醒镇静法用于拔牙术的临床研究．中华口腔医学杂志，1998，33（1）：24-26

2．Rosow C.Improving Safety During Sedation by Nonanesthesiologists：Do We Lead or Follow?Anesthesia &Anagesia，2014，119（1）：7-8

3．Loon KV，Rheineck Leyssius AT，Zaane BV，et al.Capnography During Deep Sedation with Propofol by Nonanesthesiologists：A Randomized Controlled Trial.Anesthesia &Anagesia，2014，119（1）：49-54

4．刘进．中国麻醉学的学科建设和发展趋势．实用医院临床杂志，2014，11（2）：1-3

5．American Academy of Pediatric Dentistry. Monitoring and management of pediatric patients during and after sedation for diagnostic and therapeutic procedures［EB/OL］. Adopted in 2006 ［2013-06-23］. http：//www.aapd.org/policies/

6．American Academy of Pediatric Dentistry. Guideline on use of anesthesia personnal in the administration of office-based deep sedation/general anesthesia to the pediatric dental patients［EB/OL］. Revised in 2012［2013-06-23］. http：//www.aapd.org/policies/

7. 中华口腔医学会. 口腔治疗中笑气／氧气吸入镇静技术应用操作指南（试行）. 中华口腔医学杂志，2010，45（11）：645-647

8. 中华口腔医学会. 根管治疗技术指南（试行）. 中华口腔医学杂志，2014，49（5）：272-274

第一篇

口腔门诊镇静镇痛治疗前评估

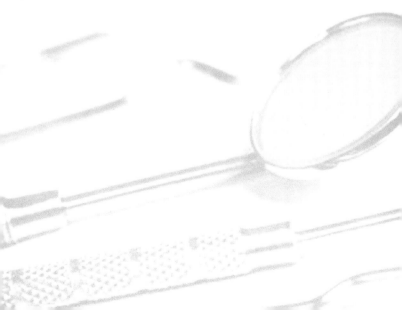

第一章
心血管系统疾病

第一节 简 述

一、概述

心血管系统疾病（cardiovascular diseases，CADs）是指一系列影响心血管系统的疾病，主要包括心脏疾病、脑血管和肾血管疾病及外周动脉疾病，是现代社会严重威胁人类健康，导致死亡的主要疾病。据统计，2008年心血管系统疾病导致的死亡在全球死亡原因构成比中占30%，尤其在发展中国家，心血管疾病的发病率及死亡率正快速的增长，估计到2030年，每年将有超过2300万人死于心血管疾病。

心血管疾病种类繁多，包括冠状动脉疾病（又称为冠心病或缺血性心脏病），心肌病，高血压性心脏病，肺心病，心律失常，感染性心脏病（如心内膜炎、心肌病），心瓣膜病，脑血管疾病，外周血管病变，先天性心脏病，风湿性心脏病等。在口腔治疗中最常见的全身并发症为心绞痛，心脏骤停和心肌梗死也相对常见。如何有效针对这类患者在口腔治疗中的风险评估及规避，不仅取决于心脏病变的本质和心功能状态，还取决于非心脏病变对重要脏器功能的影响，手术的创伤大小，围术期的管理，以及对出现各种异常情况的判断和处理能力。

二、术前评估

心脏病患者的术前评估主要包括三个方面：外科手术导

致的心血管事件的风险、心脏功能状态和危险指数。

美国心脏学会对进行各种外科手术心血管疾病患者的风险进行分类，在高度风险（出现心血管意外风险≥5%）中，无口腔类治疗；在中度风险（出现心血管意外风险<5%）中，有大型的口腔颌面外科手术及大型牙周或种植手术；低度风险（出现心血管意外风险<1%）中，有小型牙槽外科、牙周、根尖周手术或种植手术及非侵入性口腔常规治疗，如龈上洁治、龋齿充填、根管治疗等。尽管口腔类的手术属于中低危手术范畴，但仍需注意，但凡外科手术便能够引起应激，增加心肌耗氧量，改变血栓的形成和纤维溶解之间的平衡。如拔牙手术过程中发生心绞痛，甚至心肌梗死的报道也不少。且大部分口腔小手术所使用的局麻药往往加入以肾上腺素为代表的血管收缩剂，用于心脏病患者时易增加心血管事件的发生。因此，外科手术引起心血管事件的风险与是否急诊、手术的大小、持续时间、血液的丢失、药物的作用等有关。

心脏功能状态依据患者的活动能力和耐受性来评估，目前多采用纽约心脏病协会（NYHA）四级分法，对心脏病患者心功能进行分级：Ⅰ级：日常活动量不受限制，一般体力活动不引起过度疲劳、心悸、气喘或心绞痛；Ⅱ级：体力活动轻度受限，休息时无自觉症状，一般体力活动引起过度疲劳、心悸、气喘或心绞痛；Ⅲ级：体力活动明显受限，小于一般体力活动即可引起过度疲劳、心悸、气喘或心绞痛，休息后尚感舒适；Ⅳ级：不能从事任何体力活动，休息状态下也出现心衰症状，任何体力活动后加重。Ⅰ～Ⅱ级一般麻醉与手术安全性有保障；Ⅲ级属中危，应尽可能积极治疗，使心功能有所改善，以增加麻醉与手术的安全性；Ⅳ级则属高危，麻醉手术风险大。NYHA法是按诱发心力衰竭症状的活动程度进行分级，量化程度不够，许多有关因素无法概括，还需采用多因素分析法补充。

功能能力（functional capacity，F.C.），也称心脏功能能力，是机体在尽力活动时所能达到的最大代谢当量水平

(metabolic equivalent levels, METs), 或在有氧范围内, 机体所能完成的最大强度活动的 MET 值。F.C. 是直接反映心脏功能好坏的指标, 消除了个体差异, 更直观且有可比性。通常可分为优良 (7METs 以上), 中等 (4～7METs), 差 (4METs 以下) 和不详。多中心研究表明, 当患者可以耐受在不停歇时以常速步行 5 个街区或者登 2 层楼, 即相当于 4 级基础代谢水平 (4METs) 的运动量, 与其围术期良好存在一定的相关性 (表 1-1-1)。

表 1-1-1　不同体力活动时能量需要

能量需要	不同体力活动
1METs	静息时无不适
2METs	自行穿衣, 进食, 上厕所
3METs	室内或室外散步
4METs	4km/h 步行 200～500m 平路, 做轻便的家务如掸灰、洗碗等
5METs	能上 1、2 层楼或登小山坡
6METs	6.5km/h 步行
7METs	短程小跑
8METs	从事较重家务如拖地板、搬家具等
9～10METs	参加保龄球、跳舞等中度体育活动
>10METs	参加游泳、网球、足球等剧烈运动

美国马萨诸塞州的 Goldman 及同事们最早开展了围术期心血管风险评定的研究, 他们研究了 1001 例 45 岁行非心脏手术患者, 通过多元 logistic 回归, 描述了与发病率和死亡率升高有关的 9 种临床因素, 以其各占的权重转化成分数建立危险指数表。危险分数越高, 越有可能在围术期突发心脏病或死亡, 有许多研究证明了该危险指数预测的有效性。后期一些研究者如 Detsky, 对此做了适当的修改, 将心绞痛列为

危险因子，但原则上仍大同小异。如表 1-1-2 所示心脏危险性指数（cardiac risk index，CRI）评价，又称 Goldman 评分，共计 9 项，累计 53 分，按积分多少分为 4 级：0～5 分为 I 级；6～12 分为 II 级；13～25 分为 III 级；≥26 分为 IV 级。累积分值达 III 级时，手术危险性较大，需进行充分的术前准备，使心功能和全身情况获得改善以提高麻醉和手术的安全。IV 级患者麻醉和手术的危险性极大，威胁生命的并发症发生率达 22%，术中和术后死亡病例中的半数以上可发生于此级患者（表 1-1-3）。在上述 9 个危险因素中，第 3、5、6、7 项如充血性心衰、心律失常、呼吸衰竭、电解质紊乱、肝功能损害等均可通过适当的术前准备而获得改善，第 1 项可根据具体情况暂延择期手术或经皮冠脉成形术（PTCA）等治疗而减少麻醉和手术的危险性。

表 1-1-2　心脏危险性指数

项目	内容	计分
病史	6 个月内心肌梗死①	10
	年龄>70 岁②	5
体检	充血性心衰体征，如奔马律、颈静脉压增高③	11
	主动脉瓣显著狭窄④	3
心电图	非窦性心律或房性期前收缩⑤	7
	室性期前收缩>5 次 / 分钟⑥	7
一般内科情况差	PaO_2<60mmHg，$PaCO_2$>50mmHg，$[K^+]$<3mmol/L，Bun>18mmol/L，Cr>260mmol/L，SGOT 升高，慢性肝病征及非心脏原因卧床⑦	3
腹内、胸外或主动脉手术⑧		3
急症手术⑨		4
总计		53

表 1-1-3　Goldman 分级及各级患者非心脏手术后
并发症及病死率

分级	计分	明显非致命性并发症并发率	病死率
Ⅰ级	0～5 分	0.7%	0.2%
Ⅱ级	6～12 分	5%	2%
Ⅲ级	13～25 分	11%	2%
Ⅳ级	≥26 分	22%	56%

三、术前准备与用药

（一）心血管药物的调整

心脏病患者一般需药物治疗，术前应对常用药物品种进行调整。抗心律失常药、抗高血压药应继续应用至手术当日。突然停用 β 受体阻断剂、交感神经抑制药（可乐定、利血平）、血管扩张药或钙离子拮抗剂会引起心肌缺血，高血压意外和心律失常。因此，原则上不建议因为口腔门诊治疗轻易停药。

β 受体阻断剂具有抑制窦房结、房室结及心肌收缩力的功能，可明显降低心肌耗氧量，有效控制心室率，即所谓负性频率、负性传导和负性肌力的作用。最新美国心脏病学会（ACC）和美国心脏协会（AHA）指南中建议正在应用 β 受体阻断剂治疗心绞痛、有症状的心律失常、高血压等的患者进行外科手术时，应该继续应用 β 受体阻断剂。尽管许多 β 受体阻断剂的随机对照试验样本量较小，但仍提示围术期高危患者在非心脏手术中使用 β 受体阻断剂，可减少围术期缺血，并可能降低已知冠心病患者的心肌梗死和死亡风险，使患者受益。目前 ACC/AHA 专家组对围术期 β 受体阻断剂疗效及安全性进行了系统回顾，认为对于需启动 β 受体阻断剂治疗的患者，应使 β 受体阻断剂在围术期的应用时间足够长，术前使用应超过 1 天。强烈提示需要时，可在择期手术前数天至数周开始使用 β 受体阻断剂。另外，数据显示长效的 β 受体阻断剂可能优于短效的 β 受体阻断剂。

单用小剂量阿司匹林可造成术中出血量增加（相对风险1.5），但是严重出血并发症或由出血并发症导致的围术期死亡率并没有增加。目前认为除前列腺切除术和颅内手术外，择期非心脏手术时不必常规停用阿司匹林单药治疗。如果已知出血风险类似或超过停用阿司匹林带来的心血管风险，只能建议停用阿司匹林。与单用阿司匹林相比，阿司匹林联合氯吡格雷双重抗血小板治疗使严重出血的绝对风险增加了0.4%～1%。出血风险较小的手术，如牙槽外科手术不是停用双重抗血小板治疗的指征。

过去认为钙离子拮抗剂对围术期心肌缺血一般无保护作用，2003 年进行了一项非心脏手术中围术期钙离子拮抗剂使用的荟萃分析，共包括 11 项研究，涉及 1007 例患者，数据显示钙离子拮抗剂可显著减少缺血（相对风险 0.49，95% 可信区间 0.30～0.80，$P=0.004$）和室上性心动过速（相对风险0.52，95% 可信区间 0.37～0.72，$P<0.0001$），且与死亡和心肌梗死减少相关。其他药物，如他汀类对心脏并发症起着保护作用，目前正在服用他汀并且计划行非心脏手术的患者，应当继续服用他汀。α_2- 激动剂（如可乐定）可考虑用于冠心病或存在冠心病风险的患者围术期血压的控制。

（二）麻醉前用药

麻醉前用药主要目的是解除患者对手术的焦虑，使其情绪稳定、合作，减少一些麻醉药的副作用，如呼吸道分泌物的增加、局麻药的毒性作用，调节自主神经功能，消除或减弱一些不利的神经反射活动，特别是迷走神经反射，缓解术前的疼痛。咪达唑仑对循环呼吸影响较小，可于术前 2 小时口服7.5mg 或 0.05～0.075mg/kg 术前 30 分钟肌注。阿托品应选择性应用，冠心病、高血压以及存在房颤的患者原则上不用。

心动过缓的患者若心率小于 50bpm，阿托品用量可酌情增加。大部分牙槽外科、种植、牙周的手术在门诊完成，操作时间短，流动性大，一般不常规术前给药。

（三）围术期的监测

心脏病患者进行各种口腔科手术，建议应常规监测，包括无创性血压、脉搏、血氧饱和度及连续心电监测，并记录。

（四）麻醉原则与选择

口腔科手术占据了日间手术的一大类，与住院手术相比，局部麻醉用药更应起效快而平稳，止痛完善，提供好的手术条件而恢复迅速，不良反应小。心脏病患者手术麻醉选择还应避免影响心血管系统的代谢能力、干扰心肌的收缩力和增加心肌耗氧量，保持循环的稳定以保障各重要脏器的血供。

口腔科门诊手术以局部神经阻滞为主，使用局麻药应注意用量和用法，局麻药中加入肾上腺素可使局麻药安全剂量增加，但应避免过量而引起心动过速。对于含有血管收缩剂的局麻药是否可以安全用于心脏病患者尚存在争议，即便是很少量的血管收缩剂都可以影响心血管功能，导致心排出量和心搏量的增加，心率增快和血压的升高。一些研究也认为控制较好的高血压患者采用含有 1：100 000 肾上腺素的 2% 利多卡因局麻是安全有效的。但心脏病患者手术若不适当地选用局麻而导致完成手术有困难时，会徒增心脏负担和危险性。

目前越来越多的门诊病例愿意接受监护下麻醉（monitored anesthesia care，MAC），即患者在接受局部麻醉、区域神经阻滞或未用麻醉时，麻醉医师提供监测和镇静镇痛药物，以达到镇静镇痛和遗忘的目的。大部分监护下麻醉往往联合静脉镇静镇痛药物，但在口腔科手术中尤以笑气 - 氧气混合吸入镇静镇痛应用广泛。该技术不仅可以快速产生镇痛作用和缓解焦虑情绪，获得镇静，且对心、肺、肝、肾等重要脏器功能干扰极小，起效和恢复迅速，用于合并心血管疾病患者安全性更有保障（详见第十三章）。

尽管全身麻醉不是牙槽外科手术常规的麻醉方法，但对于一些手术相对复杂，局麻失败，患者不能配合等特殊情况，全身麻醉仍是患者和手术医师最常用的技术。自1983年首次出现喉罩通气道（laryngeal mask airway，LMA）应用于气道管理以来，使用喉罩的患者数累计已超过1亿。LMA操作简便，无需直视或应用神经肌肉阻滞剂就放置到位，患者术中可以维持自主呼吸。与气管内插管比，置入LMA引发心血管反应较小，在麻醉较浅时也更易于耐受，还能降低咽痛的发生率。但对病情严重、心功能储备差、手术复杂、术中会引起显著的血流动力学不稳定以及预计手术时间冗长的患者均主张采用气管内插管，可维持呼吸道畅通，有效的给氧和通气，术中遇有意外事件发生，抢救复苏均较方便（详见第十四章）。

第二节　伴随冠心病的口腔门诊治疗前评估

一、概述

冠状动脉粥样硬化性心脏病（coronary atherosclerotic heart disease）指冠状动脉粥样硬化使管腔狭窄或阻塞，导致心肌缺血、缺氧而引起的心脏病，它和冠状动脉功能性改变即冠状动脉痉挛一起，统称为冠状动脉性心脏病（coronary heart disease，CHD），简称冠心病，亦称缺血性心脏病。目前行非心脏手术的心脏病患者伴随最多的是冠心病，其引起的心脏并发症是非心脏手术患者最主要的危险因素。平静时心电图正常并不能否定冠心病的存在。冠心病患者进行非心脏手术的死亡率为一般患者的2～3倍，最常见的原因是围术期心肌梗死，其次是严重的心律失常和心力衰竭。

二、临床特点

（一）心绞痛

心绞痛是由于暂时性心肌缺血引起的以胸痛为主要特征的临床综合征，是冠状动脉粥样硬化性心脏病（冠心病）的最常见表现。典型的心绞痛部位是在胸骨后或左前胸，可放射到颈部、咽部、颌部、上腹部、肩背部、左臂及左手指侧等，偶尔也有发生在胸部以外，如上腹部、咽部、颈部等。每次心绞痛发作部位往往是相似的，呈阵发性发作，持续数分钟左右。疼痛常呈紧缩感、绞榨感、压迫感、烧灼感、胸憋、胸闷或有窒息感、沉重感，有的患者只表现为胸部不适，伴乏力、气短。通常见于冠状动脉至少一支主要分支管腔直径狭窄在50%以上的患者，当体力或精神应激时，冠状动脉血流不能满足心肌代谢的需要，导致心肌缺血，从而引发心绞痛，休息或含服硝酸甘油可缓解。心绞痛严重度的分级可参照加拿大心血管学会（CCS）心绞痛严重度分级（表1-2-1）。

表1-2-1　加拿大心血管学会（CCS）心绞痛严重度分级

级别	临床表现
Ⅰ级	一般日常活动不引起心绞痛，例如行走、上楼，但紧张、快速、持续用力的体力活动引起发作
Ⅱ级	日常活动轻度受限，快步行走或上楼、登高、餐后行走或上楼，寒冷或风中行走，情绪激动后可发作心绞痛，或仅在睡醒后数小时内发作。在正常情况下一般速度平地步行200m以上或登一层楼梯以上受限
Ⅲ级	日常活动明显受限，在正常情况下一般速度平地步行100～200m或登一层楼梯时可发作心绞痛
Ⅳ级	轻微体力活动时或休息时即可出现心绞痛症状

注：引自美国心脏病学会（ACC）、美国心脏协会（AHA）和美国内科医师协会（ACP）联合制定《慢性稳定型心绞痛处理指南》

（二）急性冠状动脉综合征

急性冠状动脉综合征（acute coronary syndrome，ACS）是20世纪80年代以来提出的诊断概念，是一大类包含不同临床特征、临床危险性及预后的临床综合征，它们有共同的病理机制，即冠状动脉硬化斑块破裂、血栓形成，并导致病变血管不同程度的阻塞。根据心电图有无ST段持续性抬高，可将ACS区分为ST段抬高和非ST段抬高两大类，前者主要为ST段抬高心肌梗死（大多数为Q波心肌梗死，少数为非Q波心肌梗死），后者包括不稳定型心绞痛和非ST段抬高心肌梗死。非ST段抬高心肌梗死大多数为非Q波心肌梗死，少数为Q波心肌梗死。目前认为，ACS最主要的原因是斑块破裂和糜烂并发血栓形成、血管痉挛及微血管栓塞等多因素作用下所导致的急性或亚急性心肌供氧减少。临床上出现严重的胸痛、心律失常、心力衰竭、休克甚至死亡等严重后果，是最常见和死亡率最高的一种心血管急症。ACS早期因病变极不稳定，死亡率高，故应积极给予干预措施，缩小心肌缺血或坏死的范围，稳定粥样硬化斑块，对改善预后有重要意义。

（三）体征

大部分患者可无明显体征，心绞痛发作时可有心率增快、血压升高、焦虑、出汗，有时可闻及第四心音、第三心音或奔马律，或出现心尖部收缩期杂音，第二心音逆分裂，偶闻双肺底啰音。体检尚能发现其他相关情况，如心脏瓣膜病、心肌病等非冠状动脉粥样硬化性疾病，也可发现高血压、脂质代谢障碍所致的黄色瘤等危险因素，颈动脉杂音或周围血管病变有助于动脉粥样硬化的诊断。体检尚需注意肥胖（体重指数及腰围），以助了解有无代谢综合征。

（四）心电图表现

心电图是诊断冠心病的最重要的方法，并且可提供预后方面的信息。ST-T动态变化是急性冠脉综合征最可靠的心电图表现，静息状态下症状发作时记录到一过性ST段改变，症状缓解后 ST 段缺血改变改善，或者发作时倒置 T 波呈伪性改善（假性正常化），发作后恢复原倒置状态更具有诊断价值，提示急性心肌缺血，并高度提示可能是严重冠状动脉疾病。发作时心电图显示胸前导联对称的 T 波深倒置并呈动态改变，多提示左前降支严重狭窄。心肌缺血发作时偶有一过性束支阻滞。持续性 ST 段抬高是心肌梗死心电图特征性改变。变异性心绞痛 ST 段常呈一过性抬高。心电图正常并不能排除 ACS 的可能性。胸痛明显发作时心电图完全正常，应该考虑到非心源性胸痛。当然 ST-T 异常还可以由其他原因引起。ST 段持久抬高的患者，应当考虑到左室室壁瘤、心包炎、肥厚型心肌病、早期复极和预激综合征、中枢神经系统事件等。三环类抗抑郁药和吩噻嗪类药物也可以引起 T 波明显倒置。反复胸痛的患者，需进行连续多导联心电图监测，才能发现 ST 段变化及无症状的心肌缺血。

（五）实验室检查

常用的心肌损伤标记物包括肌酸激酶同工酶（CK-MB）、肌钙蛋白 T（cTnT）、肌钙蛋白 I（cTnI）、肌红蛋白等，可以帮助诊断 ASC，并且提供有价值的预后信息。肌酸激酶同工酶（CK-MB）迄今一直是评估 ACS 的主要血清心肌损伤标记物。肌钙蛋白能发现少量心肌坏死的患者，诊断敏感性高，对于预后的评估比其他方法价值大。CK-MB 的特异性和敏感性不如肌钙蛋白，但仍是发现较大范围心肌坏死的一种非常有用的标记物。然而 CK-MB 正常不能除外微灶心肌损害，也不能除外心脏特异肌钙蛋白检测到的心肌梗死不良后果的危险性。肌红蛋白缺乏心脏特异性，因此不能作为单独使用的心肌损伤标记物，但有助于心肌梗死的早期诊断。

三、围术期的处理

（一）术前评估

对于确诊冠心病或新发冠心病的症状 / 体征的患者，应通过病史、体格检查和心电图回顾进行基本心脏评估，尤其对于无症状且超过 50 岁的患者，术前应根据心脏危险因素预示患者属高危、中危或低危，不同手术类型的危险性以及患者的体能情况和心肺功能的代偿情况，判断手术的风险和决定麻醉的取舍。当患者存在如表 1-2-2 列出的一项活动性心脏情况时预示高临床风险，在非急诊手术的情况下常导致手术的取消或推迟，直至心脏问题明确并得到适当的治疗。不稳定冠状动脉疾病包括既往心肌梗死且出现由临床症状或无创伤性检查证实的缺血、不稳定或严重心绞痛、新发或控制不良的缺血相关性心力衰竭。这样的情况下，绝大多数患者需要进行冠状动脉造影以评估进一步治疗选择，并且应该在最佳药物治疗后进行手术。对于进行低危手术（如日间手术、口腔科手术）的冠心病患者，若心脏情况稳定，心血管检查基础上的干预措施很少导致结局改变，应当进行手术。对于体能状态好的无症状患者，耐量>4METs，也应进行择期手术。

表 1-2-2　非心脏手术前需要进行评估和治疗的活动性心脏病

情况	举例
急性冠脉综合征	不稳定或严重心绞痛（CCS Ⅲ 或 Ⅳ 级）；近期心肌梗死
失代偿性心力衰竭（NYHA 功能分级 Ⅳ 级；恶化性或新发心力衰竭）	高度房室传导阻滞 莫氏 Ⅱ 型房室传导阻滞
严重心律失常	Ⅲ 度房室传导阻滞 症状性室性心律失常 严重的瓣膜疾病 室率未控制的室上性心律失常（包括房颤）（静息时心率大于 100 次/分） 症状性心动过缓 新发的室性心动过速

续表

情况	举例
严重的瓣膜疾病	严重的主动脉狭窄(平均压力梯度大于40mmHg,主动脉瓣口面积小于1.0cm² 或出现症状) 二尖瓣狭窄症状(进展性劳力性呼吸困难,劳力性晕厥,或心力衰竭)

CCS:加拿大心血管协会;NYHA:纽约心脏病协会

(二)处理原则

对于接受口腔治疗的冠心病患者,由于冠状动脉代偿能力的有限,安全耐受能力的降低,与口腔治疗相关的焦虑、恐惧、疼痛等所产生的压力易增加治疗的风险。因此,口腔治疗应选择无创或者微创,治疗过程中应常规监测心电图、血压、血氧饱和度,并配备相应的急救设施,可考虑治疗过程中给予适当的镇静镇痛,保持血流动力学稳定,有条件的情况下还应合理应用血管活性药物改善心肌供血、增加心脏功能,预防或治疗急性心肌缺血,避免心肌梗死和不良结局。发生急性冠脉综合征时抗缺血治疗的常用药物及使用方法见表1-2-3。

表1-2-3　ACS 时抗缺血治疗常用药物及使用方法

药物	给药途径	治疗剂量	注意事项
硝酸酯类			
1. 硝酸甘油	舌下含服	0.5mg, 5～10 分钟后可重复	作用持续1～7分钟
	喷雾剂	0.5～1.0mg	作用持续1～7分钟
	皮肤贴片	2.5～10mg, 每24小时 1 次	持续贴用易致耐药性

续表

药物	给药途径	治疗剂量	注意事项
1.硝酸甘油	静脉制剂	5～200μg/min，根据情况递增	持续静脉滴注易致耐药性
2.二硝基异山梨酯	口服片	10～30mg，3～4次/天	
	口服缓释片 静脉制剂	40mg，1～2次/天 1～2mg/h开始，根据个体需要调整剂量，最大剂量不超过8～10mg/h	持续静脉滴注易致耐药性
3.单硝基异山梨酯	口服片 口服控释/缓释片（胶囊）	20mg，2次/天 40～60mg，1次/天	
β受体阻断剂			
1.普萘洛尔	口服片	10～80mg，2次/天	非选择性β受体阻断
2.美托洛尔	口服片	25～100mg，2次/天	β₁受体阻断
3.阿替洛尔	口服片	25～50mg，2次/天	β₁受体阻断
4.比索洛尔	口服片	5～10mg，1次/天	β₁受体阻断
钙离子拮抗剂			
1.硝苯地平缓释/控释片	口服片	30～60mg，1次/天	长效
2.氨氯地平	口服片	5～10mg，1次/天	长效

续表

药物	给药途径	治疗剂量	注意事项
3．非洛地平（缓释）	口服片	5~10mg，1 次／天	长效
4．尼卡地平（缓释）	口服片	40mg，2 次／天	中效
5．地尔硫䓬（缓释）	口服片	90~180mg，1 次／天	长效
6．地尔硫䓬（普通）	口服片	30~60mg，3 次／天	短效
7．维拉帕米（缓释）	口服片	120~240mg，1 次／天	长效
8．维拉帕米（普通）	口服片	40~80mg，3 次／天	短效
硫酸吗啡	静脉	1~5mg，静注，必要时每 5~30 分钟重复 1 次	引起呼吸或（和）循环障碍时可静注纳洛酮纠正

冠心病患者围术期处理应力争达到以下目标：

1．预防交感神经系统活动增加　术前解除焦虑，术中适当镇静镇痛和 β 受体阻断剂能够预防应激反应和儿茶酚胺释放。若患者术前应用 β 受体阻断剂，则术中、术后应继续使用。

2．降低心率　可增加缺血心肌的氧供和减少氧需，β 受体阻断剂是进行心率控制最有效的方式。

3．维持冠脉灌注压　严重冠状动脉狭窄，当舒张压降低时，将引起冠脉血流降低，因此可采用输液、适当升压药等维持灌注压。

4. 降低心肌收缩性　可达到降低心肌需氧，可用 β 受体阻断剂或（和）吸入麻醉药达到目的。

5. 预处理心肌，防止心肌顿抑或梗死。

第三节　伴随高血压的口腔门诊治疗前评估

一、概述

高血压（hypertension）是以体循环动脉压增高为主要表现的临床综合征，动脉血压的持续升高可导致靶器官的损害，并伴全身代谢改变；也是最常见的心血管疾病，通常按病因可分为原发性高血压与继发性高血压两大类。原发性高血压是相对于继发性高血压而言的，前者占绝大多数（95% 以上），高血压病因不明；而后者不足 5%，血压升高是某些疾病的一种临床表现，本身有明确而独立的病因，故称继发性高血压。2004 年 10 月 12 日国务院新闻办新闻发布会上发布的"中国居民营养与健康状况调查报告"中指出：我国成人高血压患病率为 18.8%，估计全国现患病人数为 2 亿，已成为世界上高血压危害最严重的国家之一。

二、高血压的临床特点

（一）高血压的诊断和分类

目前临床已广泛用一个切点来界定高血压，这种方法既能简化诊断，也能便于指导治疗。2013 欧洲高血压学会（European Society of Hypertension，ESH）/ 欧洲心脏病学会（European Society of Cardiology，ESC）高血压管理指南中高血压的定义较前版本没有变化（表 1-3-1）。

表 1-3-1　血压水平的定义和分类（ESH/ESC）

类别	收缩压（mmHg）	舒张压（mmHg）
理想血压	<120	<80
正常血压	<130	<85
正常高值	130～139	85～89
1 级高血压（"轻度"）	140～159	90～99
2 级高血压（"中度"）	160～179	100～109
3 级高血压（"重度"）	≥180	≥110
单纯收缩期高血压	≥140	<90

患者收缩压（systolic blood pressure，SBP）和舒张压（diastole blood pressure，DBP）属不同级别时，应按两者中较高的级别分类。如 SBP 170mmHg、DBP 95mmHg 应定为 2 级高血压；SBP 150mmHg、DBP 110mmHg 则应定为 3 级高血压

（二）高血压危险分层

脑卒中、心肌梗死等严重心脑血管事件是否发生、何时发生难以预测，但发生心脑血管事件的风险水平不仅可以评估，也应当评估。高血压及血压水平是影响心血管事件发生和预后的独立危险因素，但是并非唯一决定因素。大部分高血压患者还有血压升高以外的心血管危险因素。因此，高血压患者的诊断和治疗不能只根据血压水平，必须对患者进行心血管风险的评估并分层（表 1-3-2）。高血压患者的心血管风险分层，有利于确定启动降压治疗的时机，有利于采用优化的降压治疗方案，有利于确立合适的血压控制目标，有利于实施危险因素的综合管理。影响高血压患者心血管预后的重要因素见表 1-3-3。

表1-3-2　高血压患者心血管风险水平分层

其他风险因素，OD或疾病	正常高值 SBP 130~139mmHg 或DBP 85~89mmHg	1级高血压 SBP 140~159mmHg 或DBP 90~99mmHg	2级高血压 SBP 160~179mmHg 或DBP 100~109mmHg	3级高血压 SBP≥180mmHg 或DBP≥110mmHg
无其他危险因素		低危	中危	高危
1~2个危险因素	低危	中危	中~高危	高危
≥3个危险因素	低~中危	中~高危	高危	高危
OD、3期CKD或DM	中~高危	高危	高危	高~极高危
症状性CVD、≥4期CKD或DM伴OD/RFs	极高危	极高危	极高危	极高危

表1-3-3　影响高血压患者心血管预后的重要因素

心血管危险因素	靶器官损害	关联临床状况
高血压（1~3级）	左心室肥厚 心电图：Sokolow-lyons>38mv；Cornell>2440mm·mms； 超声心动图：LVMI 男≥125g/m²，女≥110g/m²	脑血管疾病 缺血性脑卒中；脑出血；一过性脑缺血发作
男性>55岁		
女性>65岁	超声显示动脉壁增厚（颈动脉IMT≥0.9mm或粥样硬化斑块）	心血管疾病 心肌梗死；心绞痛；冠脉血运重建；心力衰竭
吸烟		
糖耐量受损 2小时血糖（7.8~11.0mmol/L）和（或）空腹血糖异常（6.1~6.9mmol/L）	血清肌酐轻微升高 男115~133μmol/L，女107~124μmol/L	肾脏病变 糖尿病性肾脏病变；肾损害（肌酐升高男>133μmol/L，女>124μmol/L）；蛋白尿>300mg/24h 肾功能衰竭，血肌酐浓度177μmol/L

续表

心血管危险因素	靶器官损害	关联临床状况
血脂紊乱 TC>5.7mmol/L，LDL-C>3.3mmol/L，HDL-C<1.0mmol/L	微白蛋白尿 30～300mg/24h；白蛋白/肌酐比值 男≥22mg/g，女≥31mg/g	外周血管疾病 视网膜病变 出血或渗出，乳头水肿
早发心血管疾病家族史 一级亲属，发病年龄<50岁		糖尿病 空腹血浆葡萄糖>7.0mmol/L 餐后血浆葡萄糖>11.0mmol/L
腹型肥胖 腹围男>85cm，女>80cm 或肥胖：BMI>18kg/m²		
C反应蛋白≥1mg/dl		

TC：总胆固醇；LDL-C：低密度脂蛋白胆固醇；HDL-C：高密度脂蛋白胆固醇；LVMI：左心室质量指数；IMT：颈动脉内膜中层厚度；BMI：体质量指数。

（三）高血压治疗的基本原则

高血压是一种以动脉血压持续升高为特征的进行性"心血管综合征"，常伴有其他危险因素、靶器官损害或临床疾病，需要进行综合干预。抗高血压治疗包括非药物治疗和药物治疗两种方法，大多数患者需长期、甚至终身坚持治疗。定期测量血压；规范治疗，改善治疗依从性，尽可能实现降压达标；坚持长期平稳有效地控制血压。治疗高血压的主要目的是最大程度地降低心脑血管并发症发生和死亡的总体危险，因此，应在治疗高血压的同时，干预所有其他的可逆性心血管危险因素（如吸烟、高胆固醇血症或糖尿病等），并适当处理同时存在的各种临床情况。危险因素越多，其程度越严重，若还兼有临床情况，则心血管病的绝对危险就越高，对这些危险因素的干预力度也应越大。心血管危险与血压之间的关系在很大范围内呈连续性，即便在低于140/90mmHg的所谓正常血压范围内也没有明显的最低危险阈值。因此，应尽可能实现降压达标。最近，对既往的抗高血压临床试验进行汇总分析后发现，在高危患者中，虽然经过降压、调脂及其他危险因素的干预，患者的心血管"残余危险"仍然很高，长期预后难以根本改善。为了改变这种局面，需要进行更早期的有效干预，即对低、中危患者进行更积极治疗，并对检出的各种亚临床靶器官损害进行有效治疗，以预防或延缓此类患者的疾病向高危阶段发展。对血压处于正常高值范围的人群，降压治疗可以预防或延缓高血压发生，但降压治疗是否能够降低心脑血管并发症的风险，尚需进行大规模临床试验研究。

高血压患者的降压目标：一般高血压患者，应将血压（收缩压/舒张压）降至140/90mmHg以下；65岁及以上的老年人的收缩压应控制在150mmHg以下，如能耐受还可进一步降低；伴有慢性肾脏疾病、糖尿病，或病情稳定的冠心病或脑血管病的高血压患者治疗更适宜个体化，一般可以将血压降至

130/80mmHg 以下。伴有严重肾脏疾病或糖尿病，或处于急性期的冠心病或脑血管病患者，应按照相关指南进行血压管理。舒张压低于 60mmHg 的冠心病患者，应在密切监测血压的情况下逐渐实现降压达标。

三、围术期的处理

高血压在口腔治疗中的主要风险在于：①对治疗期间的焦虑恐惧情绪及疼痛等产生的应激亢进，对麻醉及心血管药物产生异常血压反应；②在治疗结束后有出现严重低血压的可能；③心脑血管病变及肾功能受损所致的潜在意外。

（一）术前准备

对于Ⅲ期高血压患者（收缩压≥180mmHg，舒张压≥110mmHg），推迟手术以获得降压药物的最佳效应的获益应当与推迟手术的风险相权衡。使用快速起效的静脉药物，血压常可在数小时内得到控制。一项随机试验研究了舒张压在110～130mmHg 的慢性高血压患者进行非心脏手术，这些患者没有既往心肌梗死、不稳定或严重心绞痛、肾衰竭、妊娠性高血压、左心室肥厚、既往冠状动脉血管重建、主动脉狭窄、术前心律失常、传导阻滞或休克。该随机试验没有发现推迟手术可使患者受益。某些作者建议在手术当日早晨停止使用血管紧张素转换酶抑制剂和血管紧张素受体拮抗剂。术后只有在患者容量正常后才开始恢复血管紧张素转换酶抑制剂的使用，以减少围术期肾功能衰竭的风险。

（二）术中处理

对已知高血压患者每次就诊时都应该监测血压以及评估血压是否得到充分控制，同时应最大限度地减少与血压升高相关的急性并发症的发生。轻中度镇静在保证患者良好氧合的情况下，可以通过降低患者紧张程度防止血压升高或波动，使患者血压在术中可保持血压略低于术前水平，波动范围不超过原来血压水平的 20%，并保证冠脉、脑和肾的灌注。经上述处理血压仍高且伴心率增快时，可首选艾司洛尔0.2～0.4mg/kg静注，按需要重复；另外，可选用普萘洛尔和拉贝洛尔。如果以舒张压升高为主，则可采用肼屈嗪或双氢肼屈嗪静注，5～10mg，此药作用时间短，持续时间长。对血压升高但心率不快的老年人首选乌拉地尔，使用相对安全，静注初量12.5～25mg，需要时5分钟重复，或以0.1～0.2mg/（kg•h）静滴维持。在高血压伴心动过速患者急诊手术中，联合应用硝酸甘油和拉贝洛尔可以快速、平稳控制血压，降低心率，维持血流动力学稳定。高血压伴心肌缺血患者首选静脉用硝酸甘油。术后注意止痛，因疼痛会导致严重的高血压。

（三）高血压危象

高血压危象是指在高血压基础上发生暂时性全身细小动脉强烈痉挛，导致血压急剧升高，以舒张压突然升高达140mmHg以上或更高为特征，收缩压相应升高达250mmHg以上，并引起一系列临床症状。拔牙过程刺激、术后疼痛等都可能诱发各级缓进型高血压患者出现，亦可见于各种急进型高血压。临床表现有神志变化、剧烈头痛、恶心呕吐、心动过速、面色苍白、呼吸困难等，其病情凶险，如抢救措施不力，可导致死亡。

高血压危象的处理原则：

1. 紧急处理　包括：吸氧维持氧饱和度95%以上，舌下含服硝酸甘油0.5mg，静推呋塞米20mg。排除相应诱因，并将患者置于相对安静的环境后再次测量血压。应尽快使血压下降，做到迅速、安全、有效。至于血压下降程度则因人而异，如肾功能正常，无脑血管病或冠心病者则血压可降至正常。但如患者为60岁以上高龄，有冠心病，或脑血管病，或肾功能不全，血压下降过快过猛可导致冠状动脉或脑动脉供血不足或少尿，其安全的血压水平是（160～180）/（100～110）mmHg。开始时降压药剂量宜小，使舒张压降至

120mmHg，密切观察是否有神经系统症状、心排出量降低、少尿等现象；然后逐渐增加剂量，使舒张压降至 110mmHg；1～2 日内逐渐降至 100mmHg，应使患者能够耐受血压下降的速度。静脉用药者 1～2 天内应加上口服降压药，争取短期内停用静脉给药。如一药无效可合并用药以提高疗效减少副作用。

2．根据病情选择用药，以适宜的速度达到降压目的　硝普钠、硝酸甘油数秒钟起作用，盐酸可乐定数分钟起作用，利血平、甲基多巴数小时起作用。高血压危象时常用的降压药以硝普钠最为理想。

3．监护　该类患者应立即停止局部治疗，密切监测生命体征，待稳定后转入监护病房。

4．防治脑水肿　高血压脑病时加用脱水剂甘露醇、呋塞米等治疗；脑水肿、惊厥者镇静止惊，如肌注苯巴比妥钠、地西泮、水合氯醛灌肠等。

第四节　伴随常见心律失常的口腔治疗前评估

一、概述

心律失常（cardiac arrhythmia）是指心脏电活动的起源、频率、节律、传导速度、传导顺序、传导途径异常。在多数情况下，心律失常不是一种独立疾病，可由各种器质性心血管病、药物中毒、电解质和酸碱平衡失调等因素引起，也可见于无明显器质性心脏病的单纯心电活动紊乱。心律失常急性发作可发生在任何时间地点，口腔治疗的候诊期间、治疗中及治疗完后数天都可能遇到。其急性发作或加重具有起病急、复杂多变、进展快的特点，如不能正确判断及时处理，可引起血流动力学恶化，甚至危及生命。

在口腔科门诊,心律失常也是常见的并发症。主要原因包括患者术前原有心血管疾病,麻醉方法与药物对心脏的影响,手术的操作、疼痛、缺氧、水电解质和酸碱平衡失调以及自主神经功能紊乱等。术前本身就有心律失常者,麻醉和手术期间常易再发。心律失常的处理不能仅着眼于心律失常本身,需要考虑基础疾病及诱发因素的纠正。

二、心律失常处理的基本原则

心律失常的发生和发展受到许多因素的影响,处理方式选择应以血流动力学状态为核心。急性期处理强调效率,通过纠正或控制心律失常,达到稳定血流动力学状态、改善症状的目的。

(一)首先识别纠正血流动力学障碍

心律失常急性期控制,应以血流动力学状态来决定处理原则。血流动力学状态不稳定时,如进行性低血压、休克、急性心力衰竭、晕厥,甚至发生阿斯综合征、猝死样发作等,应追求抢救治疗的效率,以免贻误抢救时机。情况紧急时还应毫不犹豫地采用电复律、临时起搏和(或)静脉抗心律失常药物治疗,使患者迅速度过危险期。血流动力学相对稳定者,可根据心电图的特点、结合病史及体检进行诊断及鉴别诊断,选择相应治疗措施。

(二)病因治疗和驱除诱因

基础疾病和心功能状态与心律失常的发生关系密切,如风湿性心脏病单纯重度二尖瓣狭窄引起的心房颤动,在经皮二尖瓣成形术后,其心房颤动也易于复律。严重心力衰竭、急性心肌梗死所致的恶性心律失常,常随着心功能的好转或血运重建而得以控制。因此,在心律失常紧急救治的同时不可忽略基础疾病的治疗和相关病因的纠正。某些诱因也可直接导致心律失常,如低血钾、酸碱平衡紊乱、甲状腺功能亢进等,纠正诱因后,心律失常得到控制。

（三）衡量效益与风险比

对危及生命的心律失常应采取积极措施进行控制，追求抗心律失常治疗的有效性，挽救生命。对非威胁生命的心律失常处理，需要更多地考虑治疗措施的安全性，抗心律失常药物也有促心律失常的作用，过度治疗反而可导致新的风险。

（四）个体化的治疗

临床上相同的疾病可引起不同的心律失常，而同一种心律失常又可见于不同疾病。对于患者的心律失常，应判断其性质良恶性，再决定治疗方案的轻重缓急。一般良性的心律失常常见于无器质性的心内外疾病患者，多不需要应用抗心律失常药物；而器质性心脏病患者伴恶性心律失常者，终止心律失常就成为首要和立即的任务。其他一些新出现的室性期前收缩、房性期前收缩（房早）伴有明显症状，也可适当用药，缓解症状，但不能过度应用抗心律失常药物。

三、围术期常见的心律失常与处理

（一）窦性心动过速

1. 概述　窦性心动过速（sinus tachycardia）又称窦速（图 1-4-1），指成人的窦性心率>100 次 / 分，可由多种因素引起，口腔科发生窦速常见于情绪紧张、含血管收缩剂药物的使用、疼痛以及合并基础疾病或其他危急情况，如心肌缺血、休克、低氧血症、发热、甲亢等。还有一些少见原因导致的窦速，如迷走功能减弱会导致不适当的窦速、体位改变时也可引起窦速（直立性心动过速综合征）。

2. 围术期处理

（1）首先应明确是否为窦速。当窦速频率过快（如超过150 次 / 分）时，心电图 P 波可与前一心跳的 T 波融合而不易辨别，需与阵发性室上性心动过速或房性心动过速相鉴别，后者有突发突止的特点。窦速常表现为心率逐渐增快和减慢。

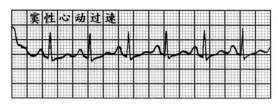

图 1-4-1 窦性心动过速

（2）寻找并去除引起窦速的原因，针对病因治疗是根本措施。口腔治疗期间，针对特别紧张焦虑的患者可考虑给予适当镇静处理，如笑气的吸入、静脉镇静镇痛药物的运用，尽快缓解患者的不良情绪。对于与局麻药引起的窦速，往往是一过性的，若患者无明显症状，可无需处理。若合并基础疾病或其他危急情况，如心力衰竭，心肌缺血、贫血、低氧血症、发热、血容量不足等情况，应尽快积极纠正。

（3）在窦速的原因没有根本纠正之前，不应追求将心率降至正常范围，适度降低即可。单纯或过分强调降低心率，反而可能带来严重的不良后果。

（4）无明显诱因或病因的窦速，伴有明显症状时，可适当应用控制心率的药物，如β受体阻断剂。

（5）对少见的不适当窦速，窦房结折返性心动过速，建议到专科治疗，如射频消融。

（二）期前收缩

1. 概述 期前收缩（premature contractions）又称早搏，是指比基本心律（常指窦性心律）提早出现的异位搏动，是最常见的心律失常之一。可偶发或频发，可以不规则或规则地在每一个或每数个正常搏动后发生，形成二联律或联律性过早搏动。按起源部位可分为窦性、房性、房室交接处性和室性四种。其中以室性期前收缩（图 1-4-2）最常见，其次是房性，结性较少见。窦性过早搏动罕见。期前收缩可见于正常人或见于器质性心脏病患者,常见于冠心病、风湿性心脏病、高血压性心脏病、心肌病等。期前收缩亦可见于奎尼丁、普鲁卡因、洋地黄或锑剂中毒;低钾血症;缺氧;心脏刺激等。

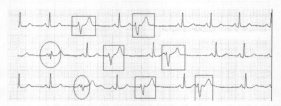

图 1-4-2　室性期前收缩

方框中是室性期前收缩,联律间期不等,存在第三种 QRS 波形态,其前有窦性 P 波,但 PR 间期较短,考虑室性融合波

2. 围术期处理

(1)对于无器质性心脏病患者,一般无需处理。对合并基础疾病的患者,尤其是出现室性期前收缩的,应详细询问病史并进行体检,了解有无器质性心脏病,有无诱发因素,并询问既往心律失常的发生和治疗情况。必要应进行相应检查(如心电图、超声心动图、心肌标记物、电解质、血气等),以判断是否合并心肌缺血,心功能不全、呼吸衰竭,低血氧,酸碱失衡或电解质紊乱等情况,为患者可否耐受口腔治疗做出恰当的评估。

(2)合并器质性心脏病,特别是心肌缺血或心功能不全者,首先应规范化治疗基础疾病,改善心功能状态后可进行口腔治疗。

(3)手术期间应多给患者恰当的解释,打消其顾虑,减轻心理压力。对有精神紧张和焦虑者,可使用镇静剂或小剂量β受体阻断剂口服(美托洛尔 25～50mg,或阿替洛尔 12.5～25mg,或比索洛尔 2.5～5mg,或普萘洛尔 10mg)。术中出现的期前收缩，若非多形室性期前收缩，无血流动力学影响，不诱发其他严重心律失常，可在监护下继续手术，不支持使用抗心律失常药物处理。

（三）心房颤动

1. 概述　心房颤动（artial fibrillation，简称房颤）是指规则有序的心房电活动丧失，代之以快速无序的颤动波。临床听诊有心律绝对不齐。心电图窦性 P 波消失，代之以频率 350～600 次 / 分的 f 波，RR 间期绝对不等。根据合并疾病和房颤本身的情况，可以出现轻重不一的临床表现。房颤是围术期最常出现的心律失常之一，由于患者临床特征及接受的手术各不相同，既往数据显示其发病率从 1%～40% 不等。房颤多见于器质性心脏病，偶有发生于无器质性心脏病的患者，后者称为孤立性房颤。按其发作特点和对治疗的反应，一般将房颤分为四种类型：①首次发作的房颤称为初发房颤；②能够自行终止者为阵发性房颤（持续时间<7 天，一般<48 小时，多为自限性）；③不能自行终止但经过治疗可以终止者为持续性房颤（持续时间>7 天）；④经治疗也不能终止或不拟进行节律控制的房颤为永久性房颤。正常窦性传导节律与房颤时心房内的多发微波小折返激动。

2. 临床特点　口腔门诊的房颤常见于老年患者，以残根或残冠拔除、修复等专业为主，症状取决于有无器质性心脏病、心功能基础、心室率快慢及发作形式的。孤立性房颤或心室率不快时可无症状。常见症状有心悸、气促、乏力和心前区不适感，尤以初发或阵发性明显，严重者可出现晕厥、急性肺水肿、心绞痛或心源性休克等。

房颤时由于心房无机械收缩和血液淤滞等，易形成左房或心耳血栓，脱落时易发生动脉栓塞事件，尤以脑梗死的发生率、致死率和致残率最高。其中又以风湿性心脏病二尖瓣狭窄伴房颤者最易发生，且有反复发作倾向。近期 Gino

Gialdini 等一项回顾性研究发现,对于外科手术住院治疗的患者,围术期出现新发房颤可增加长期缺血性卒中的风险,特别是非心脏手术后。

3. 围术期处理　关键在于维持基本正常的室性心律。

(1) 术前应仔细询问患者房颤初发时间、发作频率、持续时间、治疗情况等,完善相关术前检查,包括血常规、凝血功能、电解质及肝肾功、心电图、心脏超声检查等,并应控制心室率在休息时 70 次 / 分左右,轻微活动时不超过 90 次 / 分。对于服用华法林抗凝的房颤患者进行牙槽外科治疗前 3～5 天停用,应改用低分子肝素替代。

(2) 术中房颤患者出现快速心室率和心律不齐,从而导致严重的血流动力学紊乱和临床症状时,通常需要积极控制心室率。心室率控制的靶目标为 80～100 次 / 分。

1) 不伴心衰、低血压或预激综合征的患者,可选择静脉 β 受体阻断剂或非二氢吡啶类钙离子拮抗剂来控制心室率。

① 钙拮抗剂

维拉帕米:2.5～5mg,2 分钟静注,每 15～30 分钟可重复 5～10mg,总量 20mg。

地尔硫䓬:0.25mg/kg,静注,10～15 分钟可重复给 0.35mg/kg,静注,以后可给 5～15mg/h 维持。

② β 受体阻断剂

美托洛尔:5mg 静注,每 5 分钟重复,总量 15mg(注意每次测心率,血压)。

艾司洛尔:0.5mg/kg 静注,继以 50μg/(kg·min)输注,疗效不满意,可再给 0.5mg/kg,静注,继以 50～100μg/(kg·min)的步距递增维持量,最大 300μg/(kg·min)。

2) 对于合并左心功能不全、低血压者应给予胺碘酮或洋地黄类药物。

胺碘酮:5mg/kg,静脉输注 1 小时,继之 50mg/h 静脉泵入。

洋地黄制剂(去乙酰毛花苷):未口服洋地黄者,0.4mg

稀释后缓慢静脉推注,无效可在20～30分钟后再给0.2～0.4mg,最大1.2mg。若已经口服地高辛,第一剂一般给0.2mg,以后酌情是否再追加。在处理的同时一定要查电解质,以防因低血钾造成洋地黄中毒。预激综合征者禁用。

(3)合并急性冠脉综合征的房颤患者,控制房颤室率首选静脉胺碘酮,用药方法同上。

(4)在静脉用药控制心室率的同时,可根据病情同时开始口服控制心室率的药物。一旦判断口服药物起效,则可停用静脉用药。

(四)室上性心动过速

1. 概述　室上性心动过速(supraventricular tachycardia,图1-4-3)可分为广义和狭义的室上速:广义的室上速包括起源于窦房结、心房、交接区及旁路所致的各种心动过速,如房室结双径路所致的房室结折返性心动过速、预激或旁路所致的房室折返性心动过速、房性心动过速(简称房速)、心房扑动(简称房扑)和心房颤动等;狭义的室上速主要是房室结双

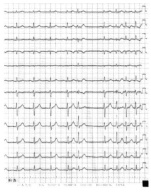

图1-4-3　十二导联心电图,室上性心动过速

径路房室结折返性心动过速和预激旁路引发的房室折返性心动过速。临床上所指的室上速主要是狭义的室上速，有突然发作、突然终止的特点，多由一个室上性期前收缩诱发，持续时间长短不一，短则几秒钟，长则数小时，甚至数天。频率一般在 160～250 次 / 分，节律快而规律，QRS 形态一般正常。发作时症状有心悸、焦虑、紧张、乏力，甚至诱发心绞痛、心功能不全、晕厥或休克等。症状的轻重取决于发作时心室率的快慢、持续时间长短和有无心脏病变等。

2. 围术期处理

（1）室上性心动过速多见于无器质性心脏病的中青年，突发突止，反复发作，发作前可无任何征兆，部分患者也无相关病史。若发作几秒钟就自行停止，且患者症状不明显，可继续观察，保持血流动力学稳定，无需特殊处理，如门诊发现中青年自述心前区不适要高度怀疑此病。

一般发作的处理：

1）刺激迷走神经方法：在发作早期使用效果较好。患者可以通过深吸气后屏气，再用力做呼气动作（Valsalva 法）、或用压舌板等刺激悬雍垂（即咽喉部）产生恶心感、压迫眼球、按摩颈动脉窦等方法终止心动过速。

2）药物治疗

腺苷：6mg 加入 2～5ml 葡萄糖快速静注，无效可在数分钟后给予 12mg 快速静注。腺苷对窦房结和房室结传导有很强的抑制作用，可出现窦性停搏、房室阻滞等缓慢性心律失常。但因持续时间短，仅数十秒，不需特殊处理。对于有冠心病、严重支气管哮喘、预激综合征的患者不宜选用。

维拉帕米：0.15～0.2mg/kg（一般可用 5mg）稀释到 20ml 后，10 分钟内缓慢静注。无效者 15～30 分钟后可再注射一次。室上性心动过速终止后即停止注射。

地尔硫䓬：将注射用盐酸地尔硫䓬 15～20mg 用 5ml 以上

的生理盐水或葡萄糖溶液溶解，约 3 分钟缓慢静注。无效者 15 分钟后可重复一次。

普罗帕酮：1.0～1.5mg/kg（一般可用 70mg），稀释到 20ml 后 10 分钟内缓慢静注。无效者 10～15 分钟后可重复一次，总量不宜超过 210mg。室上性心动过速终止后即停止注射。

胺碘酮：上述方法无效或伴有器质性心脏病应用上述药物存在禁忌证时可应用胺碘酮。胺碘酮150mg 加入 20ml 葡萄糖，10 分钟内静脉注射，若无效 10～15 分钟可重复静注 150mg。完成第一次静脉推注后即刻使用 1mg/min，维持 6 小时；随后以 0.5mg/min 维持 18 小时。第一个 24 小时内用药一般为 1200mg，最高不超过 2000mg。终止后即停止用药。

其他：静脉 β 受体阻断剂、洋地黄类药物在其他药物无效的情况下可以用。静脉美托洛尔可以 1～2mg/min 的速度静脉给药，用量可达 5mg。间隔 5 分钟，可再给 5mg，直到取得满意的效果，总剂量不超过 10～15mg。毛花苷丙首次剂量 0.4～0.6mg，用葡萄糖注射液稀释后缓慢注射；2～4 小时后可再给予 0.2～0.4mg。总量可达 1.0～1.2mg。

（2）特殊情况下室上性心动过速的治疗：如伴明显低血压和严重心功能不全者，伴窦房结功能障碍的室上性心动过速者和伴有慢性阻塞性肺部疾病患者，应在维持血流动力学稳定的基础上，适当采用药物控制心室率，同时建议在专科医师的指导下继续治疗，避免使用影响心肺功能的药物，钙拮抗剂比较安全，列为首选，维拉帕米或地尔硫䓬用法见上述。

（五）缓慢性心律失常

1. 概述 缓慢性心律失常是指窦性心动过缓、房室交界性逸搏心律、心室自主心律、传导阻滞（包括窦房传导阻滞、心房内传导阻滞、房室传导阻滞、心室内传导阻滞）等以心率减慢为特征的疾病。轻度的心动过缓可以没有症状，或仅有轻微症状。严重的心动过缓可造成低血压、心绞痛、心衰加重、晕厥前兆或晕厥等，需要紧急处理。常见的可造成血流动力学障碍的情况包括严重的窦性心动过缓、窦性停搏、窦房阻滞、快慢综合征、Ⅱ、Ⅲ度房室阻滞、心脏停搏、电机械分离等。注意有些心动过缓（如Ⅲ度房室阻滞）可继发 QT 间期延长而发生快速性室性心律失常，产生心源性脑缺血症状。

2. 围术期处理

（1）口腔科治疗期间心动过缓治疗应以预防为主，对有心动过缓且合并严重器质性心脏病患者应尽早进行起搏治疗后，再考虑口腔科的治疗。对无器质性心脏病的青年患者，若血流动力学稳定，可无需处理。

（2）术中实施局麻时务必回抽，同时应避免药物的过量。若心动过缓造成血流动力学障碍，如低血压、心绞痛、心衰加重、晕厥前兆或晕厥等，需要立即停止治疗紧急处理。

（3）药物治疗：首选阿托品，起始剂量为 0.5mg 静脉注射，必要时重复，总量不超过 3.0mg。二线药物包括肾上腺素、异丙肾上腺素和多巴胺。肾上腺素在阿托品或起搏无效时可以使用，起始剂量为 2～10μg/（kg•min），根据反应调整剂量；异丙肾上腺素，2～10μg/min 静脉输注，根据心率和心律反应调速；多巴胺 2～10μg/（kg•min），可以单独使用，也可以和肾上腺素合用。注意当合并急性心肌缺血或心肌梗死时应用上述药物可导致心肌耗氧量增加，加重心肌缺血，产生新的快速心律失常。

（六）其他心律失常的处理

1. 预激综合征（wolf parkinson white syndrome，WPWS） 对于单纯的 WPWS 患者，如无临床症状且不影响血流动力学可不予处理，也可应用 β 受体阻断剂和（或）胺碘酮预防室上性心律失常的发作。但地高辛和维拉帕米会使其恶化。如并发室上性心动过速、房扑时，可按室上性心动过速予以相应处理。

2．室性心动过速　属严重情况应立刻处置。它不仅降低心排出量，也会导致室颤。治疗包括同步除颤、使用利多卡因或胺碘酮。心室扑动和心室颤动，非同步电击除颤及心肺复苏。

3．心脏传导阻滞　一般右束支传导阻滞意义不大，但左束支传导阻滞通常提示重要的心脏疾病。Ⅱ度传导阻滞文氏Ⅰ型对阿托品或异丙肾上腺素反应较好，除发生 Stokes-Adams 综合征或心功能衰竭，一般不需起搏器。而Ⅱ度传导阻滞莫氏Ⅱ型麻醉下更易发展为Ⅲ度房室传导阻滞。对莫氏Ⅱ型及Ⅲ度房室传导阻滞患者，应在安装起搏器的前提下施行麻醉，并准备好提升血压、增加心率的药物，如麻黄碱、阿托品、异丙肾上腺素等，不宜使用新斯的明拮抗肌松药。病态窦房结综合征安装永久心脏起搏器。

（七）植入性心脏起搏器

是一种植入体内的电子治疗仪器，通过发放电脉冲，刺激心脏使之激动和收缩，其目的已不仅要起到心率支持作用，更重要的是要提供正常或接近正常的血流动力学效应，恢复患者工作能力，提高生活质量，同时有一定的诊断及存储心脏信息的功能。心脏起搏分为临时起搏和永久起搏两种。

临时起搏为非永久性置入起搏电极的一种起搏方法，是治疗严重心律失常的一种应急和有效的措施，也是心肺复苏的急救手段，为患心脏疾病行非心脏手术者安全、平稳、顺利度过手术麻醉期提供了一项重要的安全保障措施。通常使用双极起搏导管电极，起搏器放置在体外，起搏电极放置时间一般不超过 4 周，达到治疗目的后即撤出电极。如仍需继续治疗则应植入永久性心脏起搏器。尽管起搏器的植入大大提高了患者围术期的安全性，但在口腔治疗过程中应在术前充分评估心脏功能及起搏器功能，尽量选对血流动力学干扰小的麻醉方式和药物，术中进行全程监护，使用高频电刀前检查有无漏电，即使低电压，经起搏导线直接传至心脏亦可引发室颤。接地板尽量远离发生器，缩短每次使用电刀时间，尽可能降低电刀的电流强度，备好异丙肾上腺素，以防起搏器失效。美国心律协会（HRS）曾经就心脏电子植入设备（包括 ICD、起搏器以及长期监护记录仪）的围术期注意事项专门发布过一项建议：认为置入心脏起搏器手术电刀的体表电极尽量远离起搏器，确保电流通路不经过或靠近起搏器；尽量不要在起搏器 375px 范围内使用电刀，避免对起搏环路造成干扰；术中如果会涉及皮下起搏电极，要注意在分离中不要损伤绝缘层，以免电极头侧烧伤心肌；尽可能缩短电刀时间；尽量选用双极电凝；每次时间<1 秒，间隔>10 秒；禁止电凝头在未接触患者组织前就启动；术中注意监护心率、心律变化。

第五节　常用局部麻醉药物对心血管系统的影响

一、常用局麻药物

局部麻醉是临床上常采用的麻醉方法，操作简便易行，具有保持患者的清醒、麻醉恢复平稳、易于术后镇痛、节省医疗费用等独特的优点，广泛用于口腔科手术的局部麻醉。目前国内常用局麻药物（表 1-5-1）有酯类的普鲁卡因（procaine）、丁卡因（dicaine），酰胺类的利多卡因（lidocaine）、盐酸布比卡因（bupivacaine）和阿替卡因（articaine）。甲哌卡因（carbocaine）和丙胺卡因（prilocaine）在国外亦常用。

表 1-5-1 常见局部麻醉药比较

名称 类型	普鲁 因卡 酯类	布比 因卡 酰胺类	利多 因卡 酰胺类	阿替 因卡 酰胺类
效能强度*	1	8	2	1.9
毒性强度*	1	4	2	1～1.5
显效时间（min）	6～10	6～10	2～3	2
维持时间（min）	45～60	180～480	90～120	120～150
阻滞麻醉浓度（%）	2	0.5	2	4
一次最大剂量（mg/kg）	6.6	1.3	4.4～6.6	5～7

*以普鲁卡因等于1作为标准

二、局麻药对心血管系统的影响

（一）局麻药中加入血管收缩剂的主要目的

1. 减慢局麻药的吸收速率；

2. 降低血内局麻药浓度；

3. 完善对神经深层的阻滞；

4. 延长局麻或阻滞的时效；

5. 减少全身性不良反应。

但血管收缩药对长效脂溶性局麻药影响甚微。肾上腺素是作用于 α 和 β 受体的药物，在小剂量低浓度时 β 受体对其较敏感，表现为皮肤黏膜毛细血管的收缩，从而使局麻药的吸收速度减慢，提高其在局部组织中的浓度，增强麻醉效果，延长麻醉时间，也可减少出血。另外，肾上腺素亦表现为心肌兴奋增强、冠脉扩张、收缩压升高，如用量过大或注射时误入血管,可致血压骤升而发生脑血管意外;或因心脏过度兴奋引起严重的心律失常,如室颤等。

(二)局麻药中加入肾上腺素的作用

一般肾上腺素以 $1:50\,000\sim1:200\,000$ 的浓度加入局麻药中,即含肾上腺素 $5\sim20\mu g/ml$ 用作局部浸润麻醉和阻滞麻醉。近来研究认为:局麻药中含有低剂量的肾上腺素不会引起血压、心率及心电图的明显变化,还可以取得良好的镇痛效果,一般情况下用于心血管系统疾病患者是安全有效的。Ricardo 等对比含有($1:100\,000$)肾上腺素的利多卡因与不含肾上腺素的利多卡因用于冠心病患者的口腔治疗麻醉,包括稳定型心绞痛并正接受药物治疗的、心电图平板试验阳性的患者,以及血管造影证实了至少存在一支冠状动脉狭窄>70% 的患者。研究发现口腔治疗过程中两组之间的血压、心率及 ST 段的改变并没有明显差别,尤其是正在服用 β 受体阻断剂的患者手术过程中也没有出现心肌缺血和心律失常的临床表现。这与许多学者研究结果也是一致的,局麻药中含有低剂量的肾上腺素并不会改变患者现有疾病的状态,而手术过程中的焦虑、疼痛、创伤等应激所造成内源性儿茶酚胺水平的升高才是造成血流动力学改变的关键。因此,局麻药中适当加入微量肾上腺素并控制好一次的注射量,可增强麻醉效果,是消除患者恐惧和不安的重要措施。如果门诊患者发生心慌气促要注意区分肾上腺素反应或局部麻醉药物中毒,口腔门诊以这两者最为高发。

(三)局麻药的心脏毒性

局麻药的心脏毒性多是由于误注入血管或用量过大,在血流丰富部位吸收过多所致,其毒性主要表现为对心脏的电生理和血流动力学的影响,包括缓慢的心律失常、房室传导阻滞、折返性快速性心律失常、心肌收缩力的抑制和血压下降等。近年来局麻药心脏毒性研究认为:局麻药心脏毒性与局麻药效能、脂溶性及神经传导效能成正比。左旋布比卡因毒性小于右旋布比卡因；布比卡因对心肌传导系的影响能够导致室性心律失常；高钾血症能够提高心肌细胞对局麻药的敏感性；K^+通道开放剂、β受体阻断剂、钙通道阻滞剂对布比卡因的毒性有治疗作用。局麻药对心脏毒性大小的排序为：丁卡因>依替卡因>右旋布比卡因>布比卡因>左旋布比卡因>罗哌卡因>甲哌卡因>利多卡因>普鲁卡因。

　　预防局麻药的心脏毒性首先应避免误注入血管或用量过大，以及在血流丰富部位吸收过多等。其次，充分给氧、快速止痉、纠正水电解质酸碱平衡是防止心脏毒性的重要方法。苯二氮䓬类药物可提高惊厥阈值，因此常用做区域阻滞的术前用药，但并不能预防局麻药的心脏毒性；相反，苯二氮䓬类药物具有心肌抑制作用，可加重局麻药的心脏毒性。

　　局麻药几乎是口腔科医师每天都要使用的药物，临床工作中要清楚地掌握局麻药的毒性反应，警惕患者毒性反应的先驱症状，密切留意心电图的变化，对于出现有神经和心血管毒性反应的患者应该冷静对待，并采取及时正确的方式处理，以确保患者的安全。

参 考 文 献

1. Lee A，Fleisher，Joshua A，et al.ACC/AHA 2007 guidelines on perioperative cardiovascular evaluation and care for noncardiac surgery：a report of the American College of Cardiology/American Heart Association Task Force on Practice Guidelines.J Am Coll Cardiol，2007，50：1707-1732

2. Goldman L，Caldera DL，Nussbaum SR，et al.Multifactorial index of cardiac risk in noncardiac surgical procedures.N Engl J Med，1977，297：845-850

3. Chittawatanarat K，Wattanathum A，Chaiwat O.Cardiopulmonary monitoring in Thai ICUs（ICU-rESOURCE I Study）．J Med

Assoc Thai，2014，97（Suppl 1）：S15-21

4. Silvestre FJ，Salvador-Martinez I，Bautista D，et al. Clinical study of hemodynamic changes during extraction in controlled hypertensive patients. Med Oral Patol Oral Cir Bucal，2011，16：e354-e358

5. Ferraz EG，Carvalho CM，Jesuino AA，et al. Evaluation of arterial pressure variation during the dental surgical procedure. Rev Odontol UNESP，2007，36：223-229

6. Bortoluzzi MC，Manfro R，Nardi A. Glucose levels and hemodynamic changes in patients submitted to routine dental treatment with and without local anesthesia. Clinics，2010，65：975-978

7. Marcelo JU，Brenda M，Rafael SL，et al.A Randomized Controlled Clinical Trial to Evaluate Blood Pressure Changes in Patients Undergoing Extraction under Local Anesthesia With Vasopressor Use. J Craniofacial Surgery，2014，25（3）：1108-1110

8. Eshima RW，Maurer A，King T，et al.A comparison of airway responses during desflurane and sevoflurane administration via a laryngeal mask airway for maintenance of anesthesia.Anesth Analg，2003，97：1206

9. Higgins PP，Chung F，Mezei G.Postoperative sore throat after ambulatory surgery.Br J Anaesth，2002，88：582

10. Ricardo SN，Itamara LIN，Dante MAG，et al.Effects of Epinephrine in Local Dental Anesthesia in Patients with Coronary Artery Disease. Arq Bras Cardiol，2007，88（5）：482-487

11. Alessandra BL，Ricardo SN，Itamara LI，et al. Locoregional anesthesia for dental treatment in cardiac patients： a comparative study of 2% plain lidocaine and 2% lidocaine with epinephrine

（1∶100，000）. Clinics，2009，64（3）：177-182

12. 蒋文平. 心律失常紧急处理专家共识. Clin J Cardiol，2013，41：363-376

13. Crossley GH，Poole JE，Rozner MA，et al. The Heart Rhythm Society（HRS）/American Society of Anesthesiologists（ASA）expert consensus statement on the perioperative management of patients with implantable defibrillators，pacemakers and arrhythmia monitors：facilities and patient management：executive summary. This document was developed as a joint project with the American Society of Anesthesiologists（ASA），and in collaboration with the American Heart Association（AHA），and the Society of Thoracic Surgeons（STS）. Heart Rhythm，2011，8：e1-e18

第二章
呼吸系统疾病

第一节 简 述

呼吸系统疾病（respiratory disease）是指维持气体交换功能的器官及组织处于病理状态的一系列疾病的总称，其病变涉及上呼吸道、气管、支气管、肺部、胸腔以及相应的呼吸肌和神经。主要症状有咳嗽、咳痰、胸痛、呼吸困难等。根据生理特点、解剖学特性及病因等，呼吸系统疾病可以分为：阻塞性肺病（obstructive lung diseases）、限制性肺疾病（restrictive lung diseases）、感染性肺病（infectious lung diseases）、肺间质疾病（interstitial lung diseases）、血管性肺病（vascular lung diseases）、呼吸系统肿瘤（respiratory tumors）。相关风险因素有：年龄、疾病类型、吸烟史及合并症。下面仅选择口腔门诊治疗中最常见的呼吸系统疾病阐述其术前评估和处理要点。

第二节 伴随慢性支气管炎的口腔门诊
治疗前评估

一、概述

慢性支气管炎（简称慢支）是指气管、支气管黏膜及其周围组织的慢性非特异性炎症。临床上以咳嗽、咳痰或伴有喘息以及反复发作的慢性过程为特征。随着病情缓慢进展，逐渐发展为慢性阻塞性肺病（chronic obstruction pulmonary disease，COPD）。

二、术前评估及处理要点

询问患者病史，了解疾病的诊治过程。重点应注意：近 1 周咳嗽、咳痰、喘息情况，有无加重，判断是否属于急性发作期。

三、术中管理

对于大部分临床缓解期的慢支患者，进行常规口腔科门诊手术时无需特殊准备，但对于年龄≥65 岁的老年患者，建议在生命体征监护下完成治疗。

第三节　伴随支气管哮喘的口腔门诊治疗前评估

一、概述

支气管哮喘（bronchial asthma）简称哮喘，是由多种细胞包括气道的炎症细胞和结构细胞（如嗜酸性粒细胞、肥大细胞、T 淋巴细胞、中性粒细胞、平滑肌细胞、气道上皮细胞等）和多种细胞组分（Cellular Elements）参与的气道慢性炎症性疾病。这种慢性炎症导致气道高反应性，通常出现广泛多变的可逆性气流受限，并引起反复发作性的喘息、气急、胸闷或咳嗽等症状，常在夜间和（或）清晨发作、加剧，多数患者可自行缓解或经治疗后缓解。

二、术前评估及处理要点

1. 术前应对哮喘的严重程度、近期治疗效果、是否需要辅助治疗等作出评估。包括病史、药物治疗、发病特点等。

2. 术中管理　对于合并哮喘的患者，进行口腔科手术时应防治支气管痉挛，推荐在监护下完成，可给予低浓度经鼻导管或鼻罩吸氧处理,尽可能缩短器械在口腔内的操作时间,多采用微创牙槽外科技术,减少出血、口内分泌物等刺激等,同时诊室内还应备齐相应的急救设备。

3. 哮喘急性发作的处理(图 2-3-1) 哮喘急性发作的治疗取决于发作的严重程度以及对治疗的反应。治疗的目的在于尽快缓解症状、解除气流受限和改善低氧血症,建议在专科医师配合下进行。

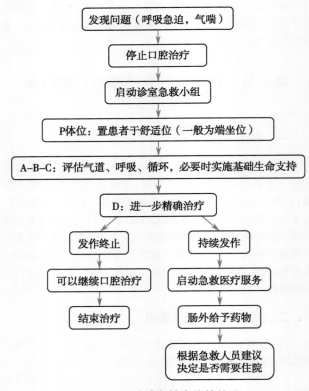

图 2-3-1 哮喘急性发作的处理

三、围术期哮喘发作的常用处理方法

1. 轻度　吸入短效 β_2 受体激动剂，如沙丁胺醇，每喷 $100\mu g$，每次 $1\sim2$ 喷，可间断吸入。效果不佳时可加用口服 β_2 受体激动剂控释片或小量茶碱控释片（$200mg/d$），或加用抗胆碱药物如异丙托溴铵气雾剂吸入。

2. 中度　规则吸入 β_2 受体激动剂或联合抗胆碱药物吸入或口服长效 β_2 受体激动剂，必要时可用氨茶碱静脉注射。

3. 重度至危重度　持续雾化吸入 β_2 受体激动剂或合并抗胆碱药；或静脉滴注氨茶碱或沙丁胺醇。静脉滴注糖皮质激素如琥珀酸氢化可的松（$100\sim400mg/d$）或甲泼尼龙（$80\sim160/d$）或地塞米松（$10\sim30mg/d$）。

第四节　口腔门诊气道异物的处理原则

一、概述

口腔治疗过程中，由于半卧或平卧的体位，异物很容易掉入口腔并进入呼吸道。对于有意识的患者，异物常被吞咽入食管或被咳出，少数情况下异物会进入气管造成阻塞，直径较小的物体还可能在重力作用下进入主支气管或小支气管。异物气道梗阻分为完全性气道梗阻和部分阻塞两大类。急性完全性气道梗阻是导致心搏骤停的重要原因，需要紧急处理。

二、处理原则

（一）可见异物的处理

当发现异物进入患者口咽部时，应立即停止口腔治疗，调整椅位至头低脚高位，用管钳或吸引器取出异物。

（二）不可见异物的处理

如果不能看到异物，临床症状和体征不能明确异物进入消化道或食管，应进行腹部平片及胸部前后位或侧位片检查以确定它的位置。若为误吞异物，确定异物在消化道，应请专科医师会诊。若异物在气道，必须遵循完备的抢救预案。患者表现为突然发作的呛咳、哮鸣音和气短，可帮助确定异物进入气道。此时立即将患者置于头低脚高位并向左侧侧卧，鼓励患者咳嗽以排出异物。若不能排出，在放射线检查定位后可能需要纤维支气管镜检取出异物，极少数情况下需要开胸手术。千万不要存在侥幸心理，忽略对异物的处理而造成恶性的后果。

完全性气道梗阻是气道的完全性阻塞，失去气体交换能力，若不能及时解除梗阻，可导致心跳呼吸停止。阻塞初期，患者有意识，呼吸明显困难，用力呼吸但胸部没有呼吸音，心率、血压升高，发绀，常表现为抓扯颈部；之后意识丧失，呼吸停止，心率、血压降低；最后昏迷、生命体征消失。因此，一旦发现完全性气道梗阻且患者没有意识，应立即建立紧急气道，可以使用无创性的腹部冲击、胸部冲击、手法冲击、拍击背部等方法，也可行有创性的环甲膜切开或气管切开（建立气道方法详见第十四章）。

（姚　颖）

第三章
内分泌系统疾病

内分泌系统是人体适应体外环境，保证自身内环境稳定的重要系统，现将口腔门诊镇静镇痛治疗中常见内分泌系统疾病的评估与处理阐述如下。

第一节　伴随甲状腺功能异常的口腔门诊治疗前评估

一、甲状腺功能亢进症

（一）概述

甲状腺功能亢进症（hyperthyroidism）简称甲亢，是甲状腺分泌过多甲状腺激素（thyroid hormone，TH）引起的以神经、循环、消化等系统兴奋性增高和代谢亢进为主的临床综合征。

（二）临床特点

1. 典型的临床表现是"瘦、突、快"。患者易饥饿、多食，甲状腺激素过多分泌导致代谢和交感神经系统兴奋性增高。

2. 患者体重减轻，多言好动，脾气暴躁，心动过速，严重者可出现房颤及心衰。有些患者可出现突眼征，突眼程度与病情严重程度无明显关系。

（三）评估处理要点

1. 术前应了解患者甲亢病程长短、所用药物及剂量，尤其关注患者的甲亢控制情况。大部分病情都得到控制，甲状腺功能基本正常的患者，其镇静镇痛治疗的风险较小，而病情控制不佳者治疗风险增加。对病情控制不佳的患者,应尽量控制甲状腺功能接近正常水平。参照全麻手术的术前准备,推荐患者在镇静镇痛条件下进行口腔治疗,应基本具备以下条件:①甲亢临床症状消失;②体重增加,恢复至正常;③心率维持正常;④血中 TH 水平降至正常。术前的基础生命体征监测非常重要,高血压和心动过速均提示患者可能病情控制不佳。

2. 甲亢患者推荐常规心电监护,监测心率、呼吸、血压和脉搏血氧饱和度。此类患者对儿茶酚胺类药物如肾上腺素极其敏感,可引发高血压、心动过速或严重的心律失常,因此,术中慎用或不用含肾上腺素的局麻药和阿托品,以免引起过度的血压心率波动。病情控制良好者在遵循下列原则情况下可使用血管收缩剂:使用低浓度肾上腺素[建议使用低浓度肾上腺素(1:200 000 浓度)];尽量减少麻醉药和血管收缩剂用量;回抽无血再注射局麻药。

3. 病情控制不佳者禁用儿茶酚胺类药物,在严密监护且抢救措施充分的条件下可行简单口腔治疗,行复杂或创伤大的手术前应先咨询专科医师。

4. 镇静及术中、术后良好的镇痛等措施均有利于减轻患者的应激水平,有助于预防甲状腺危象的发生。

(四)甲状腺危象的处理原则

尽管甲状腺危象的发生率很低,但不适当的应激状态和某些药物如阿托品、肾上腺素均可诱发危象。其特点是突发高热,可达 40℃ 以上,多数患者以心血管症状为主,心动过速(心率常在 160 次 / 分以上),血压增高,心律失常,常合并呼吸深快、烦躁不安,也可以腹痛、腹泻等胃肠症状为主。危象若得不到及时控制,患者可因高热虚脱、心力衰竭迅速死亡。因此,去除诱因、积极治疗基础疾病,从而预防甲状腺危象发生是关键。其治疗手段为使用大量抗甲状腺药物抑制甲状腺素合成和释放,同时予以对症支持治疗,包括给氧、降温、降压,呼吸和循环支持,必要时使用强心药物和肾上腺皮质激素并及时转诊。

二、甲状腺功能减退症

(一)概述

甲状腺功能减退症(hypothyroidism)简称甲减,是甲状腺激素合成、分泌或生物效应不足引起的临床综合征。按起病年龄分为呆小病、幼年型甲减和成年型甲减三类。其病因较复杂,分为原发性(也称为甲状腺性)和继发性(也称为垂体性),以原发性者多见。发病机制有甲状腺激素(TH)、促甲状腺激素(TSH)、促甲状腺激素释放激素(TRH)缺乏和周围组织对 TH 不敏感。

(二)临床特点

临床症状一般表现为低代谢综合征,怕冷易疲劳,反应迟钝,淡漠嗜睡,肌肉乏力,厌食、腹胀、便秘,心动过缓,心肌黏液性水肿。治疗手段主要是甲状腺素替代治疗及其他对贫血、缺碘等的对症治疗。

(三)评估处理要点

1. 术前应了解患者甲减病程长短、甲状腺功能恢复情况、所用药物及剂量,了解是否有低血糖发作史。评估甲状腺功能,尽量调整至正常水平。对于使用甲状腺素替代治疗的患者,当药物过量时会出现功能性甲状腺亢进症状,因此,术前的基础生命体征监测非常重要,高血压和心动过速均提示患者可能处于甲状腺功能相对亢进的状态。

2. 术中常规心电监护,监测心率、呼吸、血压和脉搏血氧饱和度。甲减患者对镇静药非常敏感,剂量应酌减。甲减患者发生心动过缓、低血压、低体温和低血糖的风险增加,对升压药物反应较弱,术中应加强监测。

(四)黏液性水肿的处理原则

黏液性水肿的诱因有严重躯体疾病、甲状腺素治疗中断、感染、手术、麻醉和镇静药物的使用等。其临床表现为嗜睡、低温、呼吸缓慢、心动过速、血压下降、四肢肌肉松弛、反射减弱或消失，甚至昏迷、休克，可因心、肾衰竭而危及生命。其治疗为口服或静脉注射三碘甲状腺原氨酸，保持呼吸道通畅及循环稳定，保温，静脉滴注氢化可的松及其他对症支持治疗。

第二节　伴随糖尿病的口腔门诊治疗前评估

一、概述

糖尿病是由于胰岛素分泌和（或）作用缺陷所引起的以慢性血葡萄糖（简称血糖）水平增高为表现的代谢性疾病。目前认为，它是由包括遗传易感性及环境因素在内的多种因素共同作用引起的综合征。

糖尿病可被认为是一个种植手术的相对禁忌证。全球糖尿病患者牙种植体的失败率在 4.4%～14.3%，主要体现在三方面：伤口愈合延迟、感染风险与种植体不稳定性。而血糖高低是决定病程长短的关键，主要原因是高血糖降低血凝块的质量和微血管损害骨愈合，特别是在口腔植入种植体等之后的早期阶段，植入物的附近参与骨重塑中的成骨细胞数量减少、活性降低，并且在一定程度激活破骨细胞，纤维化增加，最终影响骨整合。除上述原因外，影响种植手术的转归，还包括切口愈合、局部炎症反应和种植体类型等其他因素。

糖尿病也是牙周疾病的风险因素，使罹患牙周的风险增加 2 倍。同时牙周感染会影响血糖控制，糖尿病的口腔并发症可以大大增加部分或完全无牙的风险。其原因是：牙龈炎，牙周病，口腔干燥症，增加的易感染，龋齿和根尖周病变可能所有导致拔牙率增加。

二、临床特点

1．参考 2014 年美国糖尿病学会（ADA）指南，糖尿病的诊断标准如下：①空腹血糖（fasting plasma glucose，FPG）≥7.0mmol/L（126mg/dl）；②口服葡萄糖耐量试验（oral glucose tolerance test，OGTT）中 2 小时血糖≥11.1mmol/L（200mg/dl）；③有高血糖症状或高血糖危象，随机血糖≥11.1mmol/L（200mg/dl）；④糖化血红蛋白（HbA1c）≥6.5%。符合上述四项标准中的任一项，即可诊断糖尿病。

2．典型的糖尿病症状为三多一少，即多饮、多食、多尿和体重减少。

三、评估处理要点

1．血糖控制情况　糖尿病的治疗目标是控制血糖、防止和延缓远期并发症。围术期的血糖管理是近年研究热点，且主要集中于危重患者术中血糖管理，结合多数指南和专家建议，对于危重患者，围术期应谨慎地将血糖控制在<10mmol/L；对非危重患者，建议血糖控制于 7.8mmol/L 以内。当然口腔内环境不同于机体其他部分，糖尿病因素在牙槽外科及种植外科术后伤口愈合中的影响并不显著。对于血糖控制良好的患者，手术过程中可不做特殊处理，对血糖控制不佳者则应予以心电监护，常规监测血压、心率等。血糖低于 3.9mmol/L 或高于 11.1mmol/L 时，治疗风险增加，原则上只处理急症，非急症者应调整口腔治疗计划直至血糖水平改善。尤其是需行种植手术的糖尿病患者，建议稳定血糖控制（糖化血红蛋白≤7%～8%），消除共存疾病（口腔卫生不良、吸烟、牙周炎）和抗感染的预防措施可以增加成功率。

2．术前准备　与择期手术全身麻醉前需停用口服降糖药不同，门诊镇静镇痛治疗前应在正常进食的基础上继续服用降糖药物或使用胰岛素，避免血糖过大波动。手术尽量安排在上午进行，诊室内可配备指血糖仪，同时准备含糖食物（如果汁等），发生低血糖时可及时使用。

3. 糖尿病患者出现并发症如肾脏疾病、高血压、冠心病等时使用含肾上腺素局麻药的注意事项参见第一章，合并严重系统疾病者建议推迟治疗。

4. 围术期控制血糖、积极抗感染、戒烟、保持口腔卫生是镇静镇痛治疗顺利进行的关键。一般不推荐预防性应用抗生素，但对血糖控制不佳、口腔卫生情况不良、空腹血糖水平超过 11.1mmol/L（200mg/dl）且需行有创性操作时可预防性使用抗生素。对正在服用磺脲类药物的患者，避免使用阿司匹林和其他非甾体类抗炎药。

四、常见并发症的处理原则

1. 低血糖症　正常人血糖<2.8mmol/L（50mg/dl）可诊断为低血糖症，接受药物治疗的糖尿病患者血糖≤3.9mmol/L即可诊断为低血糖。其临床症状包括两类：肾上腺素系统兴奋症状和中枢神经系统抑制症状。前者表现为强烈的饥饿感、心悸、多汗、头晕、颤抖、无力等；后者表现为头痛、行为异常、反应迟缓、视力障碍、意识混乱、抽搐甚至昏迷。低血糖的症状可在几分钟内急性发作，并迅速发展为意识丧失，是一急性致命并发症。有条件者可急查血糖水平以确诊。

对于意识清醒的患者可口服 50% 葡萄糖液，对于意识不清的患者可静脉推注葡萄糖液。对接受胰岛素治疗的患者还可肌注或静注胰高血糖素 1mg。同时予以氧气吸入并密切监测生命体征，随着血糖水平升高症状多可缓解，治疗流程见图 3-2-1、图 3-2-2。

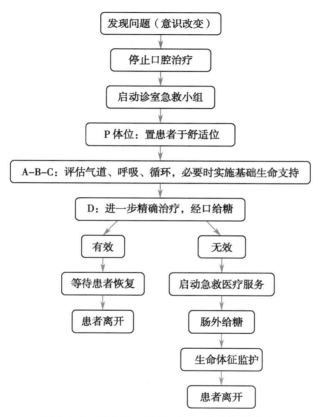

图 3-2-1 低血糖症的处理——有意识的患者

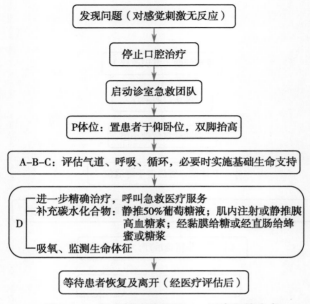

图 3-2-2　低血糖症的处理——无意识的患者

2. 高血糖症　血糖>13.9mmol/L（250mg/dl）为高血糖症。高血糖症本身不会危及生命，但若不处理则可能逐渐发展为糖尿病性酮症酸中毒和高渗性高血糖非酮症昏迷。高血糖的临床症状包括面部潮红、皮肤干热、深大喘息式呼吸（Kussmaul 呼吸）等，出现酮症酸中毒时呼出气中有烂苹果味道。对高血糖症的治疗主要是注射胰岛素来调整机体代谢紊乱和水电解质失衡，去除诱因，避免并发症。对于已出现高血糖症状而意识清醒的患者建议不要行任何口腔治疗，立即安排专科医师会诊或是住院治疗，治疗流程见图 3-2-3。

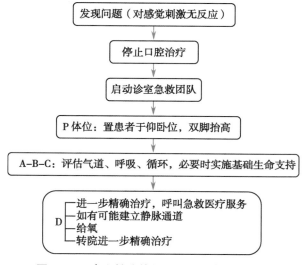

图 3-2-3　高血糖症的处理——无意识的患者

第三节　伴随肾上腺疾病的口腔门诊治疗前评估

一、概述

肾上腺分为皮质与髓质，它们有着完全不同的组织形态和功能。在此主要讨论肾上腺皮质疾病。

二、临床特点

（一）肾上腺皮质功能亢进

肾上腺皮质肿瘤或垂体及其他器官病变分泌过多的促肾上腺皮质激素，引起糖皮质激素长期、过度增加，称为皮质醇增多症，又称为库欣（Cushing）综合征。临床表现为特征性的向心性肥胖、满月脸、多血质、紫纹、高血压、继发性糖尿病和骨质疏松等。

（二）肾上腺皮质功能减退症

分为原发性和继发性两类。原发性肾上腺皮质功能减退症是由于肾上腺皮质结构或功能缺陷致肾上腺皮质激素分泌不足，以艾迪生病（Addison's disease）多见。继发性者多因下丘脑或垂体病变引起。

三、评估处理要点

1. 术前咨询专科医师　经过规范内科治疗的肾上腺疾病患者行镇静镇痛治疗的风险较低，病情控制不佳者治疗风险增加，术前应咨询专科医师。原发性肾上腺皮质功能不全者行常规手术不需增加激素剂量，感染性手术术前应加量，小型手术术前补充氢化可的松25mg（或等效药），中型手术术日及术后第1天补充氢化可的松50～75mg（或等效药），术后第2天恢复至术前使用剂量。

2. 术前应了解患者的病史及治疗恢复情况，评估患者的全身情况和心肺功能。常规测定血压，了解基础血压情况，建议测定血糖水平。手术宜安排在早晨进行，术中常规心电监护，适度的减轻焦虑是有益的，如笑气吸入镇静或苯二氮䓬类药物的使用，避免使用巴比妥类药物。应尽量缩短手术时间。术后良好的镇痛有助于降低肾上腺危象发生的风险，长期使用激素者术后镇痛避免使用阿司匹林和其他非甾体类抗炎药。

3. 抗感染治疗　应用肾上腺皮质激素替代治疗的患者抗感染能力差，炎症容易扩散，应合理使用抗生素，并加强其他抗感染措施。继发性肾上腺皮质功能不全者感染和伤口愈合延迟的风险增加，术后应随访。

四、肾上腺危象的处理

肾上腺危象也称为急性肾上腺皮质功能不全，常发生于慢性肾上腺功能不全的患者处于应激状态（感染、创伤、手术）时，为一系列肾上腺皮质激素缺乏的表现，即高热、胃肠紊乱、低血压、心动过速、电解质紊乱、神志淡漠、萎靡或躁动不安、谵妄甚至昏迷。其临床表现通常突发而无特异性，如果不能及时识别和处理，将迅速发展为低血容量性休克和心血管衰竭。出现以下情况应怀疑肾上腺危象：精神错乱、恶心、呕吐、腹痛，经口服或静脉正接受糖皮质激素治疗，或在2年内接受过20mg或更多皮质醇（或等效药）长达2周或更长时间的激素治疗。当出现疑似肾上腺危象症状时，应立即停止口腔治疗（图3-3-1）。

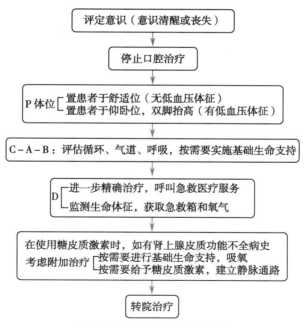

图 3-3-1　肾上腺危象的处理

参 考 文 献

1. Vernillo AT.Dental considerations for the treatment of patients with diabetes mellitus. J Am Dent Assoc，2003，134：24S-33S

2. Salvi GE，Carollo-Bittel B，Lang NP. Effects of diabetes mellitus on periodontal and peri-implant conditions：update on associations and risks. J Clin Periodontol，2008，35：398-409

3. Wang F，Song YL，Li DH，et al.Type 2 diabetes mellitus impairs bone healing of dental implants in GK rats.Diabetes　Research and Clinical Practice，2010，88：e7-e9

第四章
肝 肾 疾 病

第一节 伴随肝脏疾病的口腔门诊治疗前评估

肝脏作为体内最大器官，有着极其复杂的生理生化功能。它是主要的代谢器官，参与糖类、脂类、蛋白质、胆汁和外源性化学物质的代谢。本文以肝硬化为例，阐述肝脏疾病对口腔门诊镇静镇痛治疗的影响。

一、概述

肝硬化是各种慢性肝病（包括慢性病毒性肝炎）发展的晚期阶段，是常见病。多种因素导致肝细胞变性坏死，肝细胞再生和纤维结缔组织增生以修复损伤，最终致纤维化和假小叶形成而发展为肝硬化。肝硬化患者行口腔门诊镇静镇痛治疗，需评估以下三方面：肝功能障碍对药物代谢的影响；凝血功能障碍致出血；术后感染或感染扩散。

二、临床特点

早期代偿期肝硬化症状轻微且无特异性，可有乏力、腹胀、食欲减退等不适。当出现腹水或并发症即发展为失代偿期肝硬化时临床表现明显，为肝功能减退和门静脉高压相关的临床表现。

三、评估处理要点

1. 既往病史及肝功能评估 术前需了解患者肝硬化的

原因及有无危险因素（如饮酒）存在，明确肝功能障碍的程度、既往口腔科治疗史，了解并发症如门脉高压、腹水、肝肾综合征、自发性细菌性腹膜炎、肝性脑病等的发生情况及有无伴随心血管系统疾病。对严重肝脏疾病患者的处理存在很大风险，建议专科医师会诊直至情况改善；仅处理急症，如急性感染、疼痛和出血等，需在严密监护下进行。

2. 凝血功能　　大多数肝硬化患者存在一定程度凝血功能异常，术前应行血常规和凝血功能检查（具体参见第五章）。肝硬化失代偿期患者存在术后异常出血的风险，必要时可使用维生素 K 并补充血小板和凝血因子。

3. 对药物代谢的影响　　由于肝脏巨大的代偿功能，在肝功能损害严重时才对药物代谢包括药物的清除、生物转化和药代动力学产生重要影响。常规检测肝功能的指标仅反映肝细胞损害而不能真正反映肝功能，因此，并没有相关指南指导肝病患者的药物剂量问题。但有下列情况存在时，所用药物应减量：①谷草转氨酶、谷丙转氨酶水平高于正常值 4 倍；②血胆红素>2.0mg/dl；③血白蛋白<35g/L；④存在腹水或肝性脑病等肝功能衰竭征象。对肝功能损害严重者，尽量减少使用经肝代谢和具有肝毒性的药物。术中可以采取减轻焦虑的措施，但应避免使用苯二氮䓬类药物。对门脉高压患者术中应监测血压，减少含肾上腺素局麻药的使用。

4. 低血糖　　肝脏在血糖浓度的维持中发挥重要作用，空腹时肝脏释放葡萄糖是血糖的唯一来源。因此肝硬化患者糖耐量降低，易发生低血糖。在操作过程中，有条件者可监测血糖，发现低血糖及时处理。

5. 乙肝病毒交叉感染的防护　　医护人员应增强乙肝免疫力，加强乙肝病毒交叉感染的防护措施。

6. 术后感染　　肝硬化患者感染风险增加，对任何口腔内的感染都应谨慎处理积极治疗。目前尚无循证学依据提示术前应预防性应用抗生素。肝硬化失代偿期患者术后避免使用甲硝唑、万古霉素和非甾体类抗炎药。

第二节 伴随肾脏疾病的口腔门诊治疗前评估

一、概述

肾脏具有一系列重要的生理功能,包括调节水、电解质和酸碱平衡、排出代谢终产物、分泌激素参与血压调节和造血等。本节阐述伴随慢性肾脏疾病(chronic kidney disease, CKD)的口腔门诊镇静镇痛评估及处理。

二、临床特点

慢性肾脏疾病的临床表现通常不典型,无特异性,表现为乏力、倦怠和厌食等。晚期表现为容量超负荷(水肿、呼吸困难、充血性心力衰竭)、电解质酸碱失衡、认知功能障碍、周围神经病变和感染风险增加。应注意此类患者随着肾功能的减退,还可能伴随一系列合并症,如贫血、电解质异常、高血压、糖尿病及凝血功能紊乱等(表 4-2-1)。

表 4-2-1 CKD 分期及相关并发症发生率

CKD 分期	特征	肾小球滤过率[ml/(min·1.73m^2)]	并发症发生率
1 期	GFR 正常或增加	≥90	贫血 4%,高血压 40%,糖尿病 9%
2 期	GFR 正常或轻度降低	60~89	贫血 7%,高血压 40%,糖尿病 13%
3 期	GFR 中度降低	30~59	贫血 7%,高血压 55%,糖尿病 20%,甲旁亢>50%

续表

CKD 分期	特征	肾小球滤过率[ml/ (min·1.73m²)]	并发症发生率
4 期	GFR 重度降低	15～29	贫血>30%，高血压>75%，糖尿病 30%，甲旁亢>50%
5 期	肾功能衰竭（终末期肾病）	<15（或透析）	贫血>70%，高血压>75%，糖尿病 40%，甲旁亢>50%

甲旁亢：甲状旁腺功能亢进症

三、评估处理要点

1. 治疗前应对患者全身状况和肾功能进行评估　应了解患者重要脏器的功能状态、有无并存疾病及其程度。对 CKD 4 期及以上患者行口腔门诊镇静镇痛治疗的风险很大，术前应咨询专科医师意见，若同时合并其他疾病（如糖尿病、高血压等）则建议住院处理。

2. 肾功能损害严重者常伴出血倾向，具体参见第五章。有创性操作前应检查凝血功能和贫血程度，必要时可以在专科医师指导下使用促红细胞生成素提高血细胞比容水平，也可输注血液制品。细致的外科操作、尽量减小创面是预防异常出血的关键。

3. 术中常规监测血压，笑气吸入镇静可以应用，谨慎使用静脉镇静方法。凡主要经肾脏排泄的静脉麻醉药物，其药效均随肾功能受损的程度变化，应权衡利弊选择用药。肝功能尚可的肾衰竭患者，可用少量咪达唑仑、吗啡、哌替啶、短效巴比妥类或氯胺酮。

4. 慢性肾脏疾病术后感染风险增加，CKD 3 期以上患者行有创性操作时，应请专科医师评估是否应用抗生素，同时根据肾功能减退程度调整药物剂量。镇痛药也应减量使用，尽量避免使用非甾体类抗炎药和氨基糖苷类、四环素等，对乙酰氨基酚在肝脏代谢时较阿司匹林更安全，但大剂量使用也有肾毒性。

5. 终末期肾病患者可能长期使用大量激素治疗，应注意防范肾上腺危象（参见第三章）。对透析患者应避免透析当天行口腔治疗，尤其透析后6小时内，宜在透析后第1天进行。

6. 局麻药中慎用肾上腺素，排除吸收而诱发肾血流减少的可能性。但在外科手术中使用含肾上腺素的局麻药对肾功能是否有影响未见相关报道。其他药物的选择也以不影响肾功能为前提。

（黄贵金）

第五章

血液系统疾病

第一节　常见血液系统疾病的
口腔门诊治疗前评估

一、贫血

（一）概述

贫血（anemia）是指人体外周血红细胞容量减少，低于正常范围下限的一种常见的临床症状。由于红细胞容量测定较复杂，临床上常以血红蛋白（Hb）浓度来代替。成年男性 Hb<120g/L，成年女性（非妊娠）Hb<110g/L，孕妇 Hb<100g/L 就有贫血。贫血是一种综合征，可伴随许多疾病出现。贫血的病因主要有 3 类：造血功能不良、红细胞过度破坏及失血。贫血可能引起全身组织缺氧症状，如头晕、乏力、食欲减退、心悸，活动后易气急等。

（二）临床特点

1. 红细胞主要功能是携带氧气至组织器官，参与机体新陈代谢，围术期评估是否贫血主要涉及对手术的耐受力和组织恢复速度，严重的贫血会导致机体氧供需失衡。国内的诊断标准定为：成年男性 Hb<120g/L，红细胞<4.5×10^{12}/L 及红细胞压积（Hct）<0.42；成年女性 Hb<110g/L，红细胞<4.0×10^{12}/L 及红细胞压积（Hct）<0.37。

2. 贫血在口腔外科患者中发生率约为 1%～11%，Takata Y 等的研究发现口腔癌、口腔炎症、口腔外伤、良性口腔肿瘤的患者伴有贫血的比例高于阻生牙，与年龄或性别无关。贫血在口腔癌中比例最高，而在阻生牙和牙颌畸形中比例最低。

（三）评估处理要点

无论何种贫血，寻找其原发疾病是首先需要考虑的，当然不是严重贫血对普通门诊口腔外科手术影响不大，但开始口腔外科治疗之前要明确以下几点：

1．贫血的程度　会影响患者对手术的耐受能力与伤口恢复的速度等；

2．贫血的原因　慢性失血通常是贫血最常见的因素；

3．是否合并其他血液系统疾病，比如出血性疾病、溶血性疾病、血液系统恶性肿瘤等均需要排除，否则会有潜在的医疗风险，例如严重的术后出血，切口愈合延迟，感染等；

4．是否合并其他内科系统疾病，比如合并严重的冠心病、营养不良、严重肾脏疾病、水 - 电解质紊乱、低血容量等情况时，应先治疗原发疾病。

（四）输血原则

输血指征　我国目前尚无重症患者贫血和红细胞输血指南，仅在 2000 年《临床输血技术规范》中规定：浓缩红细胞用于需要提高血液携氧能力，血容量基本正常或低血容量已被纠正的患者。低血容量患者可配晶体液或胶体液应用。

1．血红蛋白>100g/L，可以不输。

2．血红蛋白<70g/L，应考虑输。

3．血红蛋白在（70～100）g/L，根据患者的贫血程度、心肺代偿功能、有无代谢率增高以及年龄等因素决定。

二、血友病

（一）概述

血友病（hemophilia）是一种 X 染色体隐性遗传的、以出血为特点的遗传性疾病。多见于男性患者。分为 A 型血友病（由于凝血因子Ⅷ缺乏）和 B 型血友病（由于凝血因子Ⅸ缺乏）。以自发性出血和轻微创伤后过度出血为特点，由于可能涉及常见口腔医疗操作（牙拔除术、牙周治疗）等，因此，必须了解该疾病的评估与处理。

(二)临床特点

1. 根据自幼发病的反复严重的关节、肌肉血肿，结合男性发病及病史诊断并不困难。

2. 高度怀疑的临床病例应做相应实验室检查，即活化部分凝血酶原时间（APTT）和凝血酶原时间（PT）为常规检查，推荐根据血液专科医师意见实施牙槽外科处理。

(三)术前评估和准备

1. 较多文献总结了各种降低合并血友病口腔科出血的治疗方案，包括使用口服抗纤维蛋白溶解剂，全身性凝血因子补充疗法合并局部使用的止血剂。局部使用止血药是一种抢救由于创伤导致致命出血的有效手段，减少对凝血因子的依赖，节约治疗的费用，比如含凝血因子的纤维胶、植物提取物等，伤口局部纤维蛋白溶解是出血的可能因素。在几个多中心的研究发现，全身应用猪 FⅧ 和活化凝血酶原复合物浓缩剂（APCCs）对口腔科手术后严重出血有效，可以作为局部处理无效的手段。

2. 在有效的止血方法始终无法替代细致娴熟外科操作时，针对血友病的口腔外科治疗详细询问病史、轻柔的手术技巧以及完备的应急处理方案是有效处理的方案。

3. 局部处理方法　直接压迫出血部位至少 15 分钟；严密缝合伤口；局部使用止血药；使用抗生素尤其是牙龈出血口腔卫生不佳者；使用氨基己酸或氨甲环酸作为漱口水。

三、出血性疾病

(一)概述

出血性疾病（bleeding disorders）是由于止血机制（包括血管、血小板、凝血因子）异常引起的自发性出血或创伤后出血不止的一类疾病。

（二）临床特点

1．**出血性疾病的分类**　可分为三大类，即血管异常、血小板（数量和功能）异常、凝血因子异常。常见的出血性疾病包括血小板减少性紫癜、血友病等。每类疾病也有自己的特点，所以在开始口腔外科操作以前，一定要询问患者及家族相关病史，对异常的出血也应引起重视及时转诊。

2．**伴随有出血性疾病患者的注意事项**　应注意以下几点：

（1）良好的口腔卫生状况非常重要，可以避免牙周或牙齿疾病，减少出血风险。

（2）正畸评估应考虑对于10～14岁的患者是否有过度拥挤等问题，从而导致牙周疾病得不到及时治疗。

（3）在经过专科医师评估之后，门诊局部麻醉下的口腔科处置是安全的，如果有极不配合治疗的儿童或成人，可以考虑镇静下治疗。

（4）牙槽外科术后局部止血非常重要，术后禁用非甾体类抗炎药物。

（三）评估处理要点

1．诊疗前病史收集非常重要，有如下症状时需要进一步评估：①患者自述既往有出血症状；②有出血家族史的无症状患者；③儿童；④月经过多的女性患者，当然也可以选择出血程度评估表。

2．常见的出血性疾病多由于血小板因素和凝血因子因素异常引起，前者以血小板减少或功能降低多见，后者以血友病及严重肝脏疾病多见。在一般牙槽外科包括种植体植入手术前不推荐停用口服抗凝药物，但自体骨移植、大范围皮瓣等除外。

3．**实验室检查**　出血时间（BT）、凝血酶原时间（PT）、活化部分凝血酶原时间（APTT）、凝血酶时间（TT）和血小板计数等用于初筛及病史资料的积累。

4. 局部使用止血药物　纤维蛋白胶（fibrin sealant）、氨甲环酸、凝血酶等，被证明是有效的止血手段，但仍需大样本、多中心的研究。

四、白血病

（一）概述

白血病（leukemia）是起源于造血干细胞的恶性克隆性疾病，受累细胞出现增殖失控、分化障碍、凋亡受阻，大量蓄积于骨髓和其他造血组织，从而抑制骨髓正常造血功能并浸润淋巴结、肝脾等组织器官，一般分为急性和慢性。

（二）临床特点

1. 病因不明且多样，表现为发热、出血和贫血以及其他器官受白血病细胞增殖浸润而表现多样。

2. 具体在口腔的表现可以是牙龈出血以及增生和肿胀，可以口腔表现为首发症状进一步诊断为白血病；也可以疾病迁延后出现口腔症状，所以在临床工作中一定要对儿童异常的口腔出血保持高度警惕，防止漏诊。

（三）评估处理要点

1. 针对合并白血病的口腔外科治疗研究较多，集中于出血和术后感染。出血方面的评估（参见"三、出血性疾病"）、术后严重感染、伤口愈合延迟等是口腔外科治疗考虑的重点。Williford SK 等研究了 26 例合并急性白血病，骨髓增生异常综合征和骨髓增生性疾病牙拔除术的患者，未发现严重术后出血、菌血症和发热等症状，所以在具备积极支持治疗条件下，白血病患者牙拔除术是安全的。

2. 在急性淋巴细胞白血病的患儿，由于牙周炎症和口腔黏膜炎，以及牙齿发育问题的发生高于健康儿童，所以任何血液系统疾病需要骨髓移植前，妥善处理口腔内已存在或潜在的感染灶是必不可少的。

五、白细胞减少

（一）概述

白细胞减少（neutropenia）指外周血中的中性粒细胞绝对数量明显减少（<2.0×10⁹/L），中性粒细胞减少程度与细菌感染的风险密切相关。

（二）临床特点

1. 按病因可分为先天性和获得性（包括原发性和继发性）两类，以后者居多，药物、病毒、自身免疫、脾功能亢进、恶性肿瘤等均是病因。

2. 临床症状缺乏特异性，以乏力、倦怠、头晕心悸、失眠及低热等非特异性症状为主，部分表现为反复呼吸道、消化道、泌尿道感染。所以，口腔外科围术期主要风险考虑术后感染。

（三）评估处理要点

1. 中性粒细胞计数在（1.0～1.5）×10⁹/L 范围内，一般不需要药物治疗。Fillmore 对 116 例中性粒细胞计数低于 1.5×10⁹/L 的病例统计牙拔除术后，包括手术部位感染，切口延迟愈合及术后疼痛等并发症并未增加且易于控制，但具体机制尚需明确。

2. 预防性使用抗菌药物控制术后感染，特别是细菌和真菌感染仍不能忽视，免疫球蛋白和造血生长因子也是治疗手段之一。

第二节　口腔科治疗中抗凝血药物使用前的评估

（一）概述

临床上有越来越多需要连续使用抗凝血药物或血小板药物来治疗或者预防相关疾病，例如心房纤颤、心肌梗死后、机械心脏瓣膜植入后、留置心肌支架、血栓栓塞病史以及预防脑卒中。随着心血管系统疾病发病率的增加，口腔门诊治疗中合并使用各种抗凝药物的患者也日益增加，本节对合并常用抗凝药物的口腔科治疗中的评估进行阐述。

（二）临床特点

1. 常用抗血小板药物　①阿司匹林（aspirin）：主要抑制血栓素 A_2 的生成，从而抑制血小板黏附和聚集；②氯吡格雷（clopidogrel）：通过 ADP 受体抑制血小板内 Ca^{2+} 活性，抑制血小板间的纤维蛋白桥的形成。这两种药物通常单独或联合使用于各种心血管介入手术的围术期。

2. 常用抗凝血药物　①肝素（heparin）：通过抗凝血酶Ⅲ来实现的，对凝血过程的多个环节均有抑制作用，作用迅速。该制剂只能静脉给药，因为使用方便（皮下注射），常用于需迅速抗凝治疗者或用作口服抗凝血剂前用药，以及过渡期用药。②华法林：通过拮抗维生素 K 使肝脏合成凝血酶原及因子Ⅶ、Ⅸ和Ⅹ减少而抗凝，因为用药开始体内仍有足量凝血因子，故只有当这些因子耗尽后才能发挥抗凝作用，所以其作用开始较慢，但作用持续时间较长，适用于需较长时间抗凝者如深静脉血栓形成，肺栓塞以及动脉支架术后抗凝等。服用不同抗血小板药物的推荐处理意见见表 5-2-1。不建议由于口腔科治疗而随意停止抗血细胞治疗，可能会带来致命的血栓性疾病，因此，最好征求专科医师的意见。

表 5-2-1　抗血小板治疗的推荐处理意见

服用一种抗血小板药物
不用停止任何口腔治疗
同时服用阿司匹林和潘生丁（双嘧达莫）
不用停止任何口腔治疗
同时服用阿司匹林和氯吡格雷
心脏科医师会诊
建议到具备条件的口腔医院进行侵入性治疗

Randall C.Surgical management of the primary care dental patient on antiplatelet medication，2010.Available from：http://www.ukmi.nhs.uk/activities/specialistservices

（三）评估处理要点

1. 诊疗前病史收集非常重要，对相关全身疾病史、既往手术史、家族史、具体服用药物名称、剂量均应详细记载。

2. 辅助检查 出血时间（BT）、凝血酶原时间（PT）、活化部分凝血酶原时间（APTT）、凝血酶时间（TT）和血小板计数等用于初筛及评估。

3. 血小板减少症 各种原因（如化疗、肿瘤浸润或酒精中毒）所致骨髓抑制，血小板利用率升高或破坏过多（如脾功能亢进、特发性血小板减少性紫癜、弥散性血管内凝血或药物影响）均可导致血小板减少。血液稀释和大量失血后输注单纯红细胞悬液也可造成血小板减少。目前认为，血小板数量大于 20×10^9/L 时不会引起自发性出血，而为手术止血的血小板数量最好高于 50×10^9/L。有研究认为血小板计数低于 20×10^9/L 的患者，牙拔除术的术后出血概率明显增加，且围术期输注血小板相比未输注血小板并未改善出血；因而主张小型口腔外科手术术前血小板计数纠正于 $(50 \sim 100) \times 10^9$/L。Fillmore 主张手术前或者手术时输注血小板使其发挥最大的作用；同时，他也对创面局部使用止血药物及材料做了讨论。故综合我们的临床经验，认为在正确规范的口腔科操作下，血小板计数高于 100×10^9/L，术后并发症中出血概率很低；血小板计数位于 $(50 \sim 100) \times 10^9$/L，辅助以创面局部使用止血药物及材料，术后出血也易于控制；血小板计数低于 50×10^9/L，考虑围术期输注血小板。

4. 华法林 是唯一的口服抗凝血药物，造成凝血酶原时间（PT）和国际标准化比率（International Normalized Ratio，INR）的延长。INR 是用凝血活酶所测得的参比血浆与正常血浆的 PT 比值和所用试剂标出的 ISI 值计算得出，使不同的凝血活酶试剂测得的结果具有可比性，目前尚缺乏指导口腔科围术期口服抗凝治疗的指南。INR 为 1 表示正常的止血能力。抗凝治疗一般 INR 值为 2～3.5。当 INR 为 5 或更高时，存在着严重的自发性出血风险。依据 INR 的诊疗方案（表 5-2-2），口服抗凝药物维持 INR 在 2～4，可不增加种植体植入术后出血风险。如果出现由于华法林导致的高危出血倾向或者严重出血者，可应用维生素 K_1、新鲜冰冻血浆、凝血酶原浓缩物等。

表 5-2-2　依据 INR 的诊疗方案（Carter G 等）

<2.0（亚抗凝治疗剂量） 　　口腔科治疗无影响
2.0～4.0（亚抗凝治疗剂量） 　　口腔科治疗无影响 　　局部处理（细致的外科操作、缝合、加压包扎、氨甲环酸漱口液等）
>4.0（过度抗凝治疗剂量） 　　暂停治疗至 INR 下降 　　心脏科医师会诊

5. 由于口腔科的治疗与干预具有侵入性且具备出血风险，抗凝治疗增加了出血的风险。对于一些创伤较小的手术或操作，如拔牙、骨髓活检、内镜检查、安置心脏起搏器、静脉造影、皮肤手术等，可以不停用个别的短效抗凝药治疗。然而，无论是停药或抗凝血剂的暂时中断用药，以避免手术中和手术后的出血，均有导致血栓栓塞事件的可能。如果必须停用口服长效抗凝药时，应根据患者发生血栓的风险来判断是否应用桥接替代疗法。桥接替代抗凝是围术期的一项重要的抗凝策略，即应用短效药物替代长效抗凝药物，减少血栓事件发生的概率，同时有效避免不必要的出血事件，可以很好的平衡围术期的血栓形成及出血的风险。针对正在进行抗凝治疗的这类患者，术前应从以下几方面综合评估：①患者一般情况、既往口腔治疗情况、目前口腔科治疗的紧迫性；②抗凝治疗情况，血栓栓塞与出血风险、近期 INR 值，必要时

可请专科医生指导；③口腔治疗的复杂程度和性质：如拔牙（数量、复杂程度、创面大小），种植体植入（植入数量、创伤程度），涉及软、硬组织范围，严重程度和持续时间）；④医师对手术的熟悉程度，应对出血风险的能力；⑤医院机构的整体医疗处理能力。

（陈思路）

参 考 文 献

1. Takata Y，Kurokawa H，Tominaga K，et al.Disease-specific Prevalence of Anaemia in Adult Patients Undergoing Oral Surgery.Asian Journal of Oral and Maxillofacial Surgery，2002，14（1）：15-20

2. Brewer A，Correa MA. Guidelines for dental treatment of patients with inherited bleeding disorders. World Federation of Hemophilia，2006，40：1-9.

3. Mancuso ME，Santagostino E. Dental surgery in inherited bleeding disorders with minimal factor support：commentary. Hemophilia，2011，17：183-184.

4. Kazancioğlu HO，Cakır O，Gulsum Ak，et al.The Effectiveness of a New Hemostatic Agent（Ankaferd Blood Stopper）for the Control of Bleeding following Tooth Extraction in Hemophilia：A Controlled Clinical Trial.Turk J Hematol，2013，30：19-24

5. Jones ML，Wight J，Paisley S，et al.Control of bleeding in patients with haemophilia A with inhibitors：a systematic review. Haemophilia，2003，9：464-520

6. Srivastava A，Brewer AK，Mauser-bunschoten EP，et al.Guidelines for the management of hemophilia.Haemophilia，2013，19：e1-e47

7. Gupta A，Epstein JB，Cabay RJ.Bleeding disorders of importance in dental care and related patient management.J Oral Sci，2007，

49（4）：253-258

8. 王吉耀，廖二元，黄从新，等. 内科学（八年制）. 第 2 版. 北京：人民卫生出版社，2010

9. 李坚，施琥，陈永兴，等. 血友病拔牙后出血的临床诊治与分析. 口腔颌面外科杂志，2000，10（4）：366-367

10. Rodeghiero F，Tosetto A. Castamanm G.How to estimate bleeding risk in mild bleeding disorders.Journal of Thrombosis and Haemostasis，2007，5（Suppl 1）：157-166

11. KorethR，Weinert C，Weisdorf DJ，et al.Measurement of bleeding severity：a critical review. Transfusion，2004，44：605-617

12. Diz P，Scully C，Sanz M.Dental Implants In The Medically Compromised Patient.Journal of Dentistry，2013，41：195-206

13. Williford SK，Salisbury PL，Peacock Jr JE，et al. The safety of dental extractions in patients with hematologic malignancies. JCO，1989，7（6）：798-802

14. Javed F，Utreja A，Correa FOB，et al.Oral health status in children with acute lymphoblastic leukemia.Critical Reviews in Oncology/Hematology，2012，83（3）：303-309

15. Morimoto Y，Niwa H，Imai Y，et al.Dental management prior to hematopoietic stem cell transplantation.*Spec Care Dentist*，*2004*，24（6）：287-292

16. Fillmore WJ，Leavitt BD，Arce K. Dental extraction in the neutropenic patient.J Can Dent Assoc，2007，73（1）：77-83

17. Fillmore WJ，Leavitt BD，Arce K. Dental Extraction in the Thrombocytopenic Patient Is Safe and Complications Are Easily Managed.J Oral Maxillofac Surg，2013，71：1647-1652

18. Eisenstein DH.Anticoagulation Management in the Ambulatory Surgical Setting.AORN Journal，2012，95（4）：510-521

19. RaiR，Mohan B，Babbar V，et al.Practices and Perceptions of

Doctors for Patients on Anti-platelets During Dental Surgery: A National Survey.J Maxillofac Oral Surg，2014，13（3）：249-252

20. Henderson JM，Bergman S，Salama A，et al.Management of the oral and maxillofacial surgery patient with thrombocytopenia.J Oral Maxillofac Surg，2001，59：421

21. Carter G，Goss AN，Lloyd J，et al.Current concepts of the management of dental extractions for patients taking warfarin. Australian Dental Journal，2003，48（2）：89-96

22. Madrid C，Sanz M. What influence do anticoagulants have on oral implant therapy? A systematic review. Clinical Oral Implants Research，2009，20：96-106

23. Kosyfaki P，Att W，Strub JR.The Dental Patient On Oral Anticoagulant Medication: a Literature Review.Journal Of Oral Rehabilitation，2011，38：615-633

24. Douketis J，Spyropoulos A. Perioperative management of antithrombotic therapy: antithrombotic therapy and prevention of thrombosis.9th ed.American College of Chest Physicians evidence-based clinical practice guidelines.Chest，2012，141（supple 2）：e326S-e350S

第六章
神经精神系统疾病

第一节 简 述

神经系统疾病是指发生于中枢神经系统、周围神经系统、自主神经系统的，以感觉、运动、意识、自主神经功能障碍为主要表现的疾病，又称神经病。主要包括癫痫与脑卒中。

精神系统疾病又称精神病，是指在各种生物学、心理学以及社会环境因素影响下，大脑功能失调，导致认知、情感、意志和行为等精神活动出现不同程度障碍的疾病。主要包括自闭症、强迫症、抑郁症以及精神分裂症等。

在进行口腔治疗之前应该详细询问病史，了解患者目前的疾病控制状态、药物治疗情况等，正确评估患者进行口腔治疗可能存在的风险，制订一套安全有效的治疗方案。如术前应当采取何种措施来预防疾病的发作，术中如果急性发作应当采取何种措施来控制疾病及保护患者等，这都是作为一名合格的口腔医师应该掌握的。本节将详细介绍癫痫、脑卒中及自闭症患者在口腔科治疗前的注意事项。

第二节 伴随常见神经系统疾病的口腔门诊治疗前评估

一、伴随癫痫的治疗前评估

(一)概述

癫痫（epilepsy）是指脑内大量神经元短暂、同步的突发性放电引起的脑功能失调，具有反复发作的特点。可由先天因素引起，也可以是后天（如脑创伤）获得的。

（二）术前评估与处理要点

术前应详细向患者及家属询问病史，了解癫痫的类型，发作的频率，严重程度以及可能的诱发因素，目前的治疗方法，正在服用的药物。临床上常用的抗癫痫类药物有：卡马西平（酰胺咪嗪、痛痉宁）、苯妥英钠、苯巴比妥、丙戊酸钠、加巴喷丁、拉莫三嗪等。除了加巴喷丁，其他抗癫痫药物都在肝脏代谢，通过肾脏排出。加巴喷丁则是以原型从肾脏排出，长期使用抗癫痫类药物可以改变其他药物及自身的代谢速率。

术前准备包括：检查肝肾功能，评估药物对脏器功能的影响；嘱托患者继续服用抗癫痫药物至手术当日；应尽量安慰患者，消除患者的紧张情绪，避免诱发癫痫。术中应备好控制癫痫发作的药物，同时，应尽量避免低血糖、低血钙，防止患者过度通气；必要时可以给予镇静类药物，如巴比妥类、苯二氮䓬类药物。大多数吸入性麻醉药物（包括笑气）有诱发癫痫的报道，故癫痫患者拔牙时尽量不要使用笑气来达到镇静的作用；甲硝唑及抗真菌类药物（氟康唑）、抗生素类药物（红霉素、克拉霉素）可能会影响一些抗癫痫类药物的代谢，故术后尽量避免这些药物的使用。

对于治疗过程中患者癫痫发作，应注意保持呼吸道通畅，维持呼吸、循环稳定，防止受伤，必要时使用苯二氮䓬类（如地西泮、咪达唑仑等）抗惊厥药终止发作。如患者在拔牙过程中或者拔牙后出现癫痫发作，口腔科医师处理的具体流程如下：

1. 患者口腔治疗时癫痫发作的紧急处理

（1）拿走患者周围的所有器械；

（2）将口腔科治疗椅放平、放低尽量接近地面；

（3）如果患者为站立时发作，应迅速扶住患者，顺着姿势

让其倒下,以防止突然倒地而摔伤头部及身体其他部位;

(4)将患者偏向一侧,将患者口内的义齿或口腔科材料取出,避免这些物品或自身分泌物的误吸;

(5)不要约束患者;

(6)医师的手指不要放在患者口内(可能会被咬伤),应在患者上下磨牙间放置一纱卷,避免患者将自己舌头咬破;

(7)记录癫痫发作的时间;

(8)给氧6~8L/min;

(9)如果患者癫痫发作超过1分钟或者反复发作,可以肌肉或静脉注射10mg地西泮,2mg劳拉西泮或者5mg咪达唑仑;

(10)同时应当检查患者的生命体征:呼吸、脉搏、血压等。

2.癫痫发作后的进一步处理

(1)当天不要再继续任何的口腔治疗;

(2)发作后期尽量跟患者交谈,评估患者的意识水平;

(3)不要尝试去约束患者,可能导致患者的反抗;

(4)如果患者意识尚未完全恢复,不能允许患者离开医院;

(5)如果患者是独自一人来就诊,应立即联系患者的家属;

(6)对患者做一个简单的口腔检查,判断有无受伤;

(7)根据患者发作后期的情况,判断患者能否跟监护人回家或者到相关医院做进一步的评估。

二、伴随脑卒中的治疗前评估

(一)概述

脑卒中(stroke)是一种突然起病的脑血液循环障碍性疾病,分为缺血性脑卒中(80%)和出血性脑卒中(20%)。危险因素有:高血压、高血脂、糖尿病、心脏病、短暂性脑缺血发作、吸烟、酗酒、血液流变学紊乱、肥胖以及年龄。

（二）临床特点

各种脑卒中首发的临床表现均以猝然昏扑、不省人事或突然发生口眼歪斜、半身不遂、智力障碍为主要特征。

（三）术前评估与准备

1. 针对曾经发生过脑卒中的患者，术前应详细询问病史，明确脑卒中的类型、发生时间、目前的恢复情况、最近一次的影像学检查情况以及正在服用的药物。当无法权衡医疗风险和收益时，应尊重专科医师意见。治疗室内应备有必要的仪器或设备，包括心电监测仪、急救箱、吸氧设备等。

2. 针对出血性脑卒中的患者，术前应监测血压，尽量将血压控制在正常范围内，避免拔牙术中因紧张或疼痛引起血压升高造成脑血管破裂，再次发生脑卒中意外。笑气的使用可以减少患者的压力，达到镇静的效果。

3. 对于缺血性脑卒中，应询问患者正在服用的药物类型，而这类疾病的患者多数会服用抗凝类药物。常用的药物有：阿司匹林肠溶片、氯吡格雷、脑活素片、弥可保等。服用这些药物在预防脑血栓的同时也会影响患者的凝血功能，可能出现拔牙后出血不止的情况，而贸然停药又会增加再次发生脑卒中的危险性。那么针对这样的拔牙患者，在停药与不停药之间应该如何选择呢？

（1）早期的学者在针对服用抗凝药物患者拔牙的问题上，为避免拔牙术后出血，他们倾向于在停用抗凝药物的基础上，再行拔牙手术。但也有学者认为，拔牙术后出血造成的危害远远小于因停药而发生一次栓塞的危害。Brennan 等报道发生栓塞的风险是出血的3～5倍，他们更倾向于在不停止使用抗凝药物的同时拔牙，主要采用局部止血的方法控制术后出血。大多数的出血可以通过局部压迫和缝合的方式得到有效的控制，对于出血明显的患者可以采用含凝血酶的碘仿纱条填塞并反包扎缝合。

（2）女性患者应避开月经期，局麻注射前应检查针头是否有倒钩，且注射过程中一定要回抽。如果已造成血肿，应及时局部止血冰敷，服用抗生素或维生素 K 等华法林拮抗剂，48 小时后再行热敷或者物理治疗。对于这类长期服用抗凝药物的患者来说，为了减少患牙在拔除过程中的出血风险，拔牙数量不要过多，最好是拔除相邻的牙齿，并应尽量缩短手术时间，减小手术创伤。对于复杂牙的拔除，事先应做好充分的准备，尽量使用微创拔牙器械，以减少创口和出血，还可采用电凝及吸收性明胶海绵止血。对于这类患者术后咬棉球的时间，避免咀嚼硬物及避免冷热刺激的时间应适当延长。

（3）另外，拔牙术后医师为患者开的药物如甲硝唑、红霉素、四环素，会与抗凝药物发生相互反应，抑制华法林的代谢并降低凝血素的活性从而延长 INR，因此术后尽量避免这类抗生素。

第三节　伴随常见精神系统疾病的口腔门诊治疗前评估

一、伴随自闭症的治疗前评估

（一）概述与临床特点

自闭症谱系障碍（autism spectrum disorder，ASD）的概念在最新版的《精神疾病诊断与统计手册》（DSM-5）中提出，它包含：自闭性障碍、阿斯伯格综合征、童年瓦解性障碍以及神经发育障碍。其病因不明，可由遗传因素引起，也与后天环境有关：如父母年龄、母亲在怀孕期间受到感染以及出生时体重过低等。这类患者通常缺乏眼神接触、呼唤其名字没有反应，语音技巧及社交能力有明显的退化。表现为：语言障碍、社会交往障碍、兴趣范围狭窄和刻板的行为模式与智力障碍。

（二）术前评估与准备

针对自闭症患者，术前应详细询问病史，了解患者的主要临床表现，有无智力障碍，评估患者能否通过术前语言行为诱导等方法力争配合拔牙手术。对于不能配合的患者，可以施行中、深度镇静下治疗，如患者仍然不能配合，则要考虑在门诊全麻条件下继续口腔治疗。

二、其他的精神系统疾病的治疗前评估

1. 口腔门诊治疗中合并抑郁症、强迫症、精神分裂症等精神系统疾病的情况并不罕见，一般在合并疾病的缓解期口腔治疗总体是安全的。

2. 有关这类患者行口腔常规治疗的文献较少，询问病史与良好沟通非常重要，取得患者及家属的信任，尽量消除患者的紧张情绪。

3. 对伴有行为异常的患者，术中可以考虑束缚患者，注意保护自身安全。如果患者在门诊不能配合治疗，则应考虑在全身麻醉条件下进行。

（张　超）

参 考 文 献

1. Bortoluzzi MC，Manfro R，Nardi A. Glucose levels and hemodynamic changes in patients submitted to routine dental treatment with and without local anesthesia. Clinics，2010，65：975-978

2. Marcelo JU，Brenda M，Rafael SL，et al.A Randomized Controlled Clinical Trial to Evaluate Blood Pressure Changes in Patients Undergoing Extraction under Local Anesthesia With Vasopressor Use. J Craniofacial Surgery，2014，25（3）：1108-1110

3. Cecilia E Aragon，Jorge G Burneo.Understanding the Patient with Epilepsy and Seizures in the Dental Practice.Clinical practice，2007，73（1）：71-76

第七章
免疫系统疾病

对免疫系统的效应可分为先天性免疫（中性粒细胞、巨噬细胞、单核细胞、NK 细胞、补体系统、急性期蛋白参与）和获得性免疫（经由 T 细胞、B 细胞、抗体介导）。免疫系统疾病主要包括超敏反应、自身免疫病、免疫缺陷病、排斥反应等，很多免疫系统疾病在口腔局部均有不同的表现方式。

一、艾滋病

（一）概述

艾滋病即获得性免疫缺陷综合征（acquired immune deficiency syndrome，AIDS），是由人类免疫缺陷病毒（human immunodeficiency virus，HIV）所引起的慢性传染病。HIV 主要攻击 T 淋巴细胞 CD4$^+$ 亚群，使机体细胞免疫功能受损，导致各种严重的机会性感染和肿瘤从而导致患者死亡。

（二）评估处理要点

1. HIV/AIDS 患者与普通患者不同，在对他们实施口腔科手术前，要对患者的营养状况、口腔感染情况及有无其他疾病、CD4$^+$ 及淋巴细胞计数进行综合评估。CD4$^+$ 细胞计数是评估其免疫功能的主要指标。另外，一个评估重点就是病毒的负荷，这与 AIDS 病毒的繁殖速度及机会致病的易感性有关。口腔医师在进行治疗前应该清楚 AIDS 患者传染性的强弱以及正在服用的治疗药物。

2. 原则上只要 AIDS 患者没有严重的免疫抑制、中性粒细胞减少及血小板减少,则可以接受所需的任何口腔治疗。

3. 诊疗时医师一定要注意自我防护,器械产生的气雾、飞沫和血液、唾液的污染都可能造成医患间、患者之间的交叉感染。

4. HIV/AIDS 感染者牙拔除术后报道的并发症包括干槽症、疼痛、出血、局部感染和愈合延迟等,以术后出血和感染多见,抗生素预防通常效果不佳。

5. 常规来说,AIDS 患者会接受药物治疗(齐多夫定、酮康唑、蛋白酶抑制剂等)来预防 PCP(肺孢子虫病)、念珠菌病、单纯疱疹病毒感染及巨细胞病毒感染等。因此,术前应当了解患者的用药情况,口腔治疗后需要服用的药物可能与患者之前使用的药物发生不良反应。如使用叠氮胸苷(齐多夫定)的患者应当避免使用乙酰氨基酚、阿司匹林、度冷丁(哌替啶)、丙氧芬等,使用酮康唑的患者应当避免使用抗酸剂、苯妥英、西咪替丁、利福平等,使用蛋白酶抑制剂的患者应当避免使用咪达唑仑及三唑仑。

二、过敏性休克

(一)概述

1. 过敏性休克是外界某些抗原性物质进入已致敏的机体后,通过免疫机制在短时间内发生的一种强烈的多脏器累及症候群。突然发生时,若不及时处理,可危及生命;有两大特点:一是有休克表现,血压骤降到 10.6/6.6kPa(80/50mmHg)以下,患者出现意识障碍,轻则朦胧,重则昏迷;二是在休克出现之前或同时,常有一些与过敏相关的症状(荨麻疹、局部肿胀、皮疹、胸部压迫感、呼吸急促、流鼻涕或者结膜炎)。

2. 在进行口腔治疗前应该详细询问患者是否有过敏史,如果患者在以往的口腔治疗中发生过对某种药物或材料过敏的情况,那么一定要重视,避免在治疗中再次接触过敏原。

或者在接受治疗前，预防性使用类固醇。

3. 口腔科治疗中报道的休克以局部麻醉药引发最多，应高度重视，一旦发生异常情况，第一时间生命体征的测定非常重要。

（二）治疗原则

1. 立即查找并停止接触怀疑过敏原；平卧、吸氧，保持呼吸道畅通。

2. 肾上腺素和糖皮质激素是首选药物，建立静脉通道，快速补液是关键。

（1）肌肉（如舌头、大腿、手臂等）或皮下注射 1∶1000 肾上腺素 0.3～0.5ml。

（2）需要时给予心肺复苏。

（3）每 5 分钟监测血压及心率，如仍无反应，则再次注射 1∶1000 的肾上腺素 0.5ml。

三、恶性肿瘤的处理原则

化疗通常作为肿瘤的主要或者辅助治疗方式，通过阻断核苷酸合成而抑制细胞的复制，但化疗对器官和组织缺乏特异性，例如化疗药物可以抑制骨髓使白细胞迅速降低，血小板随之减少。一般来说，化疗对口腔的影响包括：味觉改变，口干燥综合征，溃疡、黏膜炎以及免疫抑制造成的口腔感染。大部分副作用在停药后会慢慢消除，也有少部分副作用持续很长一段时间。

肿瘤化疗对组织愈合存在不良影响，伤口感染和拔牙后颌骨坏死是最常见的术后并发症，后者多见于下颌骨，这是下颌骨血供较差引起的。

目前，很少有关于化疗期口腔治疗的文献报道，如果肿瘤切除术后计划进行化疗，建议推迟有创性口腔治疗，如必须进行，建议向肿瘤科医师咨询患者的免疫状态、剂量、用药方法以及化疗起始日期等。一般情况下，术后化疗剂量越大，化疗手术时间间隔越短,手术伤口感染的概率越大,当白细胞计数高于 $5×10^9/L$ 和中性粒细胞高于 $1×10^9/L$ 时,感染概率将明显降低。

(陈思路)

第八章

心身疾病

第一节 简 述

心身疾病(psychosomatic diseases)或称心理生理疾患(psychophysiological diseases)，是介于躯体疾病与神经症之间的一类疾病，但不等同于身心疾病，其心理和社会因素是疾病发生的关键。心身疾病是指在心理和社会因素作用下，与精神和情绪变化有关的躯体生理变化，伴有器质性改变。心身疾病分布于各个系统，种类较多，多见于自主神经支配的系统与器官。随着社会的变革进步，各行业竞争日益激烈化，就业和工作压力逐步增加，心身疾病患者有逐年增多的趋势，在国外调查人群中占10%～60%，国内的门诊与住院调查中约占1/3。

目前，心身疾病的发病机制比较公认的有三种理论：①心理动力学理论：潜意识的心理冲突可使自主神经系统支配的系统和器官功能发生改变而致病。早期，Alexander提出个体特异的潜意识动力特征，决定了心理冲突引起特定的心身疾病。如哮喘的发作是患者为消除被紧张或不能发泄的情绪或避开危险物，以躯体症状哮喘来表达。只要查明致病的潜意识心理冲突即可弄清发病机制。②心理生物学理论：根据心理生物学研究，心理神经的中介途径、内分泌途径和免疫学途径是心理社会因素造成心身疾病的三项心理生理中介机制，即心理因素导致情绪改变，情绪又引起自主神经和内分泌功能改变，后两者的变化导致器官和组织功能改变，进而导致结构改变,最终心身疾病产生。③行为学习理论:环境刺激引发个体心理和生理反应,如情绪紧张、呼吸加快、血压升高等,由于个体素质上的差异或特殊环境因素的强化,使得这些心理和生理反应可被固定下来而演变成为症状和疾病。过度换气综合征、高血压等心身疾病症状的形成,都可以此做出解释。行为学习理论对于指导心身疾病的治疗工作已显得越来越有意义。

习惯上将心身疾病按照生物医学疾病分类诊断模式,纳入精神病的范畴中,而随着研究的不断深入,其诊断也在不断完善。

从《美国精神性疾病诊断治疗手册》(DSM)看,DSM-I(1952年)设"心身疾病";DSM-Ⅱ(1968年)更为"心理生理性自主神经与内脏反应"(psychophysiological autonomic nervous and visceral response),指由情绪因素引起的单一器官系统的躯体症状,按累及器官分类,如过度换气综合征为"心理生理性呼吸系统反应"。DSM-Ⅲ(1980年)和DSM-ⅢR(1987年)均采用同一名称"影响身体状况的心理因素"(psychophysiological factors affecting physical condition,PFAPC)。DSM-Ⅳ(1994年)为"影响医学情况的心理因素"(psychophysiological factors affecting medical condition,PFAMC),指对医学疾病起不良影响的心理或行为因素。同样,在1996年,国际疾病分类(ICD)-10也明确提出将心身疾病归入"神经症性、应激相关的躯体形式障碍"和"伴有生理紊乱及躯体因素的行为综合征"中。

心身研究的诊断标准(DCPR)是用于筛查、诊断心身疾病和心理生理障碍的简单、有效和可靠的定式访谈工具。该标准提出了12组心身综合征,包括健康焦虑、死亡恐惧症、疾病恐惧症、疾病否认、持续的躯体化症状、转换性障碍、继发于精神障碍的功能性躯体症状、周年反应、精神消沉、易激惹心境、A型行为和述情障碍。

诊断心身疾病时应明确以下几点：①根据临床症状、体征，特殊检查和化验室检查已明确有器质性病变；②疾病的发生有明确的心理社会因素，如情绪障碍、生活事件、A型行为、心理紧张等，且疾病的发生、发展与心理应激相平行；③排除神经症、精神病、心因性精神障碍；④用单纯的生物医学的治疗措施收效甚微。

心身疾病涉及多个系统和器官，常见的疾病有：①消化系统：消化性溃疡；②心血管系统：原发性高血压、冠心病；③呼吸系统：过度换气综合征、支气管哮喘；④内分泌系统：甲亢、甲低；⑤代谢系统：糖尿病；⑥皮肤：神经性皮炎。

一、治疗原则

1. 心、身同治原则，两者应有效结合，视个体差异而侧重有所不同。

（1）对于急性发病且躯体症状较严重的患者，应以对症治疗为主，辅以心理治疗。如对于过度换气综合征患者，在发病初期应及时给予对症处理，以防止症状进一步加剧，出现晕厥、抽搐等。

（2）对于心理症状明显而躯体症状较轻，或躯体症状明显但呈慢性病变过程的心身疾病，如更年期综合征等，则可在实施常规对症治疗同时，着重加强心理治疗。

心身疾病的心理干预手段，应视患者的层次、使用的方法及预期达到目的的差异性而决定。

2. 心理干预对心身疾病患者实施的心理治疗　主要围绕以下三个目标：

（1）通过心理诊断测验与量表评定、谈话，详细调查了解与疾病、病情有关的心理因素。

（2）有针对性地进行心理治疗与心理护理，矫正不良行为习惯，消除心理学病因，如冠心病患者，在病情稳定后应对A型行为和其他冠心病危险因素进行综合矫正，改变患者认知模式,改善生活环境以减少心理刺激,从根本上消除心理因素。

(3)教会和训练患者自我放松、自我心理调节,消除生物学症状。主要是通过心理学治疗方法直接改变患者的生物学过程,提高身体素质,促进疾病的康复。例如采用长期松弛训练或生物反馈疗法治疗高血压患者,能改善循环系统功能,降低血压。

3．在接诊心身疾病患者时应特别注意的内容 有以下方面:

(1)做好患者的情绪疏导:医护人员要秉承真诚原则,以热情的态度对待就诊患者,充分了解患者的心理需求,在交谈过程中要恰当地使用文明用语。特别是门诊的治疗耗时短,良好的沟通是治疗成功的重要因素,医护人员要主动与患者及其家属交谈,耐心解释病情和治疗方案,缓解患者的焦虑、紧张情绪,充分取得患者的信任和配合。

(2)尽量缓解患者与口腔治疗相关的压力(表 8-1-1),降低医疗风险程度。口腔科恐惧症患者在口腔治疗的前 1～2 天就可能开始担心治疗的相关问题,自身可能承受相当大的压力,如身体上的疼痛、心理上的焦虑或恐惧。医务人员可在口腔就诊前就开始预防和减少压力,并贯穿整个治疗过程中,如有需要,还可维持至治疗后的某个时期。

表 8-1-1　缓压措施

正常、健康、焦虑患者(ASA 1)	具有医疗风险的患者(ASA 2～ASA 4)
确定患者的焦虑严重程度	评估患者全身情况,确定系统分级
按需要,在治疗前适当用药	按需要,在治疗前完成相关会诊及用药
患者就诊尽量安排靠前,缩短候诊时间	患者就诊尽量安排靠前,缩短候诊时间 监测并记录术前、术后生命体征

续表

治疗过程中充分镇痛,适当镇静	治疗过程中充分镇痛,适当镇静
适当控制治疗时间	控制治疗时间,不超过患者承受极限
术后镇痛及控制焦虑	术后镇痛及控制焦虑

（3）医护人员自身的要求：安静的环境、整洁的着装、温和的语言、熟练的技术以及强烈的责任感是增强患者安全感和信任度必不可少的因素。国内的现状是门诊人流量大，患者多，环境嘈杂，医护人员在治疗过程中应特别注意操作动作轻巧、柔和，尽可能地创造舒适、安静的环境，以减少外界刺激；运用适当的肢体语言及恰当的问询转移患者的注意力，舒缓患者的情绪，减轻患者的痛苦。

（4）对于过度紧张或者临床评估各系统病情较严重的门诊患者，可酌情实施监护下麻醉（monitored anesthesia care, MAC）的牙槽外科治疗。

第二节　伴随常见心身疾病的口腔门诊治疗前评估

一、过度换气综合征

（一）概述

过度换气综合征（hyperventilation syndrome）是口腔诊室常见的病症之一，儿童和年轻女性多见。患者多在情绪激动、恐惧及紧张、焦虑等明显的心因性诱因下，出现深而快的呼吸，肺泡内空气交换增加致 CO_2 排出增多，机体出现呼吸性碱中毒的症状。过度换气的处理见图8-2-1。

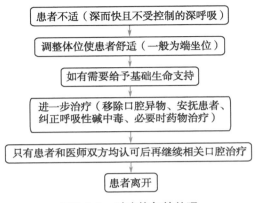

图 8-2-1　过度换气的处理

（二）临床特点

临床表现为呼吸困难、胸痛、胸闷、头晕、心悸、气促，可有大汗、恶心呕吐、面色苍白、乏力、意识障碍，严重者伴有颜面部及四肢末端麻木、手足抽搐、肌肉痉挛甚至强直等一系列症状，查体却无阳性体征。心电图多示窦性心动过速，少数患者有心肌缺血的表现，出现 Ⅱ、Ⅲ、AVF 导联 ST-T 改变。血气分析可见 pH 升高，PO_2 正常或升高，PCO_2 明显降低。

（三）术前评估及准备

口腔门诊治疗过程中，那些看似无所谓，而实际上是掩饰其恐惧不安情绪的患者最易发生该病症。恐惧的患者会诉口腔科治疗椅不适感及过度关注周围情况，医务人员应注意观察患者的表情、面色，询问患者有无不适，适当缓解患者的焦虑。减压措施应保持在整个治疗过程的始终。如患者出现上述临床表现，应立即停止治疗，监测生命体征，询问既往史，并对症治疗。

过度换气综合征的治疗关键是控制呼吸，可通过平静呼吸减少 CO_2 呼出，或通过辅助设备增加吸入气体的 CO_2 浓度。具体方法有：

1．取舒适的卧位，进行缓慢的腹式呼吸或有意识的减慢呼吸频率和屏气，以减少 CO_2 的呼出纠正过度换气。

2．利用不接气囊的面罩扣住患者的口鼻，或双手呈杯状捂住口鼻（图 8-2-2），或用纸围成漏斗形倒扣于患者口鼻，增加呼吸无效腔，让呼出的 CO_2 再次回吸入体内从而缓解症状。面罩吸氧能更迅速的纠正呼吸性碱中毒的症状，消除患者紧张情绪。国内学者曾有过类似的研究，临床上可选取部分患者，随机分为两组，对照组鼻导管给氧，实验组面罩给氧，比较治疗前和治疗后症状、生命体征、二氧化碳分压等的变化，以观察面罩吸氧治疗过度换气综合征的效果。

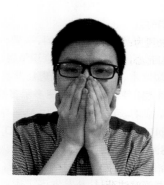

图 8-2-2　双手呈杯状捂住口鼻，提高 PaCO₂

3．症状严重的患者可辅以药物治疗　①镇静剂：苯二氮䓬类药物（常用的药物有咪达唑仑、地西泮等）或异丙嗪肌注，具有镇静、抗焦虑、抗惊厥的作用，去除过度换气的诱因；②电解质：少数患者发病时可出现血钾、血钙的轻度降低。静脉推注葡萄糖酸钙，可降低神经肌肉兴奋性，缓解手足抽搐；钾离子的补充，可以改善心肌缺血的症状，两者都对紧张情绪的消除有积极作用。

过度换气综合征的发生与心因性诱因密不可分，在实施治疗时应注意心身同治原则，采用心理疏导暗示疗法，密切观察生命体征，尽可能地完善各项实验室检查，包括血常规、肝肾功能及电解质、血糖等，同时尽快建立静脉通道，低流量吸氧。通过医护人员的各项积极举措，取得患者及家属的信任，转移患者注意力，稳定患者情绪，以达到更理想的疗效。

（四）鉴别诊断

过度换气综合征的表现多样化，在门诊治疗时，由于各项实验室检查不够完善，易与低血糖反应、局麻药过敏、癫痫等病症相混淆，应高度警惕，以免延误病情，给患者带来不必要的伤害。几种常见病症的鉴别见表 8-2-1。

1. 低血糖反应　在牙槽外科治疗中，患者常出现低血糖反应。此时患者血糖多低于 2.8mmol/L，且易出现于血糖迅速下降时。具体表现为：面色苍白、冒冷汗、心悸、颤抖、四肢厥冷等，可诉头晕、恶心，情况严重者可出现昏迷和癫痫。口服糖水可缓解。

2. 局麻药中毒　局麻药误入血管、局麻药剂量过大或患者营养状况差、肝肾功能不全，均可引起全身或局部毒性反应。牙槽外科治疗中常见的是全身毒性反应，主要累及中枢神经系统（CNS）和心血管系统。①CNS 表现为头晕、眩晕、烦躁不安、寒战、肌肉抽搐，甚至发生强直阵挛性惊厥，如药量过大或误入血管时注药过快，可迅速出现 CNS 兴奋，继而抑制，神情淡漠、嗜睡、抽搐停止，呼吸抑制甚至停止；②心血管的表现为心肌抑制，血压降低，心率减慢甚至停止。还可表现为面色苍白、恶心呕吐、大汗淋漓等。少数患者可出现皮疹、喉头水肿等过敏反应。因此，注射局麻药前应回吸防止注入血管，同时根据患者体重、全身情况及治疗需要给予适宜的药量。一旦出现局麻药中毒应立即停止注射，吸氧，对症处理。出现惊厥时，可给予 20% 的脂肪乳剂或咪达唑仑。

表 8-2-1　几种常见病症的鉴别

	过度换气	低血糖反应	局麻药中毒	过敏性休克	晕针
发生原因	呼吸性碱中毒	血糖低	局麻药相关	抗原抗体反应	脑缺血
脉搏	速、细	速、细	慢、细	快、弱	慢、有力
呼吸	慢、深、	慢、浅	慢、浅	吸气性呼吸困难	正常或深呼吸
血压	正常	正常	降低	降低	正常或略低
荨麻疹	无	无	可有	有	无
血管性水肿	无	无	可有	有	无
支气管痉挛	无	无	无	可有	无
处理	安慰、对症	口服糖水	停药、对症	肾上腺素为首选	保温、吸氧
预后	良好	良好	大多良好	救治不及有危险	良好

二、更年期综合征

准确地讲，更年期综合征应该属于心身疾病一类，临床常见。

（一）概述

更年期是中年到老年的转折点，更年期综合征是生殖系统功能衰退、消失而出现的一系列内分泌失调和自主神经功能紊乱的综合征。一般 80% 左右的男女均会出现，时限可达 20 年之久，女性多在 45～65 岁，男性多在 50～70 岁。目前，中国已有 1/5 的妇女进入更年期，更年期妇女健康除影响自身以外，还牵涉家庭及整个社会。女性的更年期主要表现为月经改变，而绝经提示卵巢功能的衰退，生殖能力的终止。而卵巢功能的衰退是渐进的过程，1994 年 WHO 废除"更年期"这一定义模糊的说法，提出了"围绝经期"的术语。

（二）临床特点

围绝经期（perimenopausal period）包括从接近绝经出现与绝经有关的内分泌、生物学和临床特征起至最后一次月经后 1 年。围绝经期早期卵巢功能衰退，卵泡对促卵泡激素（follicle-stimulating hormone，FSH）敏感性下降，对促性腺激素刺激的抵抗性逐渐增加，而后出现下丘脑和垂体功能退化，雌激素、孕酮、雄激素及催乳素均不同程度减少。临床表现为：月经紊乱，半数以上妇女出现 2～8 年无排卵性月经，表现为月经周期不规则、持续时间长及月经量增加。雌激素下降相关症状有以下方面：

1. 血管舒缩症状　主要表现为潮热，其特点为反复出现短暂的面部和颈部皮肤阵阵发红，伴之轰热，继之出汗，持续时间不超过 1～3 分钟，夜间或应激状态易促发。轻度高血压也较常见，主要为收缩压升高而舒张压不高，发作时可有头昏、头痛等。少数患者自诉有心前区痉挛感，胸闷，心动过速或过缓等，却无器质性改变。

2. 精神神经症状　主要包括情绪、记忆及认知功能症状。围绝经期妇女往往出现激动易怒、焦虑不安或情绪低落、抑郁寡欢、不能自我控制等情绪。记忆力减退及注意力不集中也较常见。雌激素缺乏对发生阿尔茨海默病（Alzheimer's disease，AD）可能有潜在危险，表现为老年痴呆、记忆丧失、失语失认、定向计算判断障碍及性格行为情绪改变。

3. 泌尿生殖道症状　表现为反复发生的阴道炎、尿道炎、张力性尿失禁等。

4. 心血管疾病　雌激素对女性的心血管系统有保护作

用,绝经后动脉粥样硬化、心肌缺血、心肌梗死和高血压易于发生,冠心病发生率及心肌梗死的死亡率也随年龄而增加。

5. 骨矿含量改变及骨质疏松　易出现骨折、骨骼压缩、身材变矮等。

男性更年期综合征是雄激素(睾酮)减少而引起的一系列躯体及精神心理症状,也可称为中老年男子雄激素部分缺乏综合征(partial androgen deficiency in aging male,PADAM)。具体表现为精力不足、易疲劳、急躁易怒、烦热出汗、头晕目眩、耳鸣耳聋及性功能减退等症状。

(三)术前评估及准备

处于更年期的患者就诊时如出现情绪激动、易怒,除表述口腔局部相关的病史外,还出现心悸、头晕、面部潮红、出汗等症状,应考虑该病。更年期症状严重而牙槽疾病较轻者,可建议先进行雌激素的相关治疗,待症状缓解后再进行口腔专科治疗。局部疾病较重不能延期者或为避免因疼痛引起的急躁、焦虑情绪以及应激刺激加重更年期综合征症状,可建议患者在镇静及监护下完成口腔科的治疗。在临床诊疗过程中,医护人员应耐心细致地了解患者的病情,给出恰当的诊疗意见,在精神心理及血管舒缩症状出现时,更应及时作出判断并给予相应的治疗。

理想镇静药物的特点:起效快,清除快,对呼吸循环抑制小,代谢不依赖肝肾,同时具有抗焦虑与遗忘作用,且价格低廉。目前比较推荐使用的镇静药物为咪达唑仑。几种常见镇静药物的比较如表 8-2-2。

(四)处理原则

更年期综合征的患者在使用镇静药物下接受口腔治疗时,应密切观察患者的情况,严密监测生命体征,保持呼吸道通畅。当呼吸道阻塞时,应暂停治疗,及时予以解除症状,并随时做好基础生命支持(P:体位,A:维持气道,B:呼吸,C:维持循环)的准备。

表 8-2-2　几种常见镇静药物的比较

	地西泮	咪达唑仑	丙泊酚	右美托咪定
特点	镇静，抗焦虑，半衰期长	镇静，抗焦虑，顺行性遗忘	镇静起效快，苏醒快	镇静，镇痛
起效时间	2～5分钟	2～5分钟	30～40秒	较慢，个体差异大
副作用	易蓄积，静脉炎	无	注射痛，高脂血症，PRIS	口干，窦性停搏
呼吸循环影响	呼吸抑制作用强	呼吸循环影响小	易致低血压，循环影响大，停药后呼吸抑制可很快恢复	降低心率，低血压，无呼吸抑制
代谢	肝代谢，肠肝循环	肝肾代谢	肝代谢	肝肾代谢
价格	低廉	低廉	较贵	昂贵
负荷剂量	0.02～0.1mg/kg	0.03～0.3mg/kg	1～3mg/kg	配成4μg/ml浓度以1μg/kg剂量缓慢静注，输注时间超过10分钟
适宜人群	单次镇静	所有人群短期、中长期镇静	短期镇静不用于16岁以下	ICU患者镇静，FDA暂未批准用于儿童

三、自主神经功能失调

(一)概述

自主神经系统(autonomic nerves system，ANS)又称植物性神经系统或内脏神经系统，分为交感神经和副交感神经、肠道神经系统，主要功能是调节平滑肌、心肌和腺体(消化腺、汗腺、部分内分泌腺）的活动,维持心血管和胃肠道功能及体温的恒定。故机体出现自主神经功能失调时,全身各系统症状均有表现。国外有报道,30%的人曾患此类疾病。压力过大、过度劳累、生活不规律等所致的神经中枢调节功能下降是导致自主神经功能失调的原因之一。同时,自身的性格缺陷和承受适应能力不足也是该疾病的重要因素。自主神经的主要功能如表8-2-3所示。

表8-2-3　自主神经的主要功能

器官	交感神经	副交感神经
循环系统	心跳加快加强,腹腔内脏血管、皮肤血管以及分布于唾液腺与外生殖器的血管均收缩,脾包囊收缩,肌肉血管可收缩(肾上腺素能)或舒张(胆碱能)	心跳减慢,心房收缩减弱部分血管(如软脑膜动脉与分布于外生殖器的血管等)舒张
呼吸系统	支气管平滑肌舒张	支气管平滑肌收缩,促进黏液分泌
消化系统	分泌黏稠唾液,抑制胃肠运动,促进括约肌收缩,抑制胆囊活动	分泌稀薄唾液,促进胃液、胰液分泌,促进胃肠运动和使括约肌舒张,胆囊收缩
泌尿生殖系统	促进肾小管的重吸收,使逼尿肌舒张和括约肌收缩,使有孕子宫舒张	使逼尿肌收缩和括约肌舒张
眼	使虹膜辐射状肌收缩,瞳孔扩大,使睫状体辐射状肌收缩,睫状体环增大,使上眼睑平滑肌收缩	使虹膜环形肌收缩,瞳孔缩小,使睫状体环形肌收缩,睫状体环缩小,促进泪腺分泌
皮肤	竖毛肌收缩,汗腺分泌	
代谢	促进糖原分解,促进肾上腺髓质分泌	促进胰岛素分泌

（二）临床特点

在常规口腔门诊治疗过程中，特定的环境与较长治疗时间可使机体自主神经系统产生极大的应激反应，较常见的表现为：

1. **胃肠道症状** 表现为恶心呕吐、吞咽困难。主要是患者在高度紧张状态下，副交感神经兴奋性升高，唾液及胃肠蠕动增加，括约肌松弛。

2. **心血管症状** 表现为心悸、呼吸困难、心前区痛及头昏、头痛等。主要是交感神经的张力增高而引起的血压升高、心率增快及支气管扩张的一系列表现。老年人的自主神经系统紊乱还可出现直立性低血压（约20%），表现为眼前发黑、眩晕、虚脱，甚至晕厥等。主要原因可能是压力感受器反应性降低，不能有效触发交感神经兴奋，使下肢血管收缩，导致回心血量、心排出量减少，心率减慢，血压下降。

（三）处理原则

对于在门诊治疗过程中出现自主神经功能失调的患者，医护人员主要是对其进行情绪疏导，心理安慰及一些对症的处理，如吸氧、生命体征的监测等。如症状不能缓解的患者，可在镇静及监护下完成治疗。

参 考 文 献

1. American Psychiatric Association. Diagnostic and Statistical Manual of Mental Disorders. 4th ed（DSM-Ⅳ）. APA. Washington D.C.: American Psychiatric Publishing，1994

2. Porcelli P，Sonino N. Psychological Factors Affecting Medical Conditions：A New Classification for DSM-Ⅴ. Basel：Karger AG，2007，1-15

3. 吴爱勤. 心身疾病新的评估策略：心身医学研究诊断标准. Medicine and Philosophy，2012，33（445）：8-10，13

4. 崔英，钟海靓. 心外科 ICU 患者的心理分析及护理对策. 中国实用医药，2013，8（12）：187-188

5. 宋祥芳. 几种情况下患者的心理护理. 基层医学论坛，2009，13（3）：44-46

6. Keith A，Candiotti K A，Bergese S D，et al.Monitored Anesthesia Care with Dexmedetomidine：A Prospective，Randomized，Double-Blind，Multicenter Trial. Anesth Analg，2010，110：47-56

7. KAREL P，VAN DE WOESTIJNE. How does negative affectivity contribute to medically unexplained dyspnea.Chin Med J（Engl），2004，117（1）：3

8. 廖桂生，巫金雄，卢换香. 过度换气综合征的临床分析. 亚太传统医药，2012，8（3）：144-145

9. 宋良荣. 过度换气综合征的急诊护理. Anhui Medical and Pharmaceutical Journal，2012，16（5）：702-703

10. 胡鸿宇，邢利峰，张禹. 面罩吸氧治疗过度换气综合征的疗效观察. Chinese General Practice，2012，15（10B）：3413-3415

11. 孟春晖，虞仁其，张惠芳，等. 急诊过度换气综合征 32 例临床分析. 实用心脑肺血管病杂志，2011，19（1）：112

12. 袁申元，杨光燃. 低血糖症. Foreign Medical Sciences Section of Endocrine，2005，25（1）：70-72

13. Litz RJ，Roessel T，Heller AR，et al. Reversal of nervous and cardiac toxicity after local anesthetic intoxication by lipid emulsion injection. Anesth Analg，2008，106（5）：1575-1577

14. 于晓波. 更年期妇女生殖、心理健康调查及护理. 临床护理，2006，18（8）：10

15. 徐莲薇，张淑君，孙卓君. 围绝经期综合征病因，病机特点的思考. 中医杂志，2008，49（11）：1031-1033

16. 黄顺杰. 围绝经期综合征的影响因素及中医证候临床研究.

广州：广州中医药大学，2010

17. 汤月芬，施慎逊. 雌激素与女性抑郁. 国际精神病学杂志，
2008，35（2）：79-82

18. 李宏军，李汉忠，郭应禄. 对男性更年期综合征的再认识. 中
华医学杂志，2005，85（26）：1801-1802

第九章
特殊人群口腔门诊治疗的特点

第一节 简　　述

　　本章所介绍的特殊人群定义为儿童、老年人、妊娠期妇女及智力或躯体障碍的人群，由于上述人群在人体的解剖、生理和各系统、器官方面与正常成年人存在差异，对包括镇静药物在内的许多药物的吸收、代谢等方面均有不同，对药物的反应也存在较大的个体化差异；妊娠期治疗对胎儿也存在潜在的影响；智力障碍、脑瘫等患者根本无法配合常规口腔治疗，所以无论是常规口腔治疗还是镇静下治疗均面临潜在的医疗风险，如何在保证医疗安全的前提下进行治疗前评估和选择合理的方案是本章讨论的内容。

第二节　常见特殊人群的治疗特点及风险评估

一、小儿患者的口腔门诊治疗

　　小儿在解剖、生理、药理方面与成人存在较大差异，在临床治疗中应充分掌握小儿各方面特点，以增加手术的安全性。

（一）生理特点

　　1. 呼吸系统　小儿头大，舌大，扁桃体大，会厌短而肥，喉头较前，靠近头侧。鼻腔、咽喉、气道较狭窄，气管较柔软，在气道阻力增加的情况下易塌陷。膈肌位置高，呼吸肌较薄弱，纵隔在胸腔所占比例较大且唾液及分泌物较多，容易造成气道阻塞，通气不足。同时，小儿肺泡表面积为成人的1/3，而组织耗氧量为成人的 2 倍，呼吸功能储备有限，潮气量较成人小，任何器械所致的机械无效腔增加均对小儿呼吸有较大影响。肺功能值见表 9-2-1。

表 9-2-1　肺功能值

参数	新生儿(3kg)	成人(70kg)
耗氧量[ml/(kg·min)]	6.4	3.5
肺泡通气[ml/(kg·min)]	130	60
二氧化碳生产量[ml/(kg·min)]	6	3
潮气量(ml/kg)	6	6
呼吸频率(次/分)	35	15
肺活量(ml/kg)	35	70
功能残气量(ml/kg)	30	35
PaO_2(room air, mmHg)	65～85	85～95
$PaCO_2$(room air, mmHg)	30～36	36～44

2. 循环系统　由于小儿基础代谢率高，心排出量大，心率较成人快，约为 120 次/分。婴儿心率高达 200 次/分也不会导致心排出量下降。小儿心肌发育不完善，具有收缩功能的心肌较少，心室顺应性较差，对容量负荷敏感，尤其是对后负荷增加的耐受性差。

3. 其他系统　小儿肾灌注低，肾小球、肾小管发育不完善，通过肾滤过的药物排泄时间延长。肝功能不成熟，与药物代谢有关的酶系统发育不全，致肝脏的药物代谢能力减弱。胃肠道发育不全，呕吐、误吸的发生率较高。

4. 先天性畸形居多　有资料表明，我国新生儿先天性畸形的发生率较以前明显上升,在 20 世纪 80 年代末统计的 1 243 284 例新生儿中,唇腭裂的发生率约为 1.82%,居于第 4 位。先天性心脏病的发生率高达 3%～7%,并以单纯的房间隔和室间隔缺损为常见。

5. **小儿特殊心理**　镇静前焦虑在小儿及其父母中常见。对口腔治疗表现出的负面情绪及躲避行为,称为口腔科恐惧症(dental fear, DF)。儿童的发病率可达 70% 以上,表现为在治疗前和治疗过程中的哭闹、挣扎、拒绝或反抗治疗。在治疗中,患儿对疼痛的敏感性增高,耐受性降低。年龄与镇静前焦虑如表 9-2-2。

表 9-2-2　年龄与镇静前焦虑

年龄	镇静前焦虑
<30 天	父母极端焦虑
1～12 个月	分离焦虑始于 8～10 个月
1～3 岁	失去控制
4～12 岁	学龄前儿童:有自己具体的想法 学龄儿童:渴望达到父母的期望
13～19 岁	恐惧死亡、隐藏情绪

(二)评估处理要点

1. **影响儿童治疗反应的因素**　主要包括父母的态度、其他同龄儿童的治疗经历、口腔科医师及诊所环境及既往医疗保健的经历的综合。应尽量为小儿患者提供一个正面的、鼓励性的、友好的治疗外部条件。

2. **儿童的行为评价**　口腔科医师必须能够评估儿童配合治疗计划的能力,最常用的是 Frankl 治疗依从性评价量表(见附录八)和 Wright 分类:Frankl 分类中把儿童分为完全正面行为、正面行为、负面行为和完全负面行为;Wright 分类则分为合作型儿童、缺乏合作能力儿童、潜在不合作行为儿童三组，每组又分为不同亚类。

3．判断是否需要镇静　取决于以下因素：口腔科治疗的需要；患儿合作程度；父母合作与参与情况；经济状况；术前身体状况评估；医疗机构能力多方面。

4．健康评估　对儿童的健康评估将是多方面的，包括以下方面：

（1）病史：包括既往史，手术麻醉史，家族史及药物过敏史；了解既往有无抽搐、癫痫、风湿热、先天性心脏病、哮喘、发热，呼吸系统、泌尿系统及血液系统疾病或症状。

（2）根据手术范围、时间及出血量，选择合理镇静和（或）镇痛方法。

（3）体格检查：以心血管系统和呼吸系统为重点。

（4）实验室辅助检查。

（5）根据上述资料，结合医师以往经验得出对就诊儿童的基本镇静治疗方案（图 9-2-1～图 9-2-5），具体见第十三章。

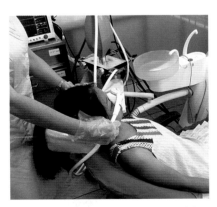

图 9-2-1　口腔治疗前笑气吸入镇静

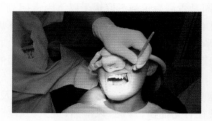

图 9-2-2　笑氧吸入下的口腔外科治疗

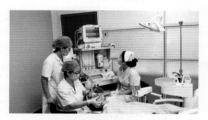

图 9-2-3　全身麻醉诱导期

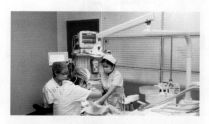

图 9-2-4　全身麻醉下口腔治疗

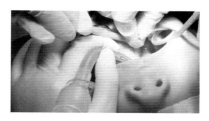

图 9-2-5　全身麻醉下口腔治疗局部放大图

（6）小儿呼吸道阻塞或呼吸抑制的风险：在口腔治疗特别是在进行下颌牙的治疗时，任何操作都可能会造成下颌骨不同程度的受压或者口内治疗医源性异物脱落，进而造成呼吸道阻塞或呼吸骤停。对存在该类可能的儿童，建议在有可靠的气道保护方案下进行（图 9-2-6）。需要全身麻醉的小儿应术前禁食，详见表 9-2-3。

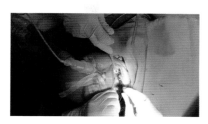

图 9-2-6　全身麻醉气管插管下口腔治疗

表 9-2-3　小儿禁食指导

年龄（个月）	禁食时间（h）	
	固体	流质（水、饮料等）
<6	4	2
6～36	6	3
>36	8	3

二、老年患者的口腔门诊治疗

随着人民生活水平的改善和医疗卫生事业的进步,各国人口均出现老年化趋势。目前,用以划定老年的标准是人为的从管理和流行病学角度来衡量的。在我国,59岁以上为老年,国际上多以65岁为老年。衰老是全身各个系统器官储备功能的进行性丧失,但大多数老年人生理代偿功能是正常的,只有在生理应激状态下,如患病、围术期,才能表现出生理储备功能受限。在临床工作中,对于老年患者,其临床评估除了口内情况的评估,还应考虑患者的全身病史、用药情况、认知功能、生活自理能力、增龄性变化等。老年患者常见的疾病是龋病、牙列缺失及牙周病等。老年患者临床评估应考虑的因素如图9-2-7。

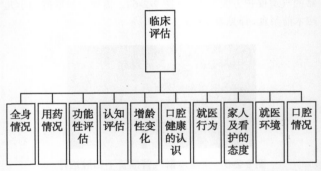

图9-2-7 老年患者临床评估应考虑的因素

(一)病情特点

1. 神经系统呈退行性改变 随着年龄的不断增大,神经元进行性减少,脑组织出现一定程度的萎缩,各种受体和神经递质的数量和功能发生改变。具体表现为老年人的记忆力减退,视、听、说、写以及认知能力减弱,理解力逐渐下降,反应时间延长等。常见的疾病为阿尔茨海默病(Alzheimer's

disease，AD），俗称老年痴呆症，或者更常见的轻度认知损害，介于正常老化和痴呆之间。国外的研究资料表明，65 岁以上老年痴呆的发生率为 2.5%，75 岁以上则为 14%。据文献报道，目前全国老年痴呆患者约有 600 万，并随着人口老龄化而逐年增加，估计 2025 年将有 2500 万人患有老年痴呆。轻度认知损害主要特点是客观存在的认知损害，但还未严重到需要他人协助才能完成日常活动，65 岁以上人群的发病率为 10%～20%，表现为记忆、执行功能、注意、语言或视觉空间能力等下降。同样，自主神经系统也会出现相应的衰老现象。老年人自主神经反射的强度、速度均减慢，自我的调控能力也减弱，故应激状态时血流动力学的稳定不容易维持。

2. 常合并不同程度的多系统疾病，病情复杂多变，老年人生理差异和镇静考虑见表 9-2-4。

（1）心血管系统：约有 50%～65% 老年人患有心血管疾病，而高血压、冠心病是最常见的疾病。随着年龄的增长，老年人血管壁、心室壁增厚，血管硬度增加，心肌弹性减弱，平均动脉压、脉压增大；超声多普勒常显示有主动脉瓣钙化，二尖瓣轻度反流及左室顺应性降低，绝大多数 EF（心脏射血分数）在 60%～65%。而冠脉病变亦随之增加。有研究表明，在 55～64 岁的老年患者中，冠脉至少有一支存在梗阻，且梗阻程度≥50%。心律失常的发生率也随着年龄而增加，以室上性和室性期前收缩多见。由于心血管疾病可导致脑供血不足或脑压增高，而出现一系列脑功能失调的症状或突然昏倒。

（2）呼吸系统：常见疾病为慢性阻塞性肺疾病（COPD）和支气管哮喘。在就诊时，常有咳嗽、咳痰、气喘和气促的表现。同时，老年人呼吸功能日益减退，特别是呼吸储备和机体交换功能下降，有资料显示，肺残气量以每 10 年 5%～10% 的幅度增加，而第 1 秒用力呼气量（FEV_1）则以每 10 年 6%～8% 的幅度减少。因此，在应激时老年人发生低氧血症、高二氧化碳血症和酸中毒的概率也相应增加。

表 9-2-4　老年人生理差异和镇静考虑

	生理差异	镇静考虑
心血管系统	动脉和静脉弹性减少 心室肥大、心排出量减少 减少动脉氧合 恶化的传导系统	增加耗氧量 身体无法适应血流动力学的变化 心律失常的可能性更高 心肺反应慢、高碳酸血症和缺氧
身体构成	脂肪比例增高 细胞内液减少	扩大药物的分布容积 水溶性药物的深度镇静风险更高 脂溶性药物的代谢延长
肺	减少呼吸驱动 肺活量减少 减弱对血氧不足或高碳酸血症的应答 胸壁弹性丧失造成呼吸做功增加	呼吸抑制概率增大 短暂的呼吸暂停发生率增高
神经	神经元密度减少 神经递质水平降低	中枢性镇静剂更敏感 谵妄发生率更高
肾	减少肾血流 肾小球滤过率降低	肾功能不全风险更高 镇静剂作用时间延长
肝	肝血流减少 肝酶活性降低	脂溶性药物作用时间延长 药物的代谢改变
气道	呕吐反射减弱 慢性的上皮细胞炎症 牙列缺失及使用义齿、颈部的炎症	吸引风险增加 面罩给氧困难 头后仰、托下颌开放气道困难

　　（3）内分泌系统：常见疾病为糖尿病。老年人的糖耐量降低，可能是由胰岛素抵抗或胰岛素功能不全引起。随着年龄增加，老年人肌肉等无脂肪组织减少导致可储存碳水化合物的场所减少，也与糖尿病的发生有一定的关系。糖尿病患者血糖控制不理想时，可引起多器官功能出现异常，常见的

有糖尿病肾病、糖尿病心肌病、糖尿病视网膜病变等，也可致免疫力降低，从而增加术后感染的概率。

（4）其他疾病：痛风、帕金森、老年性关节炎可使患者下肢肌张力降低，活动受限。而导致视物模糊的相关疾病如老花眼、白内障、青光眼等可使患者行走不便，及面对突发状况时的应急能力减弱。

3. 存在一定程度的心理异常和情感障碍　老年人由于经济问题、家庭问题、社会交往、孤寂以及对牙槽外科治疗的不了解等因素，可能导致焦虑、抑郁及恐惧情绪。国内有报道称，老年患者抑郁的发生率最高为 56.2%。在门诊就诊时，有的患者表现的焦躁、多疑，同一问题反复询问，遇事反应激烈，固执己见，不能接受医务人员的诊疗意见。有的患者则表情淡漠、反应迟钝，医务人员需询问多次才能获得病史详情，有时患者甚至带着悲观的情绪而就诊。

4. 药物的耐受性和需要量降低　随着年龄的增大，脂肪组织增加，肌肉组织减少，体液总量减少，使药物在体内的表观分布容积增加。而在老年人，药物的物理特性、受体数量及其敏感性都发生了相应的变化，从而改变了药效动力学，延长了药物的作用时间。药物进入机体后，主要通过肝肾代谢。老年人肝组织减少，肝血流减少，白蛋白减少，肌酐清除率降低，使经肝肾代谢的药物的清除率降低，而血浆中游离的药物浓度增加，这些改变均影响老年人的药代动力学。老年人对药物敏感性增强，对药物的反应比年轻人更强。资料表明：成年人药物不良反应发生率为 3%～12%，而 60～79 岁组为 15.4%～21.3%，≥80 岁组达 25.0%。

5. 口腔情况对全身情况的影响　老年患者由于牙列缺失，咀嚼功能差，营养吸收不良致免疫力降低，对疾病的抵抗力较差；老年患者的口腔卫生状况普遍较差，口腔感染、呼吸道感染和吸入性肺炎的患病概率相应增大，且口腔感染后所致的疼痛，往往易引起血压升高，增加心脏供血供氧的需求，从而诱发脑出血、心肌缺血、心律失常，甚至心衰等心血管系统疾病。

（二）注意事项

1. 详细了解患者过去和现在的疾病史（包括全身各系统情况）、用药史以及心理状态，评估治疗风险，制订适当的口腔科和镇静药物治疗计划及判断预后。对于年龄大，存在多系统疾病的患者，应在心电监护下完成治疗。治疗结束后，应让患者至少留院观察半小时以上，且生命体征平稳后再离院。

2. 对于行动不便或受限、视力或听力障碍而无家属陪同的老年患者，及时安排医护人员全程看顾陪护，询问需求，提供帮助，尽量简化就诊流程，缩短就诊时间，避免患者跌倒，减少就诊的不便。

3. AD 患者无法准确描述患病的情况且较难配合就医，应在监护人的陪同下就医。同时，由于 AD 患者丧失部分或全部认知和行为能力，无法较好地执行医嘱，医护人员应向监护人交代清楚患者的病情、注意事项，尤其是术后用药，以避免出现服药过量或不足的情况。口腔治疗及镇静镇痛治疗均需取得监护人的同意。

4. 患者就诊后，应认真耐心倾听患者的叙述，了解病情并细致讲解治疗的步骤、方法、治疗中可能出现的不适反应及应对技巧。牙槽外科治疗的各种操作如麻药注射、敲、磨等均可引起患者的焦虑恐惧，医护人员应妥善应用语言及肢体动作缓解患者的情绪，给予适当的心理疏导，帮助老年人树立信心，提高就诊质量。完成治疗后，应详细交代患者术后的注意事项，并帮助其完成病历的打印。

5. 高血压患者应及时测量血压，了解降压药的服用及血压的控制情况。轻中度的单纯性高血压不用特殊处理，当血压高于 180/100mmHg 时，应先控制，待血压降至 160/90mmHg 以下时再行治疗。局麻药应选用不含或少含肾上腺素的药物，以利多卡因为首选。注药前应回抽，并注意用量和注药速度，避免入血。注入局麻药后，应观察至少10分钟，如血压波动不大，患者无明显不适，再进行后续治疗。

6. 局麻药注入后，常出现低血糖反应，故患者就诊时应询问进食情况。糖尿病患者尤应注意，治疗前应检查血糖水平，空腹血糖应控制在8mmol/L以下为宜。治疗过程中，应严密观察患者的情况，一旦出现低血糖反应，如面色苍白、冒冷汗等，应立即停止治疗，及时补充糖含量、吸氧等。为避免糖尿病患者术后发生感染，各项操作应严格无菌，并预防性使用抗生素。

7. 对于6个月以内发生心肌梗死或不稳定型心绞痛的患者，常规口腔治疗应适当延缓，待临床症状消退及心电活动稳定后再治疗。对于服用抗凝药物的患者，应根据治疗的具体情况适当停用抗凝药，以避免术后出血增多甚至出血不止的情况。对于无禁忌的冠心病患者，须常规备用扩血管药物、氧气及抢救设备和药物。

8. 由于老年患者对药物的耐受性和需要量均降低以及门诊治疗的特殊性，镇静药物应酌情减量并根据个体情况适当调整，推荐的镇静方式为笑氧吸入辅以局部神经阻滞。治疗过程中应严密监测生命体征，尤其是氧饱和度和心率（图9-2-8，图9-2-9）。当出现呼吸道阻塞或呼吸骤停时及时处理。

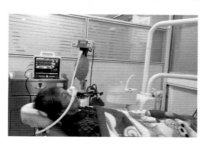

图9-2-8　老年人镇静监护下的口腔治疗

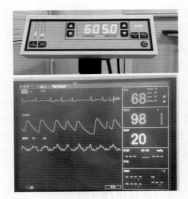

图 9-2-9　老年人口腔镇静治疗监护

三、妊娠期患者的口腔门诊治疗

妊娠期患者由于体内激素水平的改变，机体各系统器官功能也发生相应变化，同时，母体和胎儿的血液循环在胎盘交汇，药物亦可通过胎盘进入胎儿体内，故口腔专科治疗必须针对这些情况，选择既保证母子安全，又满足手术需要的处理方法。

（一）母体的生理特点

1. 循环系统　随着孕周的增加，心排出量（CO）、循环血量增加，循环负荷加重。血容量在妊娠 32～34 周达高峰，可达非妊娠时的 50%。CO 增加是由于心率和每搏量的增加，以每搏量的增加为主，从妊娠第 5 周开始，32 周达高峰，相当于非妊娠期的 20%～50%。由于心率加快，每搏量增加，心脏做功加重，心肌轻度肥厚。而周围血管阻力降低使妊娠期患者对血流急剧改变的防卫能力减弱，脉压增大。这些改变常提示妊娠期妇女合并有心脏疾病，症状体征包括胸痛、心悸、晕厥、严重心律失常，肺动脉瓣和心尖区可出现 2～3 级收缩期吹风样杂音。

2. 呼吸消化系统　呼吸道毛细血管扩张，鼻、咽喉、支气管黏膜充血，增大的子宫使膈肌抬高，胸廓运动受限等因素均可致妊娠期患者的通气不足。而需氧量增加，相应的分钟通气量和呼吸做功也增加，妊娠后期的分钟通气量可增加45%。改变最明显的是功能残气量（FRC）减少，可减少20%左右。在消化系统，胃肠道受增大子宫的推挤发生解剖位置的改变，而孕酮使平滑肌松弛，胃肠蠕动减弱，胃排空及肠运输时间延长。

3. 内分泌系统　妊娠期血压-血容量的稳定依靠肾素—血管紧张素—醛固酮系统（RAAS系统）的调节。雌激素使肾素-血管紧张素活性增强，一方面刺激醛固酮分泌增多，抵消了大量孕酮所致的排钠利尿及肾小球滤过率的增加，另一方面影响血管舒缩和有效血容量，从而调节血压，稳定血流动力学。孕期糖代谢及脂肪代谢明显异常。由于胎盘催乳素及游离皮质醇的致糖尿及对抗胰岛素作用增强，即使妊娠期血液中胰岛素浓度增加，胰腺对葡萄糖的消除能力也是大幅度降低的，同时，肾血流量和肾小球滤过率增加而肾小管的重吸收不相应增加，故妊娠期常并发糖尿病。

4. 血液系统　妊娠期血浆及红细胞均增加，而红细胞的增加（30%）不及由水钠潴留引起的血容量的增加（45%），这种现象导致了所谓的"生理性贫血"。生理性贫血所致的携氧能力降低又由于CO增加、动脉氧分压增加及氧合血红蛋白解离曲线右移而代偿。血液中凝血因子Ⅱ、Ⅴ、Ⅶ、Ⅷ、Ⅸ、Ⅹ均增加，血小板略减少，红细胞沉降率加快。凝血酶原时间和部分凝血活酶时间缩短，纤溶活性降低，血液呈高凝状态。

（二）胎儿的生理特点

胎儿生长发育所需的营养物质均通过胎盘从母体获

得，同时，药物也可通过胎盘的转运到达胎儿体内。胎儿血脑屏障的通透性高，在 CO_2 蓄积和低氧血症时尤为明显，从脐静脉进入的药物虽大部分经胎儿肝脏代谢（40% 的脐静脉血不流经肝脏），但仍有少部分可通过体循环到达血脑屏障进入脑循环。胎儿的肾小球滤过率为成人的 30%～40%，肾小管排泄量比成人低 20%～30%，对药物的排泄能力较低。

（三）注意事项

1. 孕酮使妊娠期妇女对局麻药的需求量减少，故治疗过程中应全面评估患者的身体情况，根据个体差异酌情减量。

2. 在子宫、胎盘和脐血流正常情况下，常用局麻药使用常规剂量对胎儿无明显影响。

3. 妊娠期妇女常合并有高血压、糖尿病等系统疾病，应严密监测血压、血糖，将两者控制在适当范围内再进行口腔科治疗。

4. 妊娠合并子痫的患者，在治疗过程中出现惊厥，应及时的给予解痉、镇静、镇吐和降压处理。解痉药物为：25% 硫酸镁 16ml 溶于 25% 葡萄糖液 10ml 缓慢静推，再用 25% 硫酸镁 60ml 溶于 25% 葡萄糖液 1000ml 静滴，1g/h，不得超过 2g。镇静首选地西泮（10mg 肌注或静推）或冬眠合剂（哌替啶 100mg、氯丙嗪 50mg、异丙嗪 50mg 溶于 25% 葡萄糖液 500ml 静滴）。

5. 妊娠妇女容易出现仰卧位低血压综合征，治疗过程中出现此类情况时，应及时停止治疗，调高椅位或添加垫枕使子宫左倾 15°～20°。

6. 镇静药物均有一定程度的中枢抑制作用并且可以通过胎盘进入胎儿的血液循环，故用药时应慎重考虑用药方式、给药剂量以及母体和胎儿的全身情况，综合考虑后实施（图 9-2-10）。

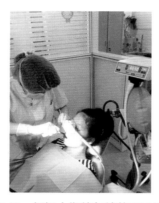

图 9-2-10　妊娠中期笑气镇静下口腔治疗

四、肥胖患者的口腔门诊治疗

肥胖症（obesity）是体内脂肪堆积过多和（或）分布异常致体重增加，是遗传因素和环境因素共同作用的结果。现普遍公认用体重指数（body mass index，BMI）来作为衡量肥胖的标准。BMI（kg/m²）= 体重（kg）/ 身高²（m²），男性为 22kg/m²，女性为 20kg/m²。BMI≤25kg/m² 为正常；BMI 26～29kg/m² 为超重；BMI≥30kg/m² 而体重未超过标准体重 100% 或 45kg 者为肥胖；BMI>40kg/m²，体重超过标准体重 100% 以上者为病态肥胖。肥胖与许多代谢紊乱有关，如糖耐量异常、高血压、血脂异常等，因此，常认为肥胖是代谢综合征的一个重要组成部分。据随机调查，目前北美、中欧和拉美的肥胖症的年增长率>5%。目前我国拥有超重者至少 2 亿～3 亿，肥胖者至少 3000 万～4000 万，男性高于女性。与肥胖有关的医疗和手术条件如表 9-2-5。

表 9-2-5　与肥胖有关的医疗和手术条件

器官系统	副作用
呼吸系统	阻塞性睡眠呼吸暂停 肥胖低通气综合征 限制性肺疾病
心血管系统	系统性高血压、心脏肥大 充血性心力衰竭、缺血性心脏病 脑血管疾病、周围性血管疾病 肺动脉高压、肺栓塞 深静脉血栓形成 高胆固醇血症、高甘油三酯血症 猝死
内分泌系统	糖尿病 库欣综合征 甲状腺功能减退
消化系统	食管裂孔疝、腹股沟疝 胆结石 脂肪肝渗
肌肉骨骼系统	骨关节炎的负重关节 背部疼痛
恶性肿瘤	乳腺癌、宫颈癌、子宫癌 前列腺癌 结直肠癌

（一）生理特点

1. 呼吸系统　肥胖患者全身堆积大量的脂肪组织，使肺顺应性降低，胸廓运动受限，膈肌上抬，呼吸的耗氧量及做功增加，FRC、肺合量（VC）及肺总量（TLC）减少；残气量反映氧储备，随着肥胖指数的加重，其不断减少，体位改变时，以上变化尤为明显。肥胖患者约 5%～10% 可出现肥胖性低通气量综合征（obesity-hypoventilation syndrome，OHS），此综合征包括极度肥胖、嗜睡、低肺泡通气量、周期性呼吸、低氧血症、继发性红细胞增多症、肺动脉高压、左右心室增大（右心室增大为主）、右心功能不全、凹陷性水肿、肺部啰音和肺水肿。

2．心血管系统　肥胖患者的循环血量、血容量和心排量，随着体重和氧耗量的增加而增加，心血管的储备功能下降，而高血压的风险是正常人的 10 倍。在静息状态下，每 100g 脂肪组织的血流量是 2ml，每增加 50kg 脂肪，心排血量额外增加 1000ml。肥胖使心脏的前负荷增加，左心室心肌肥厚扩大，心室壁顺应性降低，收缩功能减退，左室舒张末压和肺毛细血管楔压增高，致左室功能不全和肺动脉压增高。

3．内分泌及消化系统　肥胖患者由于胰岛细胞增生，血浆胰岛素含量较正常升高，但其糖耐量降低，常并发非胰岛素依赖性糖尿病。消化系统中，肥胖患者即使在禁食状态下，仍有高容量和高酸性的胃液，在腹压增高的情况下，误吸及吸入性肺炎的发生率均高于正常。

（二）注意事项

1．肥胖患者常伴有抑郁、焦虑等情绪，在就诊时，医护人员应以高度的责任心热情接待，耐心询问，让患者建立信任感。

2．肥胖常伴随各系统疾病，如高血压、糖尿病等在手术前应进行相应的检查和处理，将各项指标控制在较理想的范围。

3．肥胖患者呼吸功能受限，平卧位加重，治疗时应询问患者，将口腔科治疗椅调整至适宜位置。

4．肥胖患者易出现睡眠呼吸暂停综合征，仰卧位镇静下治疗，呼吸抑制更明显，应加强呼吸道的管理，严格掌握用药剂量，常规吸氧、生命监测。

5．肥胖患者在接受镇静下治疗时应常规备气管插管、气管切开等抢救设备，以备 P-ABC（P：仰卧体位，A：仰头提额法，B：维持呼吸，C：循环支持）无效时急用（肥胖患者应常备呼吸抢救工具）。

6. 肥胖患者由于药物的表观分布容积增加，脂溶性镇静剂作用时间延长，药物剂量和停药时间应严格掌握。

7. 治疗中实施各项操作时，动作应尽量轻柔，减少咽喉部的刺激，以防止呕吐误吸的发生。

五、高原人群的口腔门诊治疗

医学上通常把海拔 3000m 作为高原的界限。由于高原的空气稀薄，大气压和氧分压低，紫外线和电离辐射强，寒冷、风大、干燥等特殊的气候环境，可导致机体出现病理生理的改变。因此，在镇静下完成牙槽外科治疗时应充分了解患者的全身情况，做好术前的评估和准备工作。

（一）高原气候对人体的影响

1. 呼吸系统　低氧使肺通气增加以增加摄氧量，在海拔 4000m 以下，以潮气量增大为主，在 4000m 以上，潮气量和呼吸频率均相应增加。过度通气后，可出现呼吸性碱中毒症状，尿酮阳性，提示有代谢性酸中毒。适应一段时间后，肺泡弥散功能提高，增加了肺泡和毛细血管之间的气体交换，有利于提高动脉血氧饱和度。

2. 循环系统　低氧使交感神经兴奋，心率加快，血压升高。低氧还可使肺动脉压力增高，右心负荷过重，X 线片可示肺动脉段突出和心脏增大。心电图示电轴右偏和不完全右束支阻滞。

3. 血液系统　红细胞和血红蛋白增多，使血液黏滞度增大，引起血液流变学的改变，血液呈"浓、黏、聚"现象，导致微循环障碍，血流缓慢甚至停滞，易造成血栓的发生。

4. 其他系统　肾血流量减少，肾小球滤过率降低使药物代谢延长。胃肠道蠕动减弱，胃排空时间延缓，胃酸分泌增加，胃溃疡和胃出血的发生率增多。

5. 高原脱习服　从高海拔地区到低海拔地区，机体逐步消除对高原低氧环境的适应性（高原习服），重新适应平原环境的变化过程，称为高原脱习服。高原脱习服常见的症状包括：

（1）循环系统：胸闷、胸痛、心慌、气短；

（2）呼吸系统：咳嗽、哮喘；

（3）消化系统：食欲减退、腹胀、腹泻；

（4）神经系统：头痛、眩晕、困倦、嗜睡、注意力不集中；

（5）其他：全身不适、咽部异物感、耳鸣等。

（二）注意事项

1. 对就诊患者，应详细了解心肺功能、神经系统和肝肾功能，并对患者的习服或脱习服程度进行评估。

2. 高原环境使牙龈组织氧灌注减少，牙龈组织萎缩，有害及酸性物质增加，且口腔干燥，唾液量少、流速慢，口腔自洁功能降低，滋生了细菌的生长，术后感染概率增加。

3. 牙周组织长期处于慢性炎症状态，牙周膜增宽，牙槽骨组织疏松，口腔专科治疗时应控制好力度，以避免不必要的损伤。

4. 高原红细胞增多症会导致凝血机制障碍，易造成牙龈自发性出血较多，尤其是刺激性出血较为普遍，术中出血增多，拔牙术后渗血时间增长。

5. 镇静下治疗时，药物的选择应慎重，剂量应根据具体情况，酌情减量，术中应严密观察血氧饱和度。

6. 由于高原患者的高脂肪饮食和胃排空时间的延长，术中应减少咽喉刺激，注意反流和误吸。

（吴雨佳）

参 考 文 献

1. Goldman L，Caldera DL，Nussbaum SR，et al.Multifactorial index of cardiac risk in noncardiac surgical procedures.N Engl J Med，1977，297：845-850

2. Lee A, Fleisher, Joshua A, et al.ACC/AHA 2007 guidelines on perioperative cardiovascular evaluation and care for noncardiac surgery: a report of the American College of Cardiology/ American Heart Association Task Force on Practice Guidelines.J Am Coll Cardiol, 2007, 50: 1707-1732

3. Chittawatanarat K, Wattanathum A, Chaiwat O.Cardiopulmonary monitoring in Thai ICUs (ICU-rESOURCE I Study). J Med Assoc Thai, 2014, 97 (Suppl 1): S15-21

4. Silvestre FJ, Salvador-Martinez I, Bautista D, et al. Clinical study of hemodynamic changes during extraction in controlled hypertensive patients. Med Oral Patol Oral Cir Bucal, 2011, 16: e354-e358

5. Ferraz EG, Carvalho CM, Jesuino AA, et al. Evaluation of arterial pressure variation during the dental surgical procedure. Rev Odontol UNESP, 2007, 36: 223-229

6. Bortoluzzi MC, Manfro R, Nardi A. Glucose levels and hemodynamic changes in patients submitted to routine dental treatment with and without local anesthesia. Clinics, 2010, 65: 975-978

7. Marcelo JU, Brenda M, Rafael SL, et al.A Randomized Controlled Clinical Trial to Evaluate Blood Pressure Changes in Patients Undergoing Extraction under Local Anesthesia With Vasopressor Use. J Craniofacial Surgery, 2014, 25 (3): 1108-1110

8. Eshima RW, Maurer A, King T, et al.A comparison of airway responses during desflurane and sevoflurane administration via a laryngeal mask airway for maintenance of anesthesia.Anesth Analg, 2003, 97: 1206

9. Higgins PP, Chung F, Mezei G.Postoperative sore throat after ambulatory surgery.Br J Anaesth, 2002, 88: 582

10. 胡开进. 口腔急症处理. 第 6 版. 北京：人民卫生出版社，2010

11. American Diabetes Association. Diagnosis and classification of diabetes mellitus. Diabetes Care，2014，37（Suppl 1）：S81-90

12. NICE SUGAR Study Investigators，Finter S，Chittock DR，et al. Intensive versus conventional glucose control in critically ill patients. N Engl J Med，2009，360（13）：1283-1297

13. Noordzij PG，Boersma E，Schreiner F，et al. Increased preoperative glucose levels are associated with perioperative mortality in patients undergoing noncardiac，nonvascular surgery.Eur J Endocrinol，2007，156（1）：137-142

14. Dronge AS，Perkal MF，Kancir S，et al.Long-term glycemic control and postoperative infectious complications. Arch Surg，2006，141：375-380

15. Olsen MA，Nepple JJ，Riew KD，et al. Risk factors for surgical site infection following orthopaedic spinal operations. J Bone Joint Surg Am，2008，90：62-69

16. Akhtar S，Barash PG，Inzucchi SE.Scientific principles and clinical implications of perioperative glucose regulation and control. Anesth　Analg，2010，110（2）：478-497

17. Moghissi ES，Korytkowski MT，DiNArdo M，et al.American Association of Clinical Endocrinologists and American Diabetes Association consensus statement on inpatient glycemic control. Diabetes Care，2009，32（6）：1119-1131

18. Marx R E. Pamidronate（Aredia）and zoledronate（Zometa）induced avascular necrosis of the jaw：a growing epidemic. Journal of Oral and Maxillofacial Surgery，2003，9：1115-1118

19. Allen M R. The effects of bisphosphonates on jaw bone remodeling，tissue properties，and extraction healing. Odontology，2011，1：8-17

20. Yuh DY, Chang TH, Huang RY, et al.The national-scale cohort study on bisphosphonate-related osteonecrosis of the jaw in Taiwan. J Dent, 2014, 42（10）: 1343-1352

21. Utreja A, Almas K, Javed F. Dental extraction as a risk factor for bisphosphonate related osteonecrosis of the jaw in cancer patients: an update.Odontostomatol Trop. 2013, 36（142）: 38-46

22. Khan AA, Sándor GK, Dore E, et al. Canadian consensus practice guidelines for bisphosphonate associated osteonecrosis of the jaw. J Rheumatol, 2008, 35（7）: 1391-1397

23. Vescovi P, Meleti M, Merigo E, et al.Case series of 589 tooth extractions in patients under bisphosphonates therapy. Proposal of a clinical protocol supported by Nd: YAG low-level laser therapy.Med Oral Patol Oral Cir Bucal, 2013, 18（4）: e680-685

24. Mozzati M, Arata V, Gallesio G.Tooth extraction in osteoporotic patients taking oral bisphosphonates.Osteoporos Int, 2013, 24（5）: 1707-1712

25. 郭曲练, 姚尚龙. 内分泌患者手术的麻醉. 临床麻醉学. 第3版. 北京: 人民卫生出版社, 2012, 303

26. Becker D E.Preoperative medical evaluation: part 2: pulmonary, endocrine, renal, and miscellaneous considerations. Anesth Prog, 2009, 54（4）: 135-144

27. 王吉耀, 廖二元, 黄从新, 等. 内科学（八年制）. 第2版. 北京: 人民卫生出版社, 2010

28. Takata Y, Kurokawa H, Tominaga K, et al.Disease-specific Prevalence of Anaemia in Adult Patients Undergoing Oral Surgery.Asian Journal of Oral and Maxillofacial Surgery, 2002, 14（1）: 15-20

29. Brewer A, Correa M A. Guidelines for dental treatment of

patients with inherited bleeding disorders. World Federation of Hemophilia, 2006, 40: 1-9

30. Mancuso M E, Santagostino E. Dental surgery in inherited bleeding disorders with minimal factor support: commentary. Hemophilia, 2011, 17: 183-184

31. Jones ML, Wight J, Paisley S, et al.Control of bleeding in patients with haemophilia A with inhibitors: a systematic review. Haemophilia, 2003, 9: 464-520

32. 李坚, 施琥, 陈永兴, 等. 血友病拔牙后出血的临床诊治与分析. 口腔颌面外科杂志, 2000, 10(4): 366-367

33. Srivastava A, Brewer A K, Mauser-bunschoten EP, et al.Guidelines for the management of hemophilia.Haemophilia, 2013, 19: e1-e47

34. Gupta A, Epstein JB, Cabay RJ.Bleeding disorders of importance in dental care and related patient management.J Oral Sci, 2007, 49(4): 253-258

35. Rodeghiero F, Tosetto A. Castamanm G.How to estimate bleeding risk in mild bleeding disorders.Journal of Thrombosis and Haemostasis, 2007, 5(Suppl 1): 157-166

36. Koreth R, Weinert C, Weisdorf DJ, et al.Measurement of bleeding severity: a critical review.Transfusion, 2004, 44: 605-617

37. Diz P, Scully C, Sanz M.Dental Implants In The Medically Compromised Patient.Journal of Dentistry, 2013, 41: 195-206

38. Williford S K, Salisbury P L, Peacock Jr JE, et al. The safety of dental extractions in patients with hematologic malignancies. JCO, 1989, 7(6): 798-802

39. Javed F, Utreja A, Correa FOB, et al. Oral health status in children with acute lymphoblastic leukemia. Critical Reviews in Oncology.Hematology, 2012, 83(3): 303-309

40. Morimoto Y，Niwa H，Imai Y，et al.Dental management prior to hematopoietic stem cell transplantation.Spec Care Dentist，2004，24(6)：287-292

41. Fillmore WJ，Leavitt BD，Arce K. Dental extraction in the neutropenic patient.J Can Dent Assoc，2007，73(1)：77-83

第十章
全身系统性疾病与口腔局部疾病的关系

第一节　口腔黏膜疾病与全身系统疾病的关系

　　口腔黏膜是机体不可或缺的一部分,和皮肤有很大的相似性,能接受并传递外部的刺激,通过神经的传导和调节,使机体能更好地适应外界环境的变化。口腔黏膜疾病是发生在口腔黏膜的诸多疾病的总称,除了口腔黏膜的固有疾病外,还有相当一部分是全身疾病在口腔的表征,是体内器官和组织功能紊乱或障碍在口腔黏膜的表现,如全身免疫或代谢异常、内分泌紊乱、营养缺乏及血液系统疾病、性传播疾病均可出现口腔黏膜的病损,可以表现为黏膜溃疡、萎缩、皲裂、脱屑、色素异常、结节等各种表现。这从一定程度上增加了口腔黏膜疾病的广度和难度,因此,口腔黏膜疾病的诊治一定要树立全局、整体、系统观念,深入了解口腔黏膜病与全身疾病的关系;而从口腔黏膜疾病寻找蛛丝马迹,对全身疾病的早期诊治也是大有裨益的。

一、口腔黏膜疾病与营养缺乏病的关系

　　机体摄入的每种营养都是维持代谢的重要组成部分,营养摄取不足或过量,或人体内的物质代谢发生紊乱时都可造成机体患病并出现相应的口腔病损。了解这些口腔表征的特点,可为全身疾病的早期诊断提供重要线索。随着现代医学技术的进步,目前可对各种微量元素及维生素做出快速检测,

也对这类疾病的诊断起到非常重要的作用。常见的与口腔黏膜疾病相关的营养缺乏疾病有维生素 B_2（核黄素）缺乏症、维生素 B_1 缺乏症、烟酸（维生素 B_5）缺乏症等。

（一）维生素 B_2 缺乏（vitamin B_2 deficiency）

维生素 B_2 缺乏可导致眼、口腔、皮肤、生殖器等多器官出现病变，但口腔病损常为该病的早期表现，表现为唇炎、舌炎及口角炎，常为几个部位同时患病。唇部病损早期为红肿，随后出现干燥、脱屑、皲裂，颜色从鲜红色到暗红色。舌炎早期为烧灼或刺痛，进食辛辣、刺激食物尤甚，舌质发红，菌状乳头肿胀。口角常表现为双侧湿白糜烂或出现裂口。诊断时一定要注意询问患者的营养状况及诱发原因，结合临床表现（口腔病损及角膜炎、皮炎、阴囊瘙痒），有条件时进行营养素的定量检测分析可作出诊断。治疗时强调一定要改变自己的膳食结构及饮食习惯，多食用富含维生素 B_2 的食物，如瘦肉、牛奶、肝、鸡蛋、豆类、绿色蔬菜等，全身口服维生素 B_2，每次 $5 \sim 10$mg，每天 3 次，最好和复合维生素一起补充。口腔同时采取局部对症治疗，抗感染，减轻疼痛，促进愈合。

（二）维生素 B_1 缺乏（vitamin B_1 deficiency）

维生素 B_1 又称为硫胺素，参与糖类的代谢。摄入不足、吸收障碍或对食物的加工较为精细导致维生素 B_1 损失过多，均可造成维生素 B_1 缺乏。全身可表现为肌肉酸痛、食欲减退，肌力下降，声音嘶哑，还可发生脚气性心脏病、水肿等较常见的症状。口腔可能出现口腔黏膜感觉过敏，表现为烧灼样疼痛、牙神经痛及牙本质过敏症。黏膜水肿及舌体胖大有齿印者；或黏膜暗红、舌菌状乳头增大的患者要考虑维生素 B_1 缺乏，并用维生素 B_1 试治。治疗需口服维生素 B_1 每次 10mg，每天 $2 \sim 3$ 次，同时给予复合维生素 B 口服。预防要调节结构饮食，纠正不合理烹调方法和不良的饮食习惯等。

（三）烟酸（维生素 B_5）缺乏（nicotinic acid deficiency）

又称为糙皮病（pellagra）。烟酸在生物学氧化中起脱氢酶作用，能促进细胞的代谢功能。维生素 B_5 缺乏、食物中缺乏烟酸、烟酰胺、吸收不良及代谢障碍等均可引起。本病是一组表现为皮肤、黏膜、食管、神经系统损害的综合征。口腔黏膜病损先于皮肤病损，主要表现为较为严重的舌炎、口角炎和牙龈炎。除舌炎外，口角可见湿白糜烂、皲裂及充血。上下唇黏膜广泛充血呈鲜红色以及片状剥脱，两颊黏膜出现广泛充血或糜烂，严重时发生咽痛、食管痛及胃痛。诊断结合口腔表现、皮肤病损及胃肠症状。常合并核黄素缺乏。治疗需及时去除诱发因素；调整饮食，增加肉类、奶、花生、黄豆、米糠等食品的摄入；补充烟酰胺 $50 \sim 100mg$，每天 3 次，至症状消失。

二、口腔黏膜疾病与血液和造血器官疾病的关系

血液病与口腔的关系非常紧密，一方面，由于血液病早期常出现口腔表征，或在患病的过程中出现顽固且严重的口腔症状，迁延不愈，因而就诊于口腔科者屡见不鲜，口腔科医师必须对这类疾病有所了解；另一方面，对血液病患者进行口腔治疗时，必须具备一定的血液病知识，否则贻误诊断甚至造成严重后果。与口腔黏膜疾病密切相关的疾病包括贫血、血细胞异常及出血性疾病三大类。

（一）贫血

包括缺铁性贫血、巨幼细胞贫血及再生障碍性贫血。

1. 缺铁性贫血（iron deficiency anemia）　是指体内可用于制造血红蛋白的贮存铁已被用尽、红细胞生成障碍时所发生的贫血，是贫血中最常见的类型。口腔黏膜苍白，以唇、舌黏膜及牙龈尤甚。口腔黏膜对外界刺激的敏感性增高，有舌灼痛、异物感、口干、味觉减退或味觉异常。有些患者出现舌背丝状乳头和菌状乳头逐渐消失，舌面鲜红光亮，还可伴口角炎或唇炎。严重病例，舌或唇颊黏膜出现多处浅表糜烂或溃疡，口咽黏膜萎缩，造成吞咽困难。萎缩性舌炎患者需进

行血常规及铁的检测，这类贫血属于小细胞低色素性贫血，血红蛋白减少，血清含铁量降低，常低于 $9.0\mu mol/L$。治疗需分析引起贫血的原因，如胃肠炎、慢性失血等，同时对因治疗；口服硫酸亚铁，每片 0.3g，每天 3 次，铁剂治疗在血红蛋白恢复正常后持续 4～6 个月，同时服用复合维生素 B；高蛋白饮食；局部治疗：注意口腔卫生，对已有的口腔损害进行对症治疗，防止继发感染。

2. 巨幼细胞贫血（megaloblastic anemia）　是指叶酸、维生素 B_{12} 缺乏或其他原因引起 DNA 合成障碍所致的一类贫血，是导致萎缩性舌炎最常见的贫血类型。最常见的原因是摄入或吸收障碍，如胃酸、胃蛋白酶、内因子缺乏，药物的影响等。血常规检查一般表现为红细胞数量减少，体积变大，骨髓检查可见典型的巨幼细胞。

（1）急性期：表现为舌尖、舌缘或舌背黏膜广泛充血伴明显疼痛，且易受到外界刺激而出现小血疱、浅表溃疡或糜烂。

（2）慢性期：舌背丝状乳头和菌状乳头明显萎缩消失，舌面光滑红亮，可伴味觉迟钝或丧失。这种光滑红亮的萎缩性舌炎又称亨特（Hunter）舌炎或莫列（Moeller）舌炎。有些病例，尤其是吸烟患者可能发生舌白斑。

全身治疗：维生素 B_{12}，肌内注射，每次 0.5mg，隔日 1 次，连续 2～3 周，至症状消失；叶酸，口服，每次 5～10mg，每日 3 次；维生素 C，口服，每次 100mg，每日 3 次；高蛋白食物。

局部治疗：舌痛明显时，可局部使用消炎止痛药物如局部涂擦 0.5% 达克罗宁液，也可用 0.5% 普鲁卡因液含漱。应纠正偏食及不良饮食习惯，对高危人群如婴幼儿、青少年及孕妇等应注意营养物质的补充。

3. 再生障碍性贫血（aplastic anemia）　是由于骨髓造血组织显著减少，引起造血功能衰竭而发生的一类贫血。临床表现为口腔黏膜苍白，并可出现紫红色瘀点、瘀斑或血肿。牙龈是最容易受累的部位，出血肿胀较一般患者范围更广、更严重。口腔黏膜对外界刺激或创伤的易感性增加，易摩擦部位，如软腭及咽部常反复发生口腔感染及溃疡。血象检查可见红细胞、粒细胞、血小板均明显减少，出血时间延长，血块收缩不良等。全身治疗可用维生素 K_1（或 K_3），肌内注射，每次 10mg，每日 1～2 次；多次少量输血；抗生素防治感染。局部治疗可用牙周塞治剂、淀粉酶纱布压迫止血，也可用肾上腺素、止血粉、云南白药等止血药物。

（二）血细胞异常

包括粒细胞缺乏症、白血病、周期性中性粒细胞减少症等。

1. 粒细胞缺乏症（agranulocytosis）　是指外周血及骨髓中的中性粒细胞极度减少，甚至完全缺失，外周血中性粒细胞绝对数低于 0.5×10^9/L。由于患者抗感染和创伤的能力明显降低，口腔黏膜如牙龈及咽喉部常出现坏死性溃疡，易继发感染，出现坏死性龈口炎等。粒细胞缺乏症的早期损害常发生于口腔，故早期发现口腔损害极为重要。血象检查可见粒细胞极度减少，常低于 0.5×10^9/L。须注意与白喉、急性坏死性龈口炎相鉴别。治疗应立即停用可引起本症的药物或化学物质；少量输血；给予广谱抗生素抗感染治疗；局部对症治疗。抗感染治疗，防止交叉感染、二重感染是治疗成功的关键。

2. 白血病（leukemia）　是造血系统的一种恶性疾病，其特点为体内大量幼稚白细胞广泛而无限制地增生，出现于骨髓和许多其他器官和组织，并进入外周血液中。各型白血病都可能出现口腔表征，牙龈组织是最易受累的部位，故有不少病例由口腔科医师首先发现。其主要表现有：牙龈明显增生、红肿、肥大，增生高度可接近咬合面，外形不规整，质地松软；牙龈和口腔黏膜常出现自发性出血，口腔黏膜形成瘀点、瘀斑或血肿等，检查时可见龈缘有凝血块，有时牙龈和口腔黏膜可有大而不规则的表浅溃疡，不易愈合；局部组织抵抗力下降，易继发细菌、真菌、病毒感染，加上白细胞在牙周组织和牙髓内浸润，可出现牙周炎、牙龈坏死或牙痛。

应强调的是：白血病患者常在发病的早期出现口腔表征或在疾病的发展过程中出现顽固性口腔损害，对常规治疗反应欠佳，口腔科医师应特别警惕。如果在牙周洁刮治术、拔牙后出现出血不止的现象，应引起注意并进一步检查确诊。对口腔科医师来说，在拔牙、牙周洁刮治或手术前进行常规血液检查也是非常有必要的。白血病的全身治疗由血液专科医师采取综合性治疗措施。强调的是，对白血病患者进行口腔治疗时，必须十分谨慎，动作轻柔，避免不急需的处理，禁用具有刺激性或腐蚀性的药剂，尽量避免在操作时引起出血和继发感染，以免给患者带来更大痛苦，甚至致命。在全身治疗过程中需注重口腔卫生，可用氯己定（洗必泰）轻柔擦洗口腔，防止口腔感染。

3. 周期性中性粒细胞减少症（perodic neutropenia）　是一种罕见的白细胞受抑制的疾病，以周期性形式出现。可能由于骨髓造血功能轻度衰竭，因反馈机制发生周期性变化，多见于婴儿、儿童发病，也可见于成年人。病程迁延多年，常表现为 3 周左右周期性发作一次，持续 1 周左右，中性粒细胞可降至零，约 3～4 天恢复到正常水平。患者常出现全身不适，体温升高，咽部疼痛、充血，发热与中性粒细胞减少是一致的。可自行缓解。口腔黏膜出现小而周围有坏死的溃疡，大小约 3～5mm，充血不明显。重症病例出现严重的溃疡性龈炎及口炎，多见于舌、腭及唇黏膜，伴有持续性疼痛，牙龈反复坏死导致牙槽骨破坏，牙齿松动甚至脱落。口腔溃疡另一特征是当患者的白细胞计数正常时，溃疡通常不留瘢痕，白细胞减少时，溃疡留有瘢痕。此病无特效疗法。可做脾切除及雄性激素治疗，口腔对症治疗，防止溃疡向深层发展。

（三）出血性疾病

包括血小板减少性紫癜、血友病等。

1．血小板减少性紫癜（thrombocytopenic purpura）　是临床上常见的出血性疾病之一，是一组免疫介导的血小板过度破坏所致的出血性疾病。主要临床表现为突然出现的皮肤、黏膜瘀点、瘀斑和内脏出血。牙龈自发性出血常是本病的早期表现，吮吸、刷牙、洁牙、拔牙或轻微外伤可加重出血。口腔黏膜特别是唇红部、舌缘、颊、腭、口底黏膜易出现瘀点、瘀斑或血肿，起病较快，范围迅速扩大，血肿可自行溃破或由于食物摩擦而破裂出血，遗留边缘清晰的圆形或椭圆形的糜烂面，若继发细菌感染则出现感染性龈口炎。血象检查可见血小板极度减少、出血时间长而凝血时间正常。全身治疗由内科医师主持，糖皮质激素是治疗首选药物。局部治疗应注意口腔卫生，用 1%～3% 过氧化氢液、氯己定液交替含漱；皮肤黏膜出血可缝合止血或注射维生素 K_1、维生素 K_3 等；牙龈止血参见再生障碍性贫血；局部用抗生素控制继发感染。

2．血友病（hemophilia）　是由于遗传性凝血活酶生成障碍，如凝血因子Ⅷ或因子Ⅸ缺乏所引起的一种出血性疾病。出血症状可从婴儿或儿童开始，持续终身。皮下和黏膜下组织出血，有时可有消化道、泌尿道出血。牙龈自发性出血，轻微刺激如刷牙、食物摩擦等即可引起出血或渗血，可持续数小时甚至数日。血凝块松软、易脱落而再次出血。口腔黏膜特别是舌缘、硬软腭交界处、唇颊内侧黏膜等部位易受到创伤，可迅速出现瘀斑或黏膜下血肿，血肿破裂引起长时间出血，创伤愈合延迟或继发感染。临床上有时会遇到洁牙、拔牙、脓肿切开术后出血不止的情况，应注意排除血友病的可能。

三、口腔黏膜疾病与内分泌紊乱疾病的关系

内分泌腺产生激素，进入血液，对全身产生"体液调节"。激素分泌过量和不足均会引起病理性反应，过量使口腔组织结构的反应能力增加，不足则表现为功能减弱或失调。所以

许多内分泌疾病可通过口腔变化反映出来，而医师也可以通过不同的口腔表征了解内分泌疾病或对其作出早期诊断。很多常见口腔黏膜疾病与内分泌改变有明显的关系，如复发性口腔溃疡、口腔扁平苔藓及灼口综合征等。常见的与口腔黏膜相关的内分泌疾病有甲状（旁）腺功能紊乱症、肾上腺皮质病及卵巢疾病。

（一）甲状（旁）腺功能紊乱症

1. 甲状腺功能亢进症（hyperthyroidism） 由于甲状腺激素分泌过多所引起的一系列临床症状。多发于中青年女性，表现为精神紧张，易激动，食欲亢进但体重明显减轻，乏力，突眼，甲状腺肿大，基础代谢增高。口腔黏膜可出现舌纤细震颤，伴有麻木或灼痛感，舌活动度异常。

2. 甲状旁腺功能减退症（hypoparathyroidism） 是由于甲状旁腺受损、功能减退而引起的一系列临床症状。口腔黏膜易发生白色念珠菌感染，出现弥散的、可拭去的白色小点或斑片。近年来，由于社会压力增大，甲状腺疾病日益增多，遇到有上述症状的患者应注意询问甲状腺病史，必要时进行相关检查，确诊后需内科规范治疗，口腔对症治疗。

（二）肾上腺皮质病

1. 库欣综合征（Cushing syndroms） 又称皮质醇增多症，是肾上腺皮质功能亢进症中最常见的一种，主要由于皮质醇分泌过多或长期服用皮质类固醇激素所致。20～40岁女性多发，出现典型的向心性肥胖，满月脸，水牛背，四肢相对瘦小，皮肤色素沉着，衰弱无力，高血压。口腔表现为舌和咀嚼肌活动度减退，口腔黏膜可出现棕褐色色素沉着。

2. 艾迪生病（Addison disease） 是由于肾上腺皮质萎缩、结核或肿瘤等引起的肾上腺皮质功能减退症，表现为食欲减退，体重减轻，疲乏无力，头昏头痛，血压下降，皮肤色素沉着，严重者可出现昏迷等危象。口腔主要表现为颊黏膜、牙龈、软硬腭上的色素沉着，色素呈灰褐色或蓝黑色的点、片或条纹。易发生口腔白色念珠菌感染。因此，口腔黏膜出现较多色素沉着需检查血、尿中 17-羟醇水平，如确诊需对因治疗。口腔色素无需特殊治疗，如对美观要求较高者也可考虑手术切除治疗。

（三）卵巢疾病

性腺功能的状态与口腔软组织的改变关系密切，卵巢功能减退是常见疾病之一，可能由遗传性疾病和绝经期激素水平降低所致。口腔黏膜常有烧灼感，以舌灼痛最为明显，对外界刺激的敏感度增高，舌乳头萎缩，味觉异常，伴口干、口苦或有金属味。患者自诉有无皮样感觉，对温度变化、刺激性食物较敏感。根据临床表现及实验室检查，如雌激素检测即可诊断。因此，有此类症状的口腔黏膜患者，尤其是绝经期的灼口综合征患者可进行雌激素水平检查，必要时可选用雌激素，如尼尔雌醇、己烯雌酚，治疗需在妇科医师指导下进行。局部消炎止痛对症治疗。

四、口腔黏膜疾病与代谢障碍性疾病的关系

人体的新陈代谢比较复杂，由于某些遗传酶缺陷或内分泌紊乱等情况，可导致蛋白质、脂肪和糖类的合成、降解、排泄等发生障碍而发生代谢障碍性疾病。口腔是机体的一个重要组成部分，代谢障碍也可产生相应的口腔病损。与口腔相关的常见代谢性疾病有糖尿病及尿毒症等。

（一）糖尿病（diabetes mellitus）

因胰腺病变，胰岛素分泌缺乏或体内有抗胰岛素抗体等一系列紊乱所致，与遗传及环境因素也密切相关。糖尿病的口腔症状多发生于血糖控制不佳的患者，可发生多种口腔表现。除大家熟知的牙周病外，口腔黏膜疾病与糖尿病的联系也非常紧密，常表现为口腔黏膜干燥，唾液少而黏稠，丝状乳头萎缩，菌状乳头充血，表现为地图舌样改变；黏膜对外界刺激抵抗力下降，即使轻微创伤也可产生浅表性溃疡，患者有

口干、口渴、干燥灼热等；常伴有细菌和真菌感染；有些患者的口腔可有口臭，重者有酮味。值得一提的是，很多黏膜病患者就诊时并不知道自己患有糖尿病，所以口腔黏膜疾病也可以说是全身疾病的一扇窗户。对有上述表现的口腔黏膜疾病建议常规检查血常规、血糖，如有异常需进一步进行口服葡萄糖耐量试验，糖化血红蛋白测定，以便明确诊断。治疗首先要适当控制饮食；到专科进行长期规范化服药或胰岛素治疗；局部应注意保持口腔卫生，用 3% 过氧化氢、1/5000 氯己定液交替含漱，防止细菌感染；用 2%～4% 碳酸氢钠液和制霉菌素糊剂防治口腔真菌感染。

（二）尿毒症（uremia）

是另一种常见的代谢性疾病，是由于各种疾病导致的肾功能障碍及氮潴留而产生的一系列机体中毒症状。疾病早期口腔散发出特有的氨臭味。如尿毒症继续发展，可导致唾液减少、味觉减退及口腔灼热感，继之口腔黏膜出现充血、红斑、上覆白色假膜，边缘呈暗红色，常见于颊黏膜、唇及牙龈。由白色假膜逐渐变成灰白色或灰黄色较厚的假膜，不易拭去，舌苔灰白厚腻，全口黏膜具有发红、干燥、发亮的特殊表现。尿毒症的诊断及治疗基本属内科范畴，口腔病损可选用 1% 稀盐酸液漱口，中和过度碱性的唾液，局部对症治疗。

五、口腔黏膜疾病与消化系统疾病的关系

消化系统疾病主要包括食管、胃肠、肝、胆、胰等器官的器质性或功能性病变，在临床上十分常见，既可局限于本系统，也可累及全身或其他系统。口腔黏膜属于消化系统的一部分，口腔黏膜疾病与某些消化道疾病也有着近似的发病机制，一些口腔疾病也可为消化系统疾病的诊断提供重要的诊断线索或依据，同时亦可引起消化道症状。常见的相关的消化系统疾病包括十二指肠溃疡、溃疡性结肠炎、克罗恩病、肝硬化等。

（一）十二指肠溃疡（duodenal ulcer）

是由多种原因引起的，发生在于十二指肠部位的局限性组织缺失，累及黏膜、黏膜下层和肌层的非特异性溃疡。本病是具有反复发作倾向的一种慢性消化道疾病。据报道，活动性溃疡有 70% 合并口腔慢性病灶，常见的有牙周病及口腔黏膜溃疡。此外，十二指肠溃疡患者常合并咬合功能不良，导致胃部消化不良。故及早发现并治疗口腔病灶及调整咬合关系是防治此疾病的一个方面。治疗主要属于内科治疗范畴，口腔主要是调整咬合关系，治疗口腔溃疡，另外可用碱性漱口水综合口腔酸性环境。

（二）溃疡性结肠炎（ulcerative colitis）

又称非特异性溃疡性结肠炎，主要是侵及结肠黏膜的慢性非特异性炎性疾病。病因尚未完全阐明，多数学者认为与自身免疫性机制有关。有文献报道，多发性的口腔溃疡，约 10% 患者可出现此病。溃疡可发生于硬腭、牙槽嵴及颊黏膜，一般病例发展慢而无痛，但严重病例溃疡可使腭穿孔。口腔溃疡常与肠黏膜溃疡同时存在，结肠溃疡反复发作，同时口腔多发性溃疡亦顽固不愈，结肠溃疡消除时口腔溃疡也同时好转。诊断按全国非感染性肠道疾病（1993 年）的诊断标准进行诊断。全身治疗由内科医师主持。口腔溃疡主要是止痛抗感染，同时防止溃疡向深层发展。

（三）克罗恩病（Crohn's disease）

多见于青年人，病因未明，是一种发生于消化道黏膜的慢性复发性肉芽肿性炎症病变。目前认为发病不明，可能与病毒感染、免疫及遗传因素有密切关系。以腹痛、腹泻、肠梗阻为主要症状。大约 10% 的病例出现口腔表现，口腔主要表现为颊和唇部黏膜增生性肉芽肿，呈鹅卵石样小结节为主要表征。发生于颊沟的溃疡呈线状，顽固不愈，有小结节增生，与牙托引起的肉芽肿很相似。发生于唇时可呈弥漫性肿胀。本病诊断有一定困难，根据主要症状结合组织病理及肠道 X

线检查。病理表现为典型上皮样肉芽肿，X 线检查可见肠道狭窄呈"香肠状"，肠黏膜皱襞消失，溃疡周围黏膜皱襞向中心集中，呈卵石样充盈缺损，即所谓的"卵石征"。内科保守治疗为主。可选用免疫增强剂及中药调理脾胃等方法。口腔对症治疗、抗感染，严重者可用曲安奈德局部封闭。

（四）肝硬化（hepatocirrhosis）

是临床常见的慢性进行性肝病，由一种或多种病因长期或反复作用形成的弥漫性肝损害。临床上以肝功能损害和门脉高压症为主要表现，并有多系统受累，晚期常出现上消化道出血、肝性脑病、继发性感染等并发症。口腔表现为黏膜出现瘀点、瘀斑，形成紫癜，小创伤易出血不止；舌质淤血、肿大，呈蓝红色，舌两侧缘出血，亦称为肝舌；腮腺肿大，口腔黏膜干燥、唾液分泌减少，有时伴有特殊口臭。值得一提的是，有许多研究表明肝炎病毒与口腔黏膜疾病存在一定关系，治疗口腔黏膜疾病时应询问患者有无肝脏疾病。且越来越多研究报道，肝功能损伤有一部分跟药物的毒副作用有关，因此用药时要尽量选择安全的药物，需要长期服药时应定期检查肝功能，避免对肝功能造成损伤。肝硬化的治疗属内科范畴，口腔需对症处理，同时注意保护肝功能。

六、口腔黏膜疾病与其他全身疾病的关系

口腔黏膜疾病种类繁多，病因复杂，与全身疾病的关系亦难以逐一描述，有些疾病已成单独的章节描述如口腔黏膜与性传播疾病的关系，有的已划入属于肿瘤疾病的范畴如淋巴瘤等，故不在此一一赘述。在临床上较常见到的口腔黏膜相关系统疾病还有口腔结核、移植物抗宿主病、朗格汉斯细胞增生症、银屑病等。

（一）结核性溃疡

是口腔结核最常见的类型。本病为结核分枝杆菌所致。致病机制是其毒菌株在易感机体内增殖并与机体发生细胞免

疫反应。现已明确机体初次感染结核后，致敏的淋巴细胞被激活，释放多种淋巴细胞以杀灭结核杆菌，引起以细胞免疫为主的Ⅳ型变态反应。结核性溃疡主要发病部位是舌部、颊黏膜、腭及牙龈。口腔溃疡共同的特征如下：①边缘不整齐，呈潜行性、周围黏膜缺少明显的炎性浸润，呈暗红色；②溃疡呈桑葚样肉芽颗粒状，红色突出；③溃疡周围有黄色粟粒样小结节，可干酪化融合，破溃后形成溃疡，称为 Trelet 征；④溃疡基底及边缘不硬，但因慢性炎症性浸润，质地韧，有明显的自发性疼痛。治疗以全身抗结核治疗为主。局部可注射链霉素。

（二）移植物抗宿主病（graft-versus-host disease，GVHD）

是由移植物组织中的免疫活性细胞与免疫受抑制的及组织不相容性抗原的受体组织之间产生的一种特异性免疫反应，多见于急性白血病、再生障碍性贫血或先天性免疫缺陷病的骨髓移植后，发生率约 70%，患者常死于多器官功能障碍综合征（multiple organ dysfunction fyndrome，MODS）。GVHD 的口腔并发症约达 80%，约 1/3 患者在骨髓移植后 2～4 天发生口腔糜烂，发生口腔剥脱糜烂者约占 15%，黏膜表现为广泛炎性充血及剥脱、非特异性溃疡，多发生于腭部、双颊及口底等黏膜，这种损害长达半年以上，直至 GVHD 完全缓解后才愈合。一般根据移植手术史及出现相应的症状且不能诊断为其他疾病者应考虑 GVHD 的可能。药物治疗可选用环孢素、甲氨蝶呤、皮质激素等。口腔局部可用庆大霉素、地塞米松等雾化治疗。

（三）朗格汉斯细胞组织细胞增多症（Langerhans'cell histiocytosis，LCH）

是一组原因未明的组织细胞增生性疾病，朗格汉斯细胞（LC）增生是其共同的组织病理学特点，而临床上是一组异质性疾病。临床表现、治疗反应及预后存在明显的差异。本文简述与口腔关系密切的几种组织细胞病，包括勒 - 雪病、

汉 - 许 - 克病、嗜酸性肉芽肿，其口腔表现各有不同。①勒 - 雪病：口腔黏膜及扁桃体有增厚性斑片，有时发生坏死性溃疡。②汉 - 许 - 克病：牙齿松动脱落，牙槽骨广泛吸收。龈缘有暗红色或黄色，虽然肉芽组织增生，局部肿痛或者发生溃疡。隐痛可发展至全口黏膜。③嗜酸性肉芽肿：最常侵犯于牙龈与牙槽骨和下颌骨。口腔黏膜常为颌骨肉芽肿，穿破骨板至黏膜下，形成黏膜下肉芽肿块。根据临床表现、颅骨及颌骨 X 线及组织病理学可诊断。治疗可采用皮质激素和免疫抑制剂治疗。对局限性的病例可考虑手术或放射治疗。对症治疗：积极预防和控制感染。

（四）银屑病（psoriasis）

病因不明，遗传、感染（病毒或链球菌）、免疫等因素可能与发病有关。多见于 30～40 岁青壮年。基本病损为皮肤的红色丘疹，融合成片，边界清楚，覆以银白色鳞屑，刮之呈光亮薄膜或有小出血点。好发于头皮、四肢、臀部、指（趾）甲、关节等部位。病程缓慢，易复发。银屑病的损害可单独发生于膀胱、尿道、包皮及龟头等处。口腔损害常累及唇、舌、腭及牙龈等部位，出现乳白色或灰黄色丘疹、斑点或斑片，表面呈浸渍状，周围有红晕，剥离后有点状出血或遗留鲜红糜烂创面。唇、颊与舌面均可同时出现环状及线条状白色地图样斑片，间以红斑或糜烂。根据典型皮疹和病理检查结果可以诊断，应与地图舌及扁平苔藓相鉴别。治疗方案：祛除可疑刺激因素；中医活血化瘀治疗；免疫调节剂；光化学疗法；抗癌药物，如口服甲氨蝶呤等。

（陈方淳）

第二节　口腔牙周疾病与全身系统疾病的关系

牙周病是口腔常见病、好发病，是一组由牙菌斑引起的发生在牙齿支持组织的感染破坏性疾病，主要导致牙齿松动甚至脱落，严重危害口腔健康。近10余年来，大量研究表明，牙周感染可能是某些重要的系统性疾病的一个重要潜在危险因素，会影响全身疾病的发生发展，包括糖尿病、心血管疾病（动脉粥样硬化、心肌梗死、脑卒中）、早产低体重新生儿、呼吸道感染等。现在认为，未经治疗的牙周感染可能是一个重要的感染病灶源，牙周组织局部的细菌及其毒素不仅破坏牙周组织，还可以激活宿主产生大量的炎症细胞因子影响远隔器官、组织，造成相应的病理改变。因此，预防和治疗牙周病不仅促进口腔健康，而且与全身健康息息相关。

一、牙周病与心脑血管疾病的关系

口腔感染引起急性或亚急性感染性心内膜炎是牙周病与全身健康有关的最为明显和肯定的例子。1996年Beck等报道有牙周炎者发生冠心病的概率为牙周健康者的1.4倍，发生脑卒中为2.1倍。因此，牙周炎确实是冠心病、脑卒中的一个独立的危险因素。近年来，随着动脉粥样硬化症致病机制研究的不断深入，大量的科学研究表明感染和炎症是动脉粥样硬化和冠心病的主要原因之一，炎症在动脉粥样硬化症的初始、发生和发展中起着重要作用。牙周病与动脉粥样硬化、急性心肌梗死有潜在关联。如今，除在冠状动脉粥样硬化斑块、颈动脉粥样硬化斑块和血栓中可以检出牙周致病菌外，还在腹部大动脉壁、血栓和动脉瘤的血管壁或栓子中均检测出牙周致病菌，其中最多见的细菌是牙龈卟啉单胞菌和牙密螺旋体。这些细菌通过对血管壁的直接损伤及通过其毒性代谢产物影响动脉粥样硬化斑块的形成。

鉴于牙周炎症与心脑血管疾病的密切关系，通过积极预防和治疗牙周疾病可以有效减少患心血管疾病危险性。对于心血管疾病的牙周病伴发患者，如果是非急性期或无明显的心血管指标异常者，可以按常规进行牙周治疗。但是，对于风湿性心脏病、先天性心脏病和有人工心脏瓣膜者应预防性使用抗生素以防感染性心内膜炎,可术前、术后局部和(或)全身使用抗生素,以减少口腔内的细菌。对于有不稳定型心绞痛病史者不宜过多牙周处理,一般仅进行急症处理,在内科医师指导下再择期实施其他治疗。有心肌梗死发作史或脑血管意外者,应在病情稳定 6 个月后再考虑进行牙周治疗。对安装心脏起搏器者,需了解牙周治疗(如使用超声洁牙机、电刀等仪器)是否会干扰起搏器。目前,新式的起搏器常为双电极,一般不受电磁场的干扰。高血压患者在治疗前要控制好血压,如果血压特别高,在牙周治疗前一定要征得内科医师的同意,治疗过程当中需要进行血压监测。高血压患者可以选择下午血压较低时进行。总之,对于心血管疾病的牙周病患者,需与内科医师密切合作。对于牙周炎症较重者,牙周治疗有助于减少系统感染程度和降低心血管意外的风险。

二、牙周病与糖尿病的关系

糖尿病(diabetes mellitus,DM)是一种常见的与内分泌有关的疾病,由于胰岛素的生成不足、功能不足、活细胞表面的胰岛素受体缺乏等机制,产生胰岛素抵抗,导致患者的血糖水平升高,糖耐量降低。是目前严重影响人类健康的第三大疾病。糖尿病(1 型和 2 型)是牙周病的一个重要危险因素,而牙周病也会影响内分泌代谢,两者均为多基因疾病,都有一定程度的免疫调节异常。两者的关系,是人们长期研究的课题。糖尿病对人体的生理功能有多方面的影响,如血管系统、炎症反应、组织修复等,因而它会改变个体对菌斑的反应,影响牙周病的临床表现、病理进展及对牙周治疗的反应等。Papapanou(1996 年)对牙周炎与 DM 关系进行 Meta 分析结果表明,DM 患者的牙周病情比无 DM 者更严重。在局部刺激因素相似的情况下,有 DM 者的牙周病发生率及严重程度均大于无 DM 者。Emrich(1991 年)研究显示,2 型 DM

患者患牙周炎的危险性比无 DM 者高 2.8～3.4 倍。1 型 DM 比 2 型 DM 发生牙周炎的概率更高。尤其是血糖控制不佳的 DM 或者有全身并发症者，其牙周组织破坏更重；反之，患严重牙周炎的 2 型 DM 者，其血糖控制也显著差于患轻度牙周炎者。近来的研究也显示，通过牙周治疗减少牙周致病菌及控制感染有助于减少改善血糖控制和患者病情。文献也表明血糖控制良好的糖尿病患者，对牙周治疗的疗效与无 DM 的牙周破坏程度相似的患者无明显差异。因此，积极预防和治疗牙周病是控制糖尿病的重要一环。

三、牙周病与妊娠期龈炎的关系

妊娠期龈炎（pregnancy-associated gingivitis）是指妇女在妊娠期间由于雌性激素水平升高，原有的牙龈炎症加重，牙龈肿胀或形成龈瘤样改变。国内对上海 700 名孕妇的问卷调查及临床检查研究报告显示，妊娠期龈炎发病率为 73.57%，随着妊娠时间延长，妊娠期龈炎的患病率也提高。妊娠期龈炎与牙菌斑和患者的黄体酮水平升高有关。妊娠本身是不会引起牙龈炎症的，只是妊娠时雌激素水平的改变会加重原有的牙龈炎症。研究表明，牙龈是雌性激素的靶器官，增高的雌激素会引起牙龈毛细血管扩张、淤血，炎症细胞和渗出液增多而加重原有牙龈炎症临床症状。患者一般在妊娠前即有不同程度的牙龈炎症，从妊娠 2～3 个月开始出现明显症状，至 8 个月时达到高峰，且与血液中孕酮水平相一致；分娩后约 2 个月，牙龈炎症可减轻至妊娠前水平。妊娠期龈炎可发生于个别牙或全口牙龈，以前牙区为重。龈缘和龈乳头呈鲜红色或暗红色，置地松软，光亮，呈显著的炎症肿胀、轻触极易出血，所以临床上患者往往以牙龈红肿、出血，影响进食而就诊。个别严重病例可出现牙龈局限性的反应性增生，称为妊娠期龈瘤或孕瘤，妊娠瘤在妊娠期妇女中的发生率约为 1.8%～5%，多发生于个别牙列不齐的前牙区。妊娠期龈瘤的本质不是肿瘤，不具有肿瘤的生物学特性。分娩以后，妊娠瘤大多能逐渐自行缩小，但必须进行牙周治疗去除局部刺激因素才能完全恢复。因此，孕前的牙周检查和牙周治疗尤为重要。此外，孕妇需要良好的自我控制菌斑是预防妊娠期龈炎的重要举措。

四、牙周病与早产低体重新生儿的关系

传统观点认为孕妇的细菌性阴道疾病是导致早产的主要原因，其他因素（如酗酒、吸毒、吸烟、高血压、高龄等）也易导致早产（孕期<37周）和低体重新生儿（<2500g）。但是，仍有25%的早产和低体重儿（preterm and low birth weight，PLBW）未找到以上原因。Offenbacher（1996年）首先发现分娩出低体重儿的妇女的牙周组织破坏程度大于分娩正常体重儿的产妇。另有研究报道，患有严重牙周病的孕妇发生早产低体重儿的风险是牙周健康产妇的7.5倍。近年来，研究认为除了孕妇生殖泌尿道局部细菌感染外，非局部的由远隔感染和细菌产物也可导致早产。妊娠过程中，羊水中的前列腺素水平急剧增高到一定水平时，即引发分娩过程。牙周致病菌可导致胎膜的慢性炎症，细菌内毒素可刺激产生前列腺素和各种炎性因子，从而增加早产风险。因此，牙周感染是早产低体重新生儿的一个危险因素，育龄期妇女在怀孕前应当积极治疗牙周病，对产下健康的宝宝尤为重要。

五、牙周病与呼吸系统感染的关系

呼吸道疾病严重影响人们的健康。据1990年的全球统计，下呼吸道感染被列为常见死因的第三位。肺部感染常见途径之一是吸入口腔咽喉部的感染源，其中口腔内的细菌起着重要作用。研究认为，牙菌斑可能是引起肺部感染的致病菌的重要储存库，这些细菌可被吸入下呼吸道和肺部而导致

感染或加重原有感染。同时，牙周病产生的大量炎症细胞因子和炎症介质加重呼吸道上皮的炎症状态，促进呼吸道感染。到目前为止，虽然还未有科学证据显示牙周病会直接引起呼吸道疾病，但是学者们认为牙周病可能是肺部感染的一个危险因子。

（黄　姣）

第三节　口腔种植与全身系统疾病的关系

一、种植修复概述

随着人们生活水平和知识层面的提高，缺牙后主流的修复方法也在悄然变化，越来越多的患者放弃传统的烤瓷桥或活动义齿等修复方法，转而选择种植义齿修复。所谓种植修复，即在缺牙区植入人工牙根，并通过上部义齿结构恢复患者正常的解剖轮廓、咬合功能、舒适度、美观和口腔健康等。种植体的类型主要有根形种植体、窄嵴或其他迷你种植体、叶状种植体、下颌升支叶状和支架种植体、骨膜下种植体及黏膜下种植体等，但临床常用的主要是根形种植体。

种植义齿修复方式以其固位稳定好，使用舒适，浑然如患者自身牙齿等优点备受青睐，同时也存在许多局限。虽然种植修复就其本身而言不危及生命，但患者的全身状况不可忽略，同时对患者心理及消费水平也有一定要求。

二、与种植相关的全身系统疾病

种植义齿虽好，但不是每位患者都适用，在种植手术前除了对缺牙区骨质骨量的检查和评估外，患者身体状况的评估也至关重要。

种植过程中常规的禁忌证已经不再局限于某些急性或慢性全身疾病，患者口腔局部的某些解剖条件及口颌疾病、生活饮食习惯等对种植手术成功率也有重要影响。然而不是所有的全身系统疾病都是种植手术的禁忌证，某些系统疾病在病情较轻或控制良好的情况下也不会对种植手术成功率造成影响。

目前临床医师仍致力于寻求一些折中的状态，以便帮助更多的缺牙患者，使其能够通过种植手术获得良好的咬合功能，提高生活质量。

（一）年龄对种植的影响

随着工业化国家人均寿命延长，人口老龄化严重，越来越多的老年人需要义齿修复，基于功能与舒适度方面的考虑，更多的老年患者选择种植义齿修复，然而年龄越大的患者体内药物代谢能力越弱，对于麻醉剂镇静剂越敏感，为了防止远期种植失败，必须关注和警惕患者的全身状态，排除可能的影响因素。

（二）种植手术的全身绝对禁忌证

患者全身绝对禁忌证可能损害患者的全身健康并严重影响种植系统的寿命，导致各种慢性并发症的发生。常见的全身绝对禁忌证如下：

1. 心脏病　包括近期心肌梗死、有心脏瓣膜手术史及冠心病等。①近期心肌梗死患者需长期使用大量抗凝血药物和心血管保护药，如因为种植手术在疾病早期干扰患者用药会很危险，所以该类患者应在初期治疗后 6～12 个月，心肌梗死达稳定期并维持 3～6 个月后再考虑种植手术。②有心脏瓣膜手术史的患者在种植过程中，口腔中的细菌入血可能会诱发菌血症，黏附于心脏瓣膜上，进而影响心脏瓣膜寿命，故有心脏瓣膜手术史的患者应在瓣膜手术后 15～18 个月，病情处于稳定期后再考虑种植手术，术前应预防性使用抗生素。③冠心病患者多有抗血小板治疗药物史或安装冠状动脉支架史，种植手术可能影响处于恢复期的受损心肌加重患者病情，同时术中和术后止血也较困难，影响手术操作。

2. 难治性糖尿病　指对治疗无效的重度糖尿病,该类糖尿病常伴随代谢和血管紊乱,增加了患者组织变性、创伤愈合困难及易感染的风险。

3. 重度骨质疏松　重度骨质疏松症患者的骨量明显减少、骨松质稀疏、皮质骨变薄,严重影响种植体的骨结合,如果患者曾经出现自发性骨折等骨脆性临床症状,应使用骨密度测量仪检查后再决定是否行种植手术。

4. 重度肾病　高血压、糖尿病肾病、多囊肾、肾小球肾炎、肾盂肾炎、良恶性肾肿瘤及肾结石等均可能诱发重度肾病,而肾损伤会引起骨破坏。究其原因,可能与尿钙流失及磷酸盐潴留有关,患者抵抗力下降,牙源性感染的风险也增加。

5. 慢性或重度乙醇中毒　慢性或重度乙醇中毒者往往存在肝脏代谢功能障碍、肝硬化和骨髓再生障碍,进而引起血小板疾病、梗死、动脉瘤和隐血,该类患者常伴有营养不良、口腔卫生维护差,种植后伤口愈合迟缓、易感染。

6. 重度吸烟者　每天吸烟量>10 支即为重度吸烟者,口内血管变性致伤口不易愈合,口腔卫生不良也可加剧骨丧失,是种植手术的绝对禁忌证,严重影响种植体的远期成功率。

除了以上几点外,严重的激素缺乏、难治性骨软化病、近期放疗患者、药物成瘾者、结缔组织病(如系统性红斑狼疮)、恶性血液系统疾病及妊娠期等都是种植手术的全身绝对禁忌证,应避开高风险期再行种植手术或换用其他非手术修复方式。

(三)种植手术的相对禁忌证

除了以上全身疾病与种植手术会互相影响,为其绝对禁忌证外,还有许多其他的全身疾病在医师仔细检查、症状较轻及控制良好的前提下对种植手术影响不大,可适度地进行种植手术,常见的种植手术相对禁忌证如下:

1. 获得性免疫缺陷综合征(HIV)　HIV 病毒携带者平均

寿命约 15~20 年,确诊为艾滋病的患者可根据其疾病的发展阶段在不导致全身并发症的基础上行种植手术。

2. 慢性阻塞性肺部疾病　因患者肺通气较差,对麻醉药及镇静药的代谢差,在种植手术时应根据患者身体情况合理选择麻醉方式及是否能够进行种植手术。

3. 长期服用皮质类固醇药物　该类患者常伴有创口愈合延迟、钙磷代谢紊乱和再生障碍性贫血,容易出现骨折及肾上腺功能不足等并发症,同时皮质类固醇药物可能影响骨形成,据说该类药物仅用作抗感染时则通过可换用非类固醇抗炎药解决这类禁忌证。

4. 影响骨生成的某些全身疾病　如甲状旁腺功能亢进、骨纤维异常增殖、甲状腺功能亢进、骨代谢病及维生素 D_3 缺乏等,患有此类疾病的患者体内钙磷代谢紊乱,影响骨生成,但是在控制良好的情况下可不作为种植手术的禁忌证。

5. 近期化疗者　许多化疗药物对种植的直接破坏作用非常有限,但是当大剂量使用时会引起严重的血小板减少及骨代谢紊乱,开始使用化疗药物至随后的 6 个月对种植手术是绝对禁忌的。

6. 心理或精神疾病　该类禁忌证较难评估,取决于患者疾病的严重程度和对治疗药物的反应,某些治疗药物会产生口腔干燥、黏膜刺激和多发性口疮等破坏种植体周围组织的并发症,患者的精神状态和配合程度也影响种植手术的进行。

除以上相对禁忌证外,轻度的肝肾疾病、多发性内分泌紊乱、吸烟(一般烟量)、血液系统疾病(血友病、过敏性紫癜、特发性血小板减少性紫癜、弥散性血管内凝血等)、部分心血管系统疾病(高血压性血管病、动脉粥样硬化、二尖瓣狭窄、主动脉关闭不全等)等也是种植手术的相对禁忌证,种植医师应协调内科医师排除可能会影响患者身体健康及种植成功率的禁忌证。

三、全身系统疾病对种植疗效的影响

种植手术与全身系统疾病是互相影响的，在对种植手术适应证及禁忌证把握不好的情况下进行手术会加重全身疾病对患者健康的影响，同时若对全身系统疾病没有一个良好的评估，种植的远期疗效也难以保证。

种植手术绝对禁忌证对即刻种植手术疗效影响的严重程度由重到轻依次为：难治性糖尿病>重度肾病>重度骨质疏松症>慢性或重度的酒精中毒>近期放疗患者>严重激素缺乏症>难治性骨软化>重度吸烟者>心脏病患者，其中前六项严重程度相当。对于种植远期疗效的影响程度为：心脏病>重度骨质疏松症>难治性骨软化>严重激素缺乏>重度吸烟者>药物成瘾者。

相对禁忌证若把握较好则对种植手术的影响程度依次为：造血功能紊乱>造成骨形成障碍的疾病>近期化疗患者>心理或精神疾病>吸烟>肝肾疾病等。相对禁忌证若把握不好，对种植手术的远期疗效影响程度以造血功能紊乱、长期服用皮质类固醇药物为重，心理或精神疾病、吸烟、钙磷代谢紊乱等次之，近期化疗、肝肾疾病、多发性内分泌紊乱等不影响其远期疗效。

综上，种植医师在为患者进行种植手术的时候应谨慎评估患者的全身情况，避免不必要的种植失败，并对患者的全身健康负责，防止不必要的意外发生，为患者提供功能、美观、长久的义齿，提高患者的生活质量。

（徐　凌）

第二篇

口腔门诊镇静镇痛常用技术及方法

本篇将介绍主要的口腔门诊镇静镇痛技术的具体方法，有三个特点：①介绍常见口腔门诊操作中的疼痛和焦虑控制方法，当然主要是通过药物实施的镇静镇痛技术，分章介绍镇静镇痛常用药物；儿童和成人镇静方法的区别，特别是由于儿童在生理、解剖方面与成人的区别，增加了针对儿童的镇静前评估与管理的技术，并讨论了其优缺点。结合了本单位的实际临床经验，也借鉴了国内、外同行常用的方法，全篇以医疗安全和高效为主线，对国际上的主流方法进行了阐述和讨论，同时对镇静中的并发症进行了系统的分析。②突出了建立医疗团队在口腔门诊镇静镇痛治疗的作用，如何将口腔医师、麻醉医师以及护理人员三个不同工作角色协同整合在整个医疗过程中，是我们的临床工作的总结与创新，也是我们有别于其他国家和地区工作的特色，充分挖掘护理工作在治疗过程的作用将为保证安全、提高患者满意度、提高工作效率发挥重要作用。③无痛化治疗和微创化口腔治疗作为舒适化口腔医疗的两个主要技术基石，本篇还从口腔外科和儿童口腔科医师角度对微创技术在口腔外科门诊的应用及儿童全身麻醉下治疗做了详细的阐述。

第十一章
镇静镇痛下口腔门诊治疗的常用药物

镇静镇痛治疗均是通过不同药物的药理作用达到的,本章简要介绍常用镇静镇痛药物及其拮抗剂的药理作用与使用方案,以期合理应用。但应当强调的是,无论哪种药物均有其个体差异性与剂量依赖性,所以,镇静方案只有原则并无定势可循。

一、肠内(口服)镇静药物

(一)苯二氮䓬类药物

口服镇静药物中,苯二氮䓬类药(benzodiazepines)代表最主流的一类药物,是目前对口腔科焦虑和恐惧最有效的药物,并具有骨骼肌肉松弛和抗惊厥作用。苯二氮䓬类药物能发挥轻度和中度的镇静作用,但是没有任何镇痛效果。该类药物中的不同药物在起效时间和持续时间上存在差异,根据患者治疗的需要选择药物。

1. 地西泮(diazepam) 作用于 γ 氨基丁酸(GABA)受体;产生轻度催眠作用;起效时间约 1 小时;代谢产物具有活性;半衰期 50 小时(20~100 小时);持续时间 6~8 小时;中度顺行性遗忘作用;规格:2、5 和 10mg。

(1)适应证:减轻术前焦虑。

(2)禁忌证:孕妇;苯二氮䓬类药物过敏;<6 个月幼儿;急性闭角型青光眼。

(3)口腔门诊使用:2.5~10mg,术前晚上或者早晨。

2. 三唑仑(triazolam) 作用于 GABA 受体;镇静催眠作

用；无长效活性代谢产物；血药浓度达峰时间为 1.3 小时；血浆半衰期 2～3 小时；持续作用时间 1.5～5.5 小时；几乎无残余作用；安全剂量广；抗惊厥作用；大剂量产生呼吸抑制；抗焦虑作用；无恶心；半数致死量（LD_{50}）为 5g/kg（小鼠）；规格：0.125、0.25 和 0.5mg。

（1）适应证：术前镇静；治疗失眠。

（2）注意事项：服用剂量为 2mg 会出现过量现象；可能会出现幻觉、偏执和抑郁等现象；老年患者或全身情况差者应减量；口干现象。

（3）禁忌证：急性闭角型青光眼；苯二氮䓬类药物过敏；严重精神抑郁患者；孕妇和哺乳期妇女；服用乙醇出现严重呼吸抑制患者。

（4）口腔门诊使用：0.125～0.5mg/d；术前 1 小时服用；最大剂量 0.5mg；老年患者最大剂量 0.25mg/d；使用最低有效剂量；术前 1 小时使用剂量（0.125～0.5mg）。

3. 劳拉西泮（lorazepam） 作用于 GABA 受体；产生轻度／中度催眠作用；起效时间 1 小时；无活性代谢产物；半衰期 12～14 小时；持续作用时间 6～8 小时；中度抗惊厥作用；代谢物为无活性的葡萄糖醛酸盐；规格：0.5、1 和 2mg。

（1）适应证：术前镇静；治疗失眠。

（2）禁忌证：苯二氮䓬类药物过敏；孕妇；<12 岁儿童；急性闭角型青光眼。

（3）口腔门诊使用：成人 1～5mg（ASA 1～ASA 2 级），老年患者或 ASA 3 级：正常剂量的 1/2；较其他苯二氮䓬类药物起效慢，术前≥1 小时服用；常用于时间较长手术（>2 小时）；肝功能衰竭患者，三唑仑无效患者。

4. 咪达唑仑（midazolam） 血药浓度达峰时间为 0.5～1 小时；吸收和起效时间较同类苯二氮䓬类快（主要是地西泮）；代谢产物多数以葡萄糖醛酸结合物形式经肾排出；半衰期 2～3 小时；顺行性遗忘效果很好；规格：7.5 和 15mg。

（1）适应证：术前镇静；治疗失眠；重症监护（ICU）患者的镇静。

（2）禁忌证：对苯二氮䓬类药过敏者；重症肌无力患者；精神分裂症患者；严重抑郁状态者；急性乙醇中毒者。

（3）口腔门诊使用：6个月到6岁的患儿，推荐使用 $0.25\sim0.5mg/kg$ 的单一剂量，最大剂量不超过 20mg；成人 15mg，术前 $30\sim60$ 分钟服用；老年患者剂量酌减。该药是口腔门诊最常用的镇静催眠药物。

（二）非苯二氮䓬类镇静催眠药物

1. 扎来普隆（吡唑并嘧啶）和唑吡坦（咪唑并吡啶）　在结构上与苯二氮䓬类药物没有相似性，但能与 GABA 受体复合物相互作用，使其享有苯二氮䓬类的药理性质。两者具有明显的镇静、肌松、抗惊厥、抗焦虑作用，已被证明能够有效地诱导和维持成年人的睡眠。它们在胃肠道被迅速吸收，经过肝脏代谢，无活性的代谢产物大部分由肾脏排出。

两者均为非苯二氮䓬类镇静催眠药；用于短期失眠；产生深度睡眠；无活性代谢物；中度顺行性遗忘作用。其中扎来普隆（zaleplon）45 分钟后起效，血药浓度达峰时间 1 小时左右，消除半衰期为 1 小时，持续有效时间为 $1\sim2$ 小时；唑吡坦（zolpidem tartrate）30 分钟后起效，血药浓度达峰时间 1.5 小时左右，消除半衰期为 2.5 小时，持续有效时间为 $2\sim4$ 小时。

（1）禁忌证：<18 岁未成年人；严重抑郁症患者。

（2）注意事项：不要与细胞色素 P450 酶抑制剂和醛氧化酶抑制剂（苯海拉明）合用；老年患者应减少剂量。

（3）口腔门诊使用：扎来普隆的使用剂量为 $5\sim15mg$，唑吡坦的使用剂量为 $5\sim10mg$；术前 $0.5\sim1$ 小时使用，适用于时间较短的治疗；能够迅速的产生镇静作用。

2. 水合氯醛（chloral hydrate）　1993 年美国儿科学会批准水合氯醛用于儿童的镇静，$50\sim100mg/kg$ 口服给药能为大多数儿童提供 30～60 分钟的中度镇静，甚至持续 1 小时，但完全恢复意识的基线水平，可能需要更长的时间。作为一个经典镇静药物使用了多年，但仍有报道由于镇静后出现呕吐导致患儿误吸致死的病例，所以水合氯醛需要在有医务人员监督的场所使用。

（1）禁忌证：既往对水合氯醛有不良反应或过敏者；明显肝脏及肾脏功能不全的患者；哺乳者禁用。

（2）注意事项：因为水合氯醛的特性，所以一般不建议添加额外的镇静药物或者重复使用。一般是使用前调制，由于味道不佳，通常加入葡萄糖让患儿更容易接受，除了口服亦可用于灌肠。

（3）口腔门诊使用：常用剂量为 25～100mg，治疗前 30 分钟使用。口服或直肠（小于 4 岁）：3～6mg/kg，最大 100mg；口服或直肠（大于 4 岁）：1.5～3mg/kg，最大 100mg。

（三）H_1 受体拮抗剂（组胺受体阻断剂）

多种抗组胺药物具有镇静催眠的作用，这些药物包括美沙吡林、吡拉明、苯海拉明、异丙嗪和羟嗪（安泰乐）。在口腔门诊中，这些药物已被证明是非常有用的，特别是在儿童口腔科。最常见的口服镇静药物为羟嗪，可以单独使用，也可以与苯二氮䓬类药物或者阿片类药物合用。羟嗪（hydroxyzine）具有中度镇静作用；抗焦虑、抗组胺和抗呕吐作用；起效时间为 1 小时；经肝脏 / 肾脏代谢；无活性代谢物；半衰期 3～7 小时；持续时间 3 小时；无遗忘作用；无特异性拮抗剂；适用于恶心、呕吐、咽反射较重、分泌物多、吸烟的患者。

（1）适应证：术前镇静；术前抗焦虑。

（2）禁忌证：老年患者；H_1 受体拮抗剂过敏；哺乳期妇女；<1 岁小儿；急性闭角型青光眼。

（3）口腔门诊使用：成人使用剂量 10～50mg；儿童适用剂量 1.1～2.2mg/kg；术前 1 小时服用。

（四）阿片类药物

阿片类药物具有很强的镇痛作用，可以缓解中度到重度疼痛。单独使用阿片类药物时，虽然无疼痛，但镇静和抗焦虑的作用弱，患者大多数表现为烦躁不安。阿片类药物口服途径与注射使用起效时间不同，且有较多的副作用（低血压、恶心和呕吐）。成年人通常应该避免口服阿片类药物，尤其是脏器功能受损的患者。儿童应用时应与抗组胺药和（或）苯二氮䓬类药物同时使用。哌替啶有镇静镇痛和抗焦虑作用，特别适合小儿口服镇静，由于副作用较大，临床不推荐使用，常使用的为阿片类药物衍生剂。

（五）口服镇静方案

1. 轻度镇静

（1）方案 1：手术时间大约 45～60 分钟，成人（≥18 岁）；术前 1 天晚上口服地西泮 2.5～10mg；术前 30～45 分钟口服扎来普隆 5～15mg；笑氧吸入镇静技术复合局部麻醉。

（2）方案 2：手术时间大约 1～2 小时，成人（≥18 岁）；术前 1 天晚上口服地西泮 2.5～10mg；术前 1 小时口服三唑仑 0.125～0.5mg。

ASA 1～ASA 2 级患者且中度焦虑的患者具体方案：见医师前 1 小时口服三唑仑 0.25mg；45 分钟后观察生命体征和镇静评分，将患者扶置口腔科治疗椅；60～90 分钟后效果不佳者可追加剂量，但不能超过最低有效剂量的 1.5 倍；笑氧吸入镇静技术复合局部麻醉。

（3）方案 3：手术时间大约 1～3 小时；术前 1 天晚上口服地西泮 2.5～10mg；术前 1～1.5 小时口服劳拉西泮 1～5mg；笑氧吸入镇静技术复合局部麻醉。

2. 中度镇静

（1）方案 1：手术时间大约 2 小时；术前 1 天晚上口服地西泮 2.5～10mg；术前 1 小时口服三唑仑 0.125～0.5mg（最高 0.75mg）；术前 1 小时口服羟嗪 50～100mg；笑氧吸入镇静技

术复合局部麻醉。

（2）方案2：手术时间大约3～4小时；术前1天晚上口服地西泮2.5～10mg；术前1小时口服羟嗪50～100mg；术前1小时口服劳拉西泮1～5mg；笑氧吸入镇静技术复合局部麻醉；必要时应用哌替啶代替。

二、肠外（静脉）镇静药物

为了保证患者舒适无痛，口腔门诊中通常几种镇静药物复合使用。理想的镇静药物特征为：镇静；镇痛；催眠；术中遗忘；抑制应激反应；血流动力学稳定；起效快、作用时间短。但所有的镇静方案都离不开良好的局部麻醉技术，良好的局部麻醉效果不但可以减少镇静药物使用，还可以持续的术后镇痛、降低应激反应程度，两者是相辅相成的关系。

最常用的静脉镇静药物为苯二氮䓬类、阿片类药物，超短效麻醉药品（丙泊酚）和氯胺酮。以上药物均可以联合使用，也可以复合笑氧吸入镇静技术下进行局麻。但联合应用应高度警惕呼吸抑制和吞咽反射迟钝后的异物、血液等的误吸等；增加留院观察时间。

（一）苯二氮䓬类

1. 咪达唑仑（midazolam）　最常用的苯二氮䓬类药物，有镇静、抗焦虑、肌肉松弛、抗惊厥和顺行性遗忘的作用。咪达唑仑为水溶性制剂。β半衰期为1.7～2.4小时；α半衰期为4～18分钟。咪达唑仑顺行性遗忘作用强，但其镇静效果不如地西泮。咪达唑仑的副作用最常见的为眩晕。禁忌证为急性肺功能不全、辅助通气和对咪达唑仑过敏的患者。用量：初始剂量为1～2.5mg，2mg逐步增加达到理想镇静深度，平均镇静剂量为2.5～7.5mg。

2. 地西泮（diazepam）　地西泮为脂溶性制剂，易导致静脉局部刺激，静脉炎甚至血栓形成。容易产生反弹效应或第二峰效应。达血药峰值时间为1～2分钟。β半衰期为30小时；α 半衰期为 45～60 分钟。地西泮镇静持续时间为 40～60 分钟，可能会导致呼吸抑制。地西泮有提高唤醒阈值和顺行性遗忘作用。禁忌证为青光眼和对地西泮过敏的患者。常见不良反应为嗜睡，头昏、乏力等，大剂量可有共济失调、震颤。个别患者发生兴奋，多语，睡眠障碍，甚至幻觉。停药后上述症状很快消失。用量：5～20mg 缓慢滴定，通常为 5mg 的增量。

（二）阿片类药物

该类药物是阿片受体激动剂，是手术或者无痛治疗中主要的中枢性镇痛药物。

1. 芬太尼（fentanyl）　为人工合成的强效麻醉性镇痛药。其镇痛强度为吗啡的 100 倍，起效迅速，维持时间短，不释放组胺，对心血管功能影响小，能抑制气管插管时的应激反应。静脉注射 1 分钟即起效，4 分钟达高峰，维持 30～60 分钟。大剂量快速静注可引起颈、胸、腹壁肌强直，胸顺应性降低影响通气功能。禁忌证为对芬太尼过敏，慢性阻塞性肺病（COPD）和呼吸系统疾病晚期患者，支气管哮喘以及重症肌无力患者。禁止与单胺氧化酶抑制剂（如苯乙肼、帕吉林等）合用。用量：初次剂量为 25～50μg，以 25μg 为单位滴定。平均镇静剂量为 100μg。

2. 瑞芬太尼（remifentanil）　高效的阿片类药物。它具有起效迅速和极短的消除半衰期的特点。这种特性使得它适合于手术室外麻醉，同样具备其他阿片类药物的特点，即产生镇痛、呼吸抑制、恶心、呕吐和嗜睡。瑞芬太尼只能经静脉内途径给予，安全范围高，0.5～2μg/（kg·min）为常用剂量，与丙泊酚或者七氟烷搭配可完成绝大部分门诊的无痛下治疗。

3. 舒芬太尼（sufentanil）　是合成的阿片类药物，镇痛效果强，约为芬太尼的 5～10 倍，呼吸抑制相对其他阿片药物轻，除了经静脉给予，还可以经鼻（1.5～4.5μg/kg）、经皮缓释等给药途径。在镇静镇痛下口腔治疗时，通常会用单独或者联合应用该药经鼻或者经静脉，以控制术中或者术后的疼痛。

4. 哌替啶（meperidine）　为人工合成的阿片受体激动剂，是一种临床应用的合成镇痛药，其作用和机制与吗啡相似，但镇静镇痛作用较小，仅相当于吗啡的 1/10～1/7。历史上，口腔医师最常用的镇静药物是哌替啶，但由于其副作用较大，因而使用芬太尼代替，现已不常用。2～4 分钟起效，维持时间为 30～45 分钟。哌替啶具有阻滞迷走神经功能，增加心率并减少唾液分泌的作用。哌替啶可使组胺释放增加，其代谢产物去甲哌替啶可导致癫痫的发生。禁忌证为对哌替啶过敏、COPD 和通气储备较低的患者。平均镇静剂量为37.5～50mg。最大的单次剂量：50mg。25mg 为单位滴定。

（三）拮抗药物

1. 纳洛酮（naloxone）　盐酸纳洛酮是阿片受体拮抗药，起效时间为 2 分钟，作用维持 30 分钟。禁忌证为对纳洛酮过敏或阿片药物依赖者。用量：每 2～3 分钟注射 0.1～0.2mg。最大剂量：1.2mg。

2. 氟马西尼（flumazenil）　是苯二氮䓬类药物拮抗药，起效时间为 3～5 分钟，作用时间约为 60 分钟。禁忌证为对氟马西尼过敏、癫痫和颅内高压患者。用量：每分钟 0.2mg 直到最大剂量 1mg。

需要重点说明的是，使用拮抗药物的镇静患者至少监测2 小时，才可离开。拮抗药物往往比镇静药物作用时间短，容易出现二次镇静的风险。

（四）丙泊酚

丙泊酚（propofol）是一种静脉麻醉药物，用于麻醉诱导和维持，同时也用于镇静。丙泊酚不溶于水，属于脂溶性药物。丙泊酚注射液内含精制大豆油、精制蛋黄卵磷脂、甘油和注射用水等，因此，推荐取出 6 小时内使用完。丙泊酚静脉推注时有强烈的静脉刺激作用，因此常用利多卡因预处理。丙泊酚体内吸收迅速，起效快，作用时间短。规格为 10mg/

ml。镇静方案推荐剂量为 50～100μg/（kg•min），直至达到预期镇静效果，维持剂量为 25～75μg/（kg•min）。起效时间为 90～100 秒，作用时间为 2～8 分钟。长时间应用会产生药物蓄积作用延长清醒时间。

（五）氯胺酮

氯胺酮（ketamine）是唯一具有镇痛作用的静脉全麻药，可选择性抑制丘脑内侧核，阻滞脊髓网状结构束的上行传导，兴奋边缘系统。可以产生一种分离麻醉状态，其特征是僵直状、浅镇静、遗忘与显著镇痛，并能进入梦境、出现幻觉。氯胺酮可以静脉输注也可以肌内注射。可使血压升高，心率加快，心排出量增加，因此冠心病、充血性心力衰竭、动脉瘤以及不受控制高血压患者应避免使用。氯胺酮有扩张支气管功能，因此适用于哮喘患者，但易引起唾液分泌增加。血清锂会延长氯胺酮作用时间，地西泮类药物会延长其半衰期。由于氯胺酮有分离麻醉作用，因此常推荐与苯二氮䓬类药物复合使用。最大剂量：2mg/kg，静脉注射；4mg/kg，肌内注射。

（六）副交感神经阻滞剂

具有抑制胃液分泌及调节胃肠蠕动作用，抑制唾液分泌，格隆溴铵不通过血药屏障，因此不产生中枢抑制或精神神经症状。起效时间为 1 分钟，副交感神经阻滞作用维持 2～3 小时，止涎作用可达到 7 个小时。禁忌证为幽门梗阻，青光眼，前列腺肥大，对本药及其他抗胆碱能药物过敏者，重症肌无力，麻痹性肠梗阻或肠弛缓，反流性食管炎。常规治疗剂量为 0.1mg，2～3 分钟可重复一次。最大剂量：0.3mg。

（七）盐酸右美托咪定

盐酸右美托咪定（dexmedetomidine）为美托咪定的活性右旋异构体，具有抗交感、镇静镇痛的作用，与美托咪定相比，本品对中枢 α_2- 肾上腺素受体激动的选择性更强，是可乐定的 8 倍，临床上适用于重症监护治疗期间开始插管和使用呼吸机患者的镇静。近年的最新研究表明,盐酸右美托咪定同样适用于口腔门诊镇静,镇静效果不亚于咪达唑仑,而且通过抑制炎症反应而具备一定疼痛抑制作用。文献报道使用方法:配成 4μg/ml 浓度,以 0.5μg/kg 为初始剂量缓慢静脉泵注,输注时间为 10 分钟,维持剂量为 0.5μg/(kg·h)。盐酸右美托咪定滴鼻用于口腔门诊患儿术前镇静也取得了不错的效果。当然也有作者对该药物镇静作用有限的不同意见,由于盐酸右美托咪定不良反应有低血压、心动过缓、窦性停搏及暂时性高血压,且药物半衰期较长,有延迟苏醒、呼吸抑制及低血压的报道,故认为由于该药个体差异性较大,只能由专业麻醉医师或 ICU 医师在具备医疗监护设备的条件下使用,在没有呼吸道保护措施的情况下尽量减少药物使用的时间与剂量,与其他镇静药物合用时,呼吸抑制风险明显增加。

(八)静脉镇静方案

1. 术前用药 氧化亚氮 / 氧气在口腔诊所应用广泛,可减轻术前和术中的焦虑。糖皮质激素类(地塞米松,甲泼尼龙)减轻术后创伤性水肿,同时减少某些镇静药物释放的组胺。组胺阻滞剂(苯海拉明)减少某些镇静药物引起的组胺增加,同时增加镇静作用。抗胆碱药(阿托品、东莨菪碱)减少腺体分泌物。

2. 抗焦虑 / 镇痛药物 氧化亚氮 / 氧气静脉镇静辅助药物可以减少镇静药物使用剂量且提供氧气。苯二氮䓬类药物(地西泮,咪达唑仑)最有效的抗焦虑药物通常和阿片类药物同时使用。

3. 阿片类药物(芬太尼,哌替啶) 主要用于镇痛。通常和苯二氮䓬类同时使用,达到中度镇静,该两种药物的组合仍然是最经典、最值得推广的方案。

4. 深度镇静 麻醉药物(氯胺酮,丙泊酚,巴比妥类)在特别疼痛或者复杂手术时增加其镇静深度(如局麻药注射时),或者当镇静药物复合镇痛药物无法满足手术需要时使用的麻醉药物。但注意呼吸抑制的发生。

三、吸入性麻醉药物镇静

（一）七氟烷

七氟烷（sevoflurane）是刺激性较小的吸入性麻醉气体，麻醉诱导和觉醒平稳而迅速，麻醉深度容易调节。七氟烷可与纯氧或氧/氧化亚氮同时使用以达到麻醉诱导作用。七氟烷只能由接受过麻醉科培训人员使用。维持呼吸道通畅、人工通气、氧气供给和循环再生的设备必须准备好以便随时使用。

1. 性状　无色澄清的液体，易挥发，不易燃。

2. 适应证　全身麻醉。

3. 禁忌证　以前因使用卤素麻醉剂而发生黄疸或无名发热的患者；有恶性高热病史或家族史的患者；对本品的成分有过敏既往病史的患者。

4. 注意事项

（1）以下情况需要慎重给药：肝、胆疾病的患者；肾功能障碍的患者；高龄患者；静脉注射琥珀酰胆碱后出现肌强直者；恶性高热家族史；癫痫病史；心脏病和心电图异常的患者；肌营养不良症患者；接受含肾上腺素药物治疗的患者。

（2）重要的基本注意事项：麻醉前禁食禁水。原则上需术前用药。麻醉中和麻醉后保持呼吸道通畅，注意呼吸及循环变化。麻醉深度须控制在手术或检查所需的最低限度。在使用高浓度药物进行诱导时须密切观察患者的状况，因为曾有异常脑电图和异常运动的报道，特别是在过度通气时。

（3）使用中的注意事项

1）请由麻醉技术操作熟练的麻醉医师使用：本品在封闭麻醉系统回路中，接触二氧化碳吸收剂时会分解，请予注意。七氟烷的药物指示色为黄色。需要使用专用七氟烷挥发罐，提供正确浓度。麻醉液注入装置的接口位于瓶颈部。干燥的二氧化碳吸收剂可能会导致过热，因此要定期更换新的二氧化碳吸收剂，避免其过于干燥并注意吸收装置的温度。

2）口腔门诊使用：①成人诱导：七氟烷吸入浓度至 5%，2 分钟内通常可达到外科麻醉效果；②儿童诱导：七氟烷吸入浓度至 7%，2 分钟内即可达到外科麻醉效果。

3）作为术前没有用药的患者的麻醉诱导，七氟烷吸入浓度为 8%；维持：七氟烷伴或不伴氧化亚氮维持外科水平麻醉的浓度为 0.5%～3%；老年患者酌情减量；苏醒：七氟烷麻醉的苏醒期通常较短，术后烦躁率较高。

（二）地氟烷

地氟烷（desflurane）为 1992 年上市的含氟吸入麻醉药，为异氟烷的氟代氯化合物，其沸点较低（23℃），血 / 气分配系数为 0.42，比其他含氟吸入麻醉药均低，故麻醉的苏醒快，易于调节麻醉深度。其最小肺泡内浓度（MAC）为 5.6%～6%，故麻醉效力亦较其他者为低。它对循环系统的影响比其他吸入麻醉药小，对肝肾功能无损害。

1．性状　无色澄清的液体，易挥发，不易燃。

2．适应证　成年人做住院或门诊手术时的诱导和维持麻醉；对婴儿和儿童只可作为维持麻醉，不可作为诱导麻醉。

3．禁忌证　对可能产生恶性高热者禁用。因本品在怀孕或分娩时的安全性尚未确定，故孕妇慎用。本品对婴儿或儿童不宜通过面罩做全身诱导麻醉，因为中重度不良反应发生率较高。本品还可能增加对卤化麻醉药敏感者的危险。已知或疑有脑脊液压增加者，本品的浓度应为<0.8MAC，并密切注意维持脑脊液压。

4．口腔门诊使用　成年人剂量为 2.5%～8.5%，儿童剂量为 5.2%～10%，单用或加用一氧化二氮均可达到维持进行手术的麻醉深度。与阿片类或苯并二氮杂䓬合用应减少本品的麻醉用量。

（李思思）

参 考 文 献

1. Alhashemi JA. Dexmedetomidine vs midazolam for monitored anaesthesia care during cataract surgery. British Journal of Anaesthesia, 2006, 96(6): 722-776

2. Jalowiecki P, Rudner R, Gonclarz M, et al. Sole Use of Dexmedetomidine Has Limited Utility for Conscious Sedation during Outpatient Colonoscopy. Anesthesiology, 2005, 103: 269-273

3. Koroglu A, Demirbilek S, Teksan H, et al. Sedative, haemodynamic and respiratory effects of dexmedetomidine in children undergoing magnetic resonance imaging examination: preliminary results. British Journal of Anaesthesia, 2005, 94(6): 821-824

4. Candiotti KA, Bergese SD, Bokesch PM, et al.Monitored Anesthesia Care with Dexmedetomidine: A Prospective, Randomized, Double-Blind, Multicenter Trial, 2010, 110: 47-56

5. Yuen VM, Irwin MG, Hui TW, et al. A Double-Blind, Crossover Assessment of the Sedative and Analgesic Effects of Intranasal Dexmedetomidine, 2007, 105: 374-380

6. Cheung CW, Ying CLA, Chiu WK, et al.A comparison of dexmedetomidine and midazolam for sedation in third molar surgery. Anaesthesia, 2007, 62: 1132-1138

7. Yu C, Li S, Deng F, et al. Comparison of dexmedetomidine/ fentanyl with midazolam/fentanyl combination for sedation and analgesia during tooth extraction. International Journal of Oral and Maxillofacial Surgery, 2014, 43: 1148-1153

8. Richard D Urman, Alan D Kaye.Moderate and deep sedation in clinical practice.Cambridge, 2011

9. Keira P Mason.Pediatric sedation outside of the operating room.

Springer，2012

10. Hitt JM，Corcoran T，Michienzi K，et al.An evaluation of intranasal sufentanil and dexmedetomidine for pediatric dental sedation. Pharmaceutics，2014，6：175-184

第十二章
成人镇静镇痛下口腔门诊治疗的评估与实施

近年来,涉及有创医疗操作(例如胃肠内镜检查、妇产科部分门诊治疗、儿童影像学检查等)时的镇静镇痛发展迅速。相比全身麻醉,许多医师更倾向于有创操作时提供镇静镇痛服务,我们分析是因为"镇静镇痛"和"全身麻醉"仍有区别。从麻醉学角度,"镇静镇痛"仅属于"全身麻醉"的组成部分,但从两者服务的提供者、实施场地、术前准备及费用经济角度分析,"镇静镇痛"的门槛似乎更低,例如,在美国,早期牙科或者口腔颌面外科医师走在发展镇静实践的最前沿,甚至从 20 世纪 80 年代开始,在口腔科诊所内对患者实施镇静治疗是由注册护士在医师监督下实施的。随着药物和监测技术的优化,需要提供镇静镇痛服务的范围不断扩大、从业人员数量不断增加,因此,如何规范实施、规避风险成为目前首要考虑的问题。

从我国的医疗现状出发,门诊的镇静镇痛服务仍由麻醉医师实施,属于手术室外麻醉的范畴,所以对于顺利完成一例成人镇静下的口腔治疗,需要在整个围术期对患者进行全面的管理,评估和干预应贯穿整个围术期。

第一节　成人镇静镇痛下口腔治疗前的评估

一、镇静镇痛下口腔治疗前的评估

（一）评估的途径

根据门诊口腔治疗患者当日来院的特殊性，麻醉前的评估应该是多种途径的：对于 ASA 1 或 ASA 2 级患者：①电话预约，由麻醉医师或经过培训的麻醉护士询问患者全身情况，可手术当日访视；②当日来院，即刻访视；③在医院已建档或复诊患者，可不访视；④对于合并各系统疾病、全身情况较差的患者，应在术前1～2天由麻醉医师进行评估、完善相关检查及必要的术前干预。

（二）初步筛选

患者初次就诊，口腔医师在拟定是否需要门诊镇静镇痛下进行口腔治疗时，应对患者进行初步的筛选。简单询问患者的年龄、身高和体重，常见的伴发疾病，如糖尿病、心脏病和肺部疾病，是否有过敏史，是否有长期服用镇静药物史和打鼾、睡眠憋气等问题，可帮助口腔医师初步判断患者适合的镇静镇痛的方式。

（三）患者的选择

对于门诊口腔外科镇静下治疗的对象，应首选具有没有合并系统疾病、过敏体质的身体健康状况良好的青壮年患者。因为在镇静过程中，并发症最累及呼吸系统和（或）心血管系统。目前，门诊手术已不再限于特定的人群，对于高龄患者，只要术前进行充分的评估和干预，全身状况明显改善，仍可考虑实施门诊镇静。门诊镇静下口腔治疗的禁忌证有以下方面：

1. 全身状况不稳定的 ASA 3 或 ASA 4 级患者；

2. 困难气道、颅颌面严重畸形；

3. 恶性高热患者；

4. 合并严重呼吸系统或循环系统疾病；

5. 合并严重糖尿病；

6. 阻塞性睡眠呼吸暂停综合征（obstructive sleep apnea syndrome，OSAS）；

7. 病理性肥胖；

对于病理性肥胖患者的判断，可以借助体重指数（BMI）：

体重指数（BMI）= 体重（kg）÷ 身高 ^{2}（m^2）；BMI>25 为体重超标，BMI>30 考虑为肥胖，当 BMI>40 时，考虑为病理性肥胖。

8. 不配合的患者。

二、镇静镇痛下口腔治疗前的准备

（一）患者的准备

门诊手术患者在麻醉前需进行必要的实验室检查，如血常规、肝肾功、凝血功能、血糖。对于合并各系统疾病的患者，还需进一步针对性地检查胸片、心电图等。

门诊患者术前必须禁食：在我国，麻醉医师的习惯为手术的前 1 天晚上要求患者禁食、水直到手术完成。现今，研究发现术前 2 小时饮用各种饮料并不增加残留胃内容量；相反，饮水可冲淡胃液，刺激胃排空，减少胃液量。同时，对于部分需药物控制血压、心率的患者，也应常规在术前 1～2 小时服用。下午进行手术的患者，早晨饮用清水、果汁可避免焦虑、低血糖等不适，减少口干、头晕及术后恶心等症状。而对于使用胰岛素的糖尿病患者，则需在医师的指导下，调整胰岛素的用量，特别是使用长中效胰岛素的患者。

围术期应避免进食辛辣、刺激的食物，戒烟戒酒。

对于术前紧张、焦虑的患者，医师应通过耐心讲解镇静流程及签署麻醉同意书的形式与患者进行心理疏导，消除患者对麻醉及手术的恐惧心理。少数情况严重者，可使用口服镇静药帮助睡眠，减缓焦虑。

（二）设施的准备

门诊手术和住院手术的患者同样重要，不容忽视。对于门诊镇静下的麻醉设施仍应具备下列条件：①访视室：用于患者的接诊及评估；②门诊手术室：具有麻醉机、监护仪、急救设备、急救药品等，同时也有满足口腔治疗的治疗器械；③麻醉后复苏室：用于实施深度镇静镇痛的患者麻醉后恢复期的观察及并发症的处理，确保患者安全离院。

第二节　成人镇静镇痛下口腔治疗的常用方法

与儿童等无法配合的患者有区别，除了患者有严重口腔科焦虑症外，健康成年人基本能控制和配合常规的门诊口腔治疗，考虑到我国国情以及民众的接受程度，这里主要介绍在国内已成熟开展的方法。

一、经鼻吸入氧化亚氮轻度镇静下口腔治疗

氧化亚氮（N_2O）俗称笑气，笑气/氧气吸入轻度镇静是采用笑气和氧气的混合气体，应用于口腔科、产科、急诊、儿科等的检查治疗，国外已广泛应用于口腔科治疗，是最安全的口腔科麻醉方式之一。据统计，在美国有 76.5% 的口腔医院都配备有口腔笑气镇痛设备，超过 50% 的全科牙医和近 90% 的儿童牙医都为患者使用笑气来减轻治疗过程的焦虑和疼痛。从国内范围内看，此方法仍是成人镇静下口腔治疗的主要技术方式。

（一）笑气作用及其原理

"笑气"学名为一氧化二氮，是无色有甜味的气体，对呼吸道无刺激，通过呼吸道进入人体内而作用于神经系统，起到麻醉作用，属于非竞争性 NMDA 受体（N—甲基—D—天冬氨酸受体）拮抗剂，同时还能激动多巴胺能受体，α_1 和 α_2 肾上腺素能受体和阿片受体。氧化亚氮镇痛作用强而麻醉作用弱。短时间内吸入即产生作用，停止吸入后几分钟作用消失，且大部

分以原形经肺伴随呼吸排出体外。由于笑气最低肺泡有效浓度 MAC 为 104%,所以麻醉作用相对弱而镇痛作用相对强。

通过笑气和氧气混合装置吸入一定比例的笑气,对意识水平产生轻微的抑制,同时患者能够保持连续自主的呼吸及对物理刺激和语言指令做出相应反应的能力。在整个治疗过程中,患者存在意识,保护性反射活跃,并能配合治疗。

（二）笑气在口腔治疗中的镇静特点

1．镇痛　吸入 30%～50% 笑气可提高痛阈,减轻疼痛但不阻断疼痛;根据治疗需要联合应用局麻药物。

2．抗焦虑　减轻或消除有口腔科焦虑患者的焦虑程度,使患者放松、舒适、合作。很多医师也利用该药理特性,配伍其他镇静催眠药物加强镇静镇痛的效果。

3．遗忘　患者在完成治疗后不能完全、准确回忆当时的情况,但有个体差异性。

4．操作简便,易于控制　起效和恢复迅速,镇静的程度可通过流量计浓度进行调节,属于轻度镇静。对组织无刺激,常规治疗浓度对呼吸循环影响小,过敏极为罕见。一般在应用后 30 秒可产生效果,5 分钟可达到最佳效果,停用笑气吸入纯氧 5 分钟后可达到完全复苏。因此,能够应用于几乎所有的口腔治疗。

（三）口腔科用笑气镇静技术的适应证

1．对口腔科治疗感到非常紧张害怕者;

2．有不良口腔科治疗经历者;

3．局部麻醉难以完全达到效果者;

4．有严重的恶心呕吐反射者;

5．不能接受传统口腔科治疗者;

6．难以合作的儿童等。

（四）口腔科用笑气镇静技术的禁忌证

1．慢性阻塞性疾病;

2．上呼吸道感染;

3. 不能用鼻呼吸;

4. 孕期(N_2O 避免前 3 个月);

5. 严重低血压。

(五)笑气口腔科镇静镇痛的不良反应

1. 循环系统 ①血压:氧化亚氮可轻度升高血压;②心率:氧化亚氮对心率变化的影响甚微;③心脏功能:氧化亚氮有拟交感神经作用,可增加心排量。大剂量时也可引起心肌抑制。对心脏无直接抑制作用且都是可逆的。

2. 中枢神经系统 吸入 30%～50% 的氧化亚氮有镇痛作用,对 80% 患者有麻醉作用,但作用较弱,患者大多会产生轻微的头晕。氧化亚氮会致使颅内压升高。高浓度(大于50%)可能导致术后恶心,甚至呕吐。所以不建议为了达到较深的镇静程度而盲目增加笑气浓度。

3. 呼吸系统 味略甜,对呼吸道无刺激,单纯使用不产生呼吸抑制。在使用高浓度时易产生缺氧。在完备的监护下行笑气口腔镇静治疗,可有效防止氧化亚氮的不良反应。

(六)笑气镇静技术专用设备

原理与麻醉机类似,结构组成更简单,由专业厂家生产,一般包括气瓶、流量计、压力安全报警系统、防混接装置和鼻罩等。目前市场上主流机型有机械式和数字式两种,以数字式气体混合装置使用最为方便,安全性最高。鼻罩也是关键部件,以最大限度贴合患者面部、最小程度影响口腔操作为最佳标准。数字式笑气吸入装置如图 12-2-1。

(七)相关监护设备及急救设备

1. 监护仪 用于监测患者血氧饱和度、血压、心率等生病体征。

2. 简易呼吸器 为应急状况发生

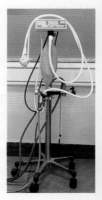

图 12-2-1 数字式笑气吸入装置

做好准备。

3. 急救药品 依据《口腔治疗中笑气 - 氧气吸入镇静技术》对医疗机构设备、能力的要求中急救药品的规定，及我们的经验认为至少应具备阿托品、硝酸甘油、毛花苷丙、多巴胺、异丙嗪、肾上腺素、呋塞米、可拉明（尼可刹米）、氨茶碱、葡萄糖酸钙、甘露醇、氢化可的松、麻黄碱、葡萄糖等。以硝酸甘油和麻黄碱滴鼻液最为常用。

（八）笑气镇静操作

1. 治疗前访视，ASA 分级，评估患者全身情况，制订镇静镇痛计划，签署知情同意书。

2. 治疗前和患者充分交流，让患者处于舒适横卧的姿势（图 12-2-2），将鼻罩放置于患者鼻部（图 12-2-3），调节口腔科治疗椅背后的滑环固定鼻罩（图 12-2-4）。教会患者如何使用鼻罩，如何表达对治疗的反应及要求。

3. 检查笑气装置 检查气体压力情况及余气量，管路及负压吸引，将笑气吸入装置放于患者的后方远离其视线（图 12-2-5）。

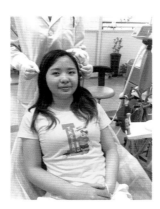

图 12-2-2 让患者处于舒适的横卧姿势

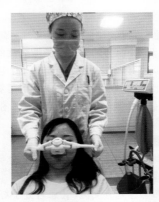

图 12-2-3　将鼻罩放置于患者鼻部

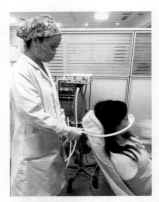

图 12-2-4　调节口腔科治疗椅背后的滑环固定鼻罩

4. 调节笑气氧气浓度　从初始浓度笑气 10%～20% 开始，根据患者反应增加 5%～10% 笑气浓度（图 12-2-6），大多数患者在笑气 30% 即可出现镇静反应。表现为之前的恐惧感减轻或消失，有欣快感；患者自觉口唇及手脚，甚至全身发

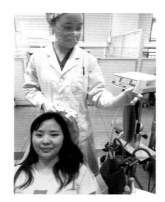

图 12-2-5　将笑气吸入装置放于患者的后方远离其视线

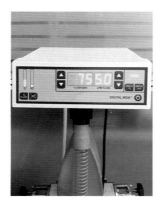

图 12-2-6　调节笑气浓度（此时笑气浓度为 15%，氧气浓度为 75%，通气流量为 5L/min）

麻；有飘忽感，患者感觉肢体变轻或发沉；反应迟钝，呼之回应缓慢，目光游离；面部潮红等。在治疗过程中根据患者反应随时对笑气浓度作出调整，镇静程度维持在轻～中度，以达到最佳镇静镇痛状态。注意观察气囊,气囊部分鼓起通常表示鼻罩密封性良好(图 12-2-7);气囊瘪小通常表示鼻罩漏气或分钟通气量不足(图 12-2-8);气囊过度膨胀表示分钟通气量过大或通气管阻塞(图 12-2-9)。

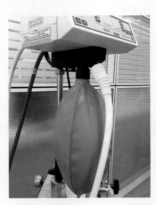

图 12-2-7 气囊部分鼓起通常表示鼻罩密封性良好

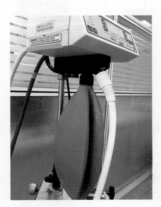

图 12-2-8 气囊瘪小通常表示鼻罩漏气或分钟通气量不足

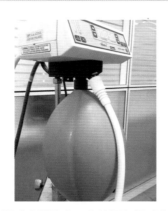

图 12-2-9　气囊过度膨胀表示分钟通气量过大或通气管阻塞

5. 治疗结束后纯氧吸入 5～10 分钟（图 12-2-10），帮助残余笑气迅速排出体内，待患者完全恢复后离开。

6. 记录镇静过程。

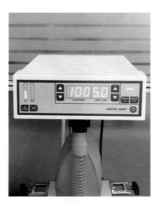

图 12-2-10　治疗结束后纯氧吸入（此时笑气浓度为 0%，氧气浓度为 100%，通气流量为 5L/min）

二、经静脉途径中度镇静下口腔治疗

（一）经静脉途径实施中度镇静下口腔治疗的特点

经静脉途径实施口腔科镇静镇痛属于静脉麻醉的范畴且历史悠久，最早可以追溯到1656年。随着医学的不断发展，在20世纪80年代后期，人们对药代动力学和药效动力学有了重新认识，出现了越来越多的新型静脉麻醉药以及新的静脉麻醉给药方法和技术，使得医疗服务更加人性化，患者可以轻轻松松接受各种有创的检查和治疗，包括牙槽外科治疗和口腔种植手术。经静脉途径实施口腔科镇静镇痛（图12-2-11）属于中度至深度镇静。

1. 优点

（1）理想的静脉麻醉给药方式应该是起效快，维持平稳，恢复迅速，效果肯定。目标是要达到预期和满意的药物作用和时间过程。包括单次给药、间断给药和连续给药。

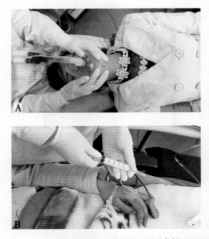

图12-2-11　成人经静脉中度至深度镇静下口腔治疗

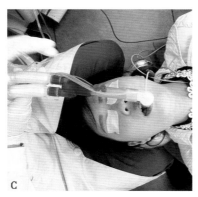

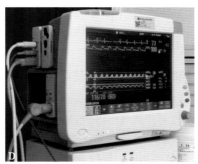

图 12-2-11　成人经静脉中度至深度镇静下口腔治疗（续）

（2）静脉麻醉的实施对设备的要求不高，操作也较简单且患者的依从性高。静脉的药物种类较多，可根据患者的实际情况及口腔科医师的需要制订个性化的麻醉方案。麻醉医师可以根据口腔科治疗的各科特点选择一种或者几种静脉麻醉药，通过不同的给药方式进行静脉麻醉，在整个诊疗过程中尽可能地做到医患可以轻松配合。

（3）静脉麻醉最突出的特点就是无需经气道给药，无空气污染的顾虑。

2. 缺点

（1）静脉麻醉虽然应用广泛，但还是存在着一些局限性，单一的静脉麻醉药往往不能满足手术麻醉的需要，而采用多种药物复合给药会因为药物协同作用导致麻醉效应难以预测，增加风险。静脉麻醉药个体差异较大，给药剂量不能单纯的依照体重计算，但随着剂量增加可发生循环、呼吸抑制，特别是在没有呼吸道保护的病例。

（2）可控性不如吸入麻醉药，药物代谢受肝肾功能和人体内环境的综合影响，使其在肝肾功能差，并且老年患者的风险大。

（3）建立静脉通道相对繁琐；由于口腔内治疗，不能避免误吸及呼吸道异物的可能性。

（4）麻醉深度调控相对治疗需要滞后，患者不能完全做到开口、闭口配合治疗。

三、常用静脉镇静药物的使用特点

（一）芬太尼

属于中枢性阿片镇痛药物，镇痛作用强，为吗啡效价的70～120倍。易通过血脑屏障且能迅速重新分布到其他组织。作用时间短，适用于口腔科手术的镇痛。对循环系统抑制小，不影响血压，可联合其他镇静药物使用。常见的不良反应为呼吸抑制。若发生呼吸抑制时，因口腔科治疗手术或消毒范围与给氧及开放气道部位重叠，容易导致感染，并降低医师满意度，故给药时需缓慢。其他不良反应有：①心率过缓：可用硫酸阿托品对抗；②可能存在呼吸遗忘的风险。

（二）咪达唑仑

具有典型的苯二氮䓬类药理活性，无镇痛作用，可产生抗焦虑、镇静、催眠、抗惊厥及肌肉松弛作用。术前5～10分钟注射2.5～5mg（0.05～0.1mg/kg）。不良反应为有一定的呼吸抑制作用。常与芬太尼配伍试用。

（三）氯胺酮

一种具有镇痛作用的静脉全麻药，可以产生一种分离麻醉状态，其特征是僵直状、浅镇静、遗忘与显著镇痛，并能进入梦境、出现幻觉。因直接作用中枢神经系统可导致血压升高，心率增快。呼吸道分泌物增多，无呼吸抑制，喉反射不消失。与丙泊酚合用效果更佳。1～2mg/kg 静脉注射，维持15～30 分钟。

（四）丙泊酚

是目前临床上普遍使用的一种新型快速、短效静脉麻醉药。它麻醉诱导起效快、苏醒迅速且功能恢复完善，无咳嗽、呃逆，术后恶心呕吐发生率低。具有明显的循环抑制作用，通过抑制心肌收缩和扩张外周血管的双重作用，能明显降低血压。有一定呼吸抑制的作用。适用于门诊小型手术如美容整形及内镜检查等。术前以 2.0mg/kg 剂量实行麻醉诱导，术中患者若因疼痛有肢体活动时，以 0.5mg/kg 剂量追加，应能获得满意的效果。很多研究和文献中报道采用丙泊酚计算机辅助的靶浓度控制输注（target controlled infusion）在各类人群口腔科治疗中的广泛应用，可与笑气、阿片药物等搭配使用。

（五）右旋美托咪啶

一种相对选择性 α_2- 肾上腺素受体激动剂，以 4μg/ml 浓度 1μg/kg 剂量缓慢静脉泵注，持续泵注 10 分钟左右起效。在口腔科治疗过程中患者完全放松，可进入睡眠状态，呼之可以立刻配合治疗。无需禁食，在饱胃的情况下也可以使用。根据我们的临床实践，该药最符合需要长时间镇静的口腔科有创操作的要求，如复杂的种植手术、牙槽外科手术等。

虽然右旋美托咪定是最符合口腔科静脉镇静要求的药物，但由于其消除半衰期较长，需要在诊室留观较长时间；同时，其作用时间较长，不宜长时间给药。

（赵　楠）

参 考 文 献

1. De Oliveira Jr G S. Ambulatory anesthesia: responding to the"boom"in outpatient surgery, 2014

2. Norton ML, Kyff J. Key medical considerations in the difficult airway: sleep apnea, obesity, and burns.//Norton M L, Brown ACD, eds.Atlas of the Difficult Airway. St Louis, MO: Mosby Yearbook, 1991, 118-128

3. Joshi G P, Ankichetty S P, Gan T J, et al. Society for Ambulatory anesthesia consensus statement on preoperative selection of adult patients with obstructive sleep apnea scheduled for ambulatory surgery. Anesthesia & Analgesia, 2012, 115(5): 1060-1068

4. Standing Committee on Sedation in Dentistry.Standards for Conscious Sedation in Dentistry: Alternative Techniques. Royal College of Surgeons of England and Royal College of Anaesthetists, 2007

5. Nagels A J, Bridgman J B, Bell S E, et al.Propofol-remifentanil TCI sedation for oral surgery. N Z Dent J, 2014, 110: 85-89

6. Sakaguchi Mai, Higuchi Hitoshi, Maeda Shigeru, et al.Dental sedation for patients with intellectual disability: a prospective study of manual control versus Bispectral Index-guided target-controlled infusion of propofol. Journal of Clinical Anesthesia, 2011, 23: 636-642

7. Alexopoulos E, Hope A, Clark S L, et al.A report on dental anxiety levels in children undergoing nitrous oxide inhalation sedation and propofol target controlled infusion intravenous sedation.European Archives of Paediatric Dentistry, 2007, 8: 82-86

8. M R C Rodrigo, M G Irwin, S W Yan, et al.Patient maintained propofol sedation for dental surgery. International Dental Journal, 2004, 54: 177-181

第十三章
儿童镇静镇痛下口腔门诊治疗的评估与实施

儿童以门诊治疗为主的镇静镇痛给口腔医师和麻醉医师提出了巨大的挑战。虽然镇静镇痛下儿童影像学检查、有创操作及口腔科门诊治疗等已安全应用多年，但由于医学专业的限制，儿童的父母（监护人）乃至口腔科医师对此仍有所顾虑。随着家长们对儿童口腔健康重视程度的提高及饮食结构的改变，患儿接受口腔治疗的年龄提前了，这也推进了儿童门诊镇静镇痛技术的飞速发展，分析因素如下：①患儿家属迫切希望医院提供更舒适、更富有爱心的口腔门诊治疗；②医疗行业认可麻醉医师能提供最佳的舒适化医疗方案来满足患儿的需要；③麻醉医师能在医患双方中找到安全及高效的平衡并建立完善的围术期治疗体系。

近年来，舒适化医疗被越来越多的患者和医师接受；以麻醉科为主导，多学科合作的无痛医院建设也深入人心；体现出与传统手术室内的工作不同的方面，比如在包括手术室外或日间手术的镇静治疗实施与医疗安全控制，如镇静镇痛下的口腔治疗、影像学检查中的镇静等；胃肠外科手术后快速康复计划（enhanced recovery after surgery，ERAS）通过围术期的优化措施，改善预后；甚至不同麻醉医师实施的心脏手术预后与转归不同等。所以，麻醉医师走出手术室，成为舒适化治疗的主力军，为患儿及口腔医师"保驾护航"。

在美国，美国儿科学会（American Academy of

Pediatrics)、美国麻醉医师协会(American Society of Anesthesiologists)、美国儿童口腔科学会(American Academy of Pediatric Dentistry)和美国急诊医学会(American Academy of Emergency Medicine)均颁布了各自的专业指南。而且中华口腔医学会也正在制定我国的镇静镇痛医疗标准,作为日后规范门诊口腔镇静麻醉执业的参考。

本章希望能帮助国内儿童口腔科门诊镇静镇痛领域的临床工作者们,为他们提供我们已有的经验,为广大的患儿提供安全和舒适的医疗服务。

目前,镇静镇痛下的儿童口腔治疗包含儿童牙病科及门诊口腔颌面外科的范畴。其中,儿童牙病治疗主要集中于乳牙的治疗,通常分两类:浅龋及中、深龋。浅龋对儿童的刺激伤害相对较小且治疗时间较短;然而,中、深龋的治疗一般包括根管治疗和金属预成冠,通常需同时处理多颗龋齿,整个治疗时间较长,对患儿刺激伤害较大。对于口腔外科而言,由于其手术种类多样,手术困难度不一,往往风险性更大。甚至一些儿童需要同时接受内科和外科的联合治疗。所以,针对儿童的门诊镇静镇痛是一个团队协作的工作,同儿童口腔科医师、护士一起在患儿围术期建立流程就诊标准和医疗安全保障系统。本章的目的是探讨保证高效、安全地实施儿童口腔门诊麻醉的流程设置;麻醉前的评估;麻醉方法及离院标准。

第一节　儿童镇静镇痛下口腔治疗前的评估

对于儿童的评估,有别于成年患者。要求麻醉医师通过交流慢慢拉近与患儿及家庭的距离,避免儿童产生抗拒的心理。在交流中,医师应该了解包括儿童的年龄、体重,既往病史,是否长期药物治疗史(药物的种类、剂量),既往手术及麻醉史,过敏史,家族麻醉史,特别注意既往呼吸道感染病史等情况。而对于婴幼儿,还要了解相关的分娩史及新生儿期间的情况。

一、术前访视的意义

对于患儿及家长来说,术前访视的目的有以下几方面:

1. 了解患儿的既往病史,完善相关检查,拟定合适的麻醉方案;

2. 缓解患儿及家长的焦虑,良好的沟通能防止患儿家属的焦虑传递给患儿,导致患儿恐惧感的增加;

3. 术前沟通　与患儿及家长沟通可能的医疗风险、术后注意事项及治疗费用;

4. 签署医患沟通书。

二、基本流程与原则

(一)基本评估

体格检查应该是从第一眼看见患儿就开始进行,医师可以从观察中获取一些重要的信息包括行为、营养状况、活泼程度以及小下颌,呼吸道感染,贫血,呼吸急促等情况。询问患儿完整病史、预见并准备术中可能发生的紧急状况。

(二)评估儿童的口腔焦虑程度

1. 部分患儿只要父母安抚及鼓励,可施以局部浸润麻醉或是笑气辅助下口腔治疗,就可完成诊疗;一般 Frankl 治疗依从性评价量表 3～4 分者(见附录八)。

2. 部分小儿则必须选择全身麻醉的方式方可完成治疗计划,Frankl 治疗依从性评价量表 1～2 分者。因此,选择合适的医疗技术对儿童的口腔治疗十分关键。

(三)成长发育

若选择全身麻醉的方式,则患儿颌面部的发育也须纳入评估,诸如先天性的发育不全或是后天创伤及手术造成的张口受限、颈部活动度受限，决定着患儿是否属于困难气道，选择使用喉罩或气管插管作为治疗方式之一。

（四）口腔局部情况

了解患儿口腔情况（包括松动牙齿），了解口腔医师的治疗方案、手术时间长度、术中突发状况以及口腔影像学资料。

三、术前评估

在门诊镇静镇痛全程中，术前评估是最重要的决定安全因素的环节。镇静镇痛的禁忌证及适应证应由麻醉医师和口腔医师共同决定。其中，麻醉风险评估及医疗安全处于主导地位。

（一）患儿的选择

通常选择 ASA 分级 1、2 的患儿；部分 ASA 3 的患儿通过麻醉医师术前评估及干预，经过规范的治疗，同样可在门诊下进行镇静镇痛下的口腔治疗。有以下特点：①无颅腔、胸腔或大型腹部手术史；特殊儿童（智力障碍、自闭症）等常规治疗无法进行时，可选择门诊镇静镇痛。②麻醉和手术的并发症风险很小；仅由父母即可以提供简单的护理；不会对孩子的活动形成重大限制；简单的术后用药，如止痛药或止吐药。

（二）术前禁食

儿童的任何镇静镇痛流程，都应禁食，从而避免误吸的发生。然而，儿童的禁食并不能单纯等同于成人模式。从午夜开始禁食对于儿童而言是不合适也不合理的。儿童的禁食方案因考虑多种因素：手术安排的时间表，患儿的年龄、体重，进食种类的胃排空速度等。具体如下：

1. 无渣的液体　清水、果汁、碳酸饮料、清茶、咖啡应禁食 2 小时。

2. 母乳　应禁食 4 小时。

3. 婴儿配方奶粉　应禁食 6 小时。

4．奶制品、面包及米饭等食物　应禁食 6 小时。

5．其他食物　包括油炸食品、高脂肪的食物及肉类，应禁食 8 小时以上。

（三）实验室检查

实施轻、中度镇静原则上无需太多辅助检查，但血常规检查是儿童术前评估的重要组成部分，主要用于排除患儿上呼吸道感染的风险因素。术前血红蛋白（Hb）和血细胞比容（Hct）水平轻度降低并不是风险因素，除非患儿有既往相关病史或明显的贫血。尿常规检查并不会影响普通患儿的术前评估，可根据病史选择。当然，对于特殊的患儿，针对性的检验及检查手段是保证围术期安全必不可少的一环。比如癫痫患儿由于抗癫痫药物作用，必须进行肝肾功能检查；血液系统疾病的出凝血功能检查等。但需要强调的是，辅助检查结果正常与术中或术后的转归并无直接联系。

采取深度镇静，特别是全身麻醉下的口腔治疗，应该按照常规术前检查进行，包括血尿常规、肝肾功能、出凝血时间、胸部 X 线检查。如有特殊病情亦可请专科医师会诊。

四、儿童镇静镇痛的常见风险因素

（一）上呼吸道感染

上呼吸道感染（简称上感）是患儿表现较为频繁的疾病，同时它可能并不出现明显的临床症状，这也给麻醉医师的鉴别增加了难度。上呼吸道感染增加围术期呼吸系统并发症，如喉痉挛、支气管痉挛和低氧血症的发生。在重庆医科大学口腔医院，若进行门诊镇静镇痛的患儿有流鼻涕或上呼吸道感染的迹象（体温>38℃，肺部啰音，脓痰或脓鼻涕，全身乏力等），则是镇静镇痛的禁忌，应选择延期待症状缓解后进行手术。然而，若患儿患上感数日，病情平稳，无发热、无痰液，白细胞升高不明显，医师仍会继续实施手术。当然，这需要麻醉医师具备处理应急状况的素质包括缺氧、气道痉挛等。所以，对于已进入预约流程的患儿，麻醉医师及护士应在手术前 1 日，再次进行电话访视，询问患儿近期健康状况，避免耽误患儿及家属或其他预约患儿的治疗时间。

（二）哮喘

经治疗良好控制的哮喘患儿并不是门诊镇静镇痛的禁忌证，而控制不佳的哮喘或合并有呼吸道感染的患者则要谨慎处理。即使患儿哮喘控制较好，镇静镇痛中对于气道的刺激仍可能诱发哮喘，术前评估及应急预案应做好充分的准备。术前乃至术中使用 β 肾上腺素受体激动剂是有益处的，即使患者无明显症状的哮喘，但麻醉诱导或苏醒期刺激呼吸道会造成可能的风险。

（三）心脏疾病

幼年的患儿，时常在术前评估中发现有心脏杂音。若发现杂音，应完善相关的检查，明确杂音的性质。功能性杂音往往不需特别的预防措施，而器质性的杂音则需要处理。无法准备判断的病情建议由专科医师会诊。

（四）癫痫

在门诊镇静镇痛中，患儿有癫痫病史的情况也时常发生，，病情稳定、控制较好的癫痫不是麻醉的禁忌证。口腔治疗前后均需按时服药——抗癫痫药物。如果术后出现恶心、呕吐等情况导致无法正常服用抗癫痫药物，则需改为静脉输注等方式按时用药。

（五）智力障碍

由于这类患儿对父母的严重依赖和对陌生环境的不适应，使得在门诊镇静下口腔治疗成为唯一的选择，但要考虑与排除并存的疾病（如心脏、神经系统疾病等）。

综上所述，影响口腔门诊镇静治疗的因素分析见表 13-1-1。

表 13-1-1　影响口腔门诊镇静治疗的因素分析

	情况分析		决策
患儿因素	医疗风险与收益分析	风险>收益	住院
		收益>风险	门诊实施
	年龄与合作程度	婴儿	不合作
		幼儿	不确定
		较大儿童	基本合作
	ASA 分级	I～II	实施
		III～IV	建议住院治疗
	禁食		参照指南
	气道反应性	上呼吸道感染	推迟
		哮喘活动期	治疗原发病
医疗因素	人员或设备保障	无或不完全完备	住院
			门诊实施
	治疗目标	制动／抗焦虑／镇静	镇静催眠药物
		镇痛	加入阿片药物
		抗焦虑	笑气或口服镇静药物
		深度镇静／全身麻醉	强效吸入／静脉麻醉药物及气道控制
	监测	轻中度镇静	心电图／血压／脉搏氧饱和度
		深度镇静／全身麻醉	心电图／血压／脉搏氧饱和度／呼吸末 CO_2

五、镇静镇痛设施的准备

门诊手术和住院手术的患者同样重要，不容忽视。对于门诊镇静下的麻醉设施仍应具备下列条件：①访视室：用于患者的接诊及评估；②手术室：具有笑气吸入装置、麻醉机、监护仪、急救设备（简易呼吸器、除颤仪、气管插管器械）、急救药品等，同时也应具备口腔治疗的器械；③麻醉后复苏室：用于患儿麻醉后恢复期的观察及并发症的处理，确保患儿安全离院。

六、常规治疗流程

在预约镇静镇痛当日，当患儿与家长到达科室后，麻醉医师应与其确认术前的相关事项及术前医嘱的执行情况（包括禁食水时间），再进行一次体格检查，签署手术、麻醉同意书等。在门诊手术间，则确认相关系统设备和手术镇静镇痛所需之器械、药物等是否正常运转和齐全，包括中央供氧、水供应与负压系统、监护仪、插管全麻呼吸器系统和静脉靶控泵，以及确认急救设备是否已配置齐全和失效日期。

当术前核查完成后可以开始麻醉前诱导。根据儿童对于口腔科治疗恐惧的程度不同，如何顺利地进行麻醉前的诱导也应值得医护人员关注。往往配合度差的患儿总是带着恐惧、哭闹的情绪甚至强烈抵抗，需要强行固定于口腔科治疗椅上，争取能快速诱导至睡眠。一般来说，6个月以下的婴儿很容易接受与父母短暂的分离，接受医师和护士的看护，通常不需要镇静。4岁以上的患儿，不愿与父母分离，可在父母的陪同下接受面罩吸入麻醉或使用术前用药法。但是陪同家属也应尽量保持平静才有利于术前诱导的实施，太过激动或焦虑的家属陪伴患儿往往适得其反；4岁以下的儿童在父母的陪同下也常表现为焦虑；通常大多数患儿很容易接受口服给药。鉴于上述情况，医护人员可与患儿家属配合，采用鼓励及正面诱导的方式，来缓解患儿及家属的术前焦虑情况。年龄较大的患儿可经医护人员及家属的行为诱导，配合坐上治疗椅，并对鼻罩吸入笑气，或是对静脉输液无明显抗拒，则可直接进入静脉麻醉诱导阶段。若儿童完全不能配合，则可使用经鼻喷先给予咪达唑仑或吸入七氟烷使患儿进入睡眠状态，再进行静脉输液。最后，麻醉医师再按照不同镇静镇痛计划进行规范的麻醉诱导并完成生命体征监测与气道管理，随着手术进程调控麻醉深度至手术结束和苏醒恢复。

　　无论门诊还是住院患儿的麻醉其基本原则都是过程安全、快速、平稳，药物副作用少且苏醒迅速，麻醉恢复室留观时间短，能在安全的前提下，短时间离院回家。因为在门诊麻醉诱导期间，需患儿家属配合参与，安全、快速、平稳地为门诊儿童施予镇静镇痛也有助于提升患儿家属对医护人员的信任感。

第二节　儿童镇静镇痛下口腔治疗的常用方法

一、儿童镇静镇痛下口腔治疗的方法

（一）口服药物镇静下口腔治疗

　　对于儿童，较理想的术前镇静方案应避免延迟术后的麻醉复苏以及离院的时间。术前镇静的技术常采用口服镇静药物。这里要特别强调的口服镇静药物通常可以达到轻、中度镇静，患儿比较安静，但不能完全抑制疼痛和体动，所以，局部麻醉技术非常重要。建议在黏膜表面麻醉下采用计算机辅助的局部麻醉注射装置（如 The STA System 或者 Sleeper One 口腔无痛电子注射仪），尽可能地减少注射痛，保证口服镇静下的连续无痛状态，否则容易失败而造成纠纷，在医师的视线内服用镇静药物。与国外不同的是，可供选择的口服镇静药物不多，最成熟的仍然是咪达唑仑片剂，可单独使用，也可在麻醉诱导前 20～45 分钟口服，服用剂量为 0.5mg/kg，有利于患儿脱离对父母的依赖以及增加麻醉诱导时的配合程度。当然，我们在临床观察中发现部分患儿在服药 10 分钟左右，就能完成术前镇静的效果。待患儿反应较迟缓后，进行开放静脉或进行七氟烷吸入诱导后再开放静脉进而进行深度镇静（表 13-2-1）。根据我们的临床经验，单纯口服药物镇静有一定的失败率，同时也不建议服用两种镇静药物，文献报道约有 10%～30% 的病例效果不理想，故认为在目前高效率运行的医疗模式、高度细分的亚专业以及复杂的医患关系的医疗环境下，口服途径镇静不应该作为常规首选的方法。

表 13-2-1　常用药物剂量表

药物名称	药物剂量	给药途径
咪达唑仑	0.2～0.5mg/kg	口服
咪达唑仑	0.2mg/kg	鼻腔（对患儿刺激大，不推荐）
咪达唑仑	1mg/kg	直肠
氯胺酮	6mg/kg	口服

（二）经鼻氧化压氮（笑气）吸入镇静下口腔治疗

1. 儿童使用氧化亚氮与成人相似（参见第十三章），方法上并无太多不同。也可在口服镇静的基础上复合使用笑气以加强镇痛作用。

2. 选择该方法时，儿童年龄比较重要，首先要和患儿沟通，取得患儿配合，但由于儿童性格的不稳定性，推荐实用 Frankl 评分评估后决定镇静方法，一般建议学龄前儿童（<7岁）可以试用，如果患儿不配合，也不用一味地增加笑气吸入

浓度,建议改变镇静方式或者全麻;>7 岁的儿童根据 Frankl 评分后决定,我们的临床经验发现 3~6 岁非常抵抗治疗的儿童笑气镇静效果通常不佳。

3．实施前常规收集病史,治疗结束后完成病历记录。

（三）经鼻黏膜途径给药镇静下口腔治疗

1．主要用于难以接受注射或口服镇静的儿童,亦可作为静脉镇静镇痛前的辅助方法,经鼻黏膜吸收而进入血液循环,与静脉途径相似。以水溶性的咪达唑仑和舒芬太尼为常用药物。

2．通常使用带喷雾头的 5ml 注射器,建议使用未经稀释的原液,防止过度稀释后造成吞咽影响效果(图 13-2-1)。

3．针对极度不合作的儿童可以作为麻醉前给药或单独使用,文献记录 0.2~0.3mg/kg 咪达唑仑能达到与口服和肌注相似的镇静效果。

4．当然本方法被多篇文献证明在口腔科治疗镇静中是有效的,但仍然需要患儿配合。

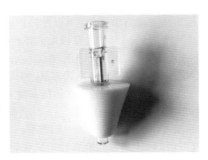

图 13-2-1 和注射器连接的鼻喷转换接头

（四）全凭吸入麻醉下口腔治疗

1．麻醉诱导 患儿经面罩吸入 6%~8% 七氟烷混合氧流量 5L/min,密切关注患儿生命体征,患儿下颌松弛,睫毛反射消失，BIS 值 40～60 左右，为理想的插入喉罩指征。

2. 喉罩置入　患儿处于仰头抬颌位，轻柔插入喉罩，待喉罩与咽喉部贴合紧密，气流通畅，将气囊充气，置入喉罩完毕并在麻醉下开放静脉通道。

3. 麻醉维持　氧流量 2L/min，七氟烷浓度根据生命体征调整，一般在 3% 左右。麻醉维持中密切关注患儿生命体征，确保患儿的生命安全和血流动力学稳定。

4. 拔除喉罩　完成预定的口腔治疗后，口腔科医师应仔细检查患者口腔内情况，包括软组织有无出血，口腔内是否有残留物，牙齿治疗是否达到预期效果及补料是否脱落等。待口腔内痰液吸完后，停止吸入七氟烷，轻柔拔除喉罩。

5. 离室指征　喉罩拔除后，患儿面罩吸氧加速七氟烷的排出。在患儿监护人陪同下送入麻醉后复苏室（PACU）。

（五）全凭静脉麻醉下深度镇静下口腔治疗

1. 该技术方式是以靶浓度控制输注技术（TCI）为主要技术支持，针对不同镇静药物药代动力学特点控制输注泵速度。可在通过输入患儿年龄、体重、身高和性别等基本数据后，选择不同注输药物代谢动力学模型，可以严格控制药物浓度，最大限度减少对呼吸的抑制。通常以血浆浓度为靶控浓度（如丙泊酚 1～2μg/kg，可以配伍阿片药物）。

2. 在国内有多家专科医院使用该方法，中国台湾也应用普遍。原因可能是由于本方法适合在诊所条件下实施，但需要口腔医师和麻醉医师密切配合。

3. 优点是投入少、方法成熟、患儿创伤小、口内操作空间大、镇静深度可调；缺点是患儿没有呼吸道保护误吸不能完全避免，对口腔医师培训要求较高。

4. 可以根据治疗需求形成不同的镇静深度，配合使用橡皮障、喉罩乃至气管插管。

（六）全身麻醉下口腔治疗

1. 麻醉前准备

（1）术前访视，掌握病情和体检，审查化验等辅助检查结果。

（2）麻醉前禁食、禁饮6～8小时。

（3）介绍麻醉方案及安全措施，消除患儿家属的顾虑，取得合作。

（4）麻醉前谈话和签字：为完善管理措施，必须实行麻醉前谈话，详细解释麻醉经过及其可能的意外和并发症，取得患者理解和谅解后在麻醉同意书上签字。谈话应由责任麻醉医师施行。

（5）麻醉用具和药品的准备：麻醉机、插管用具、吸引器、麻醉药和抢救用药等。

2．麻醉监测

（1）基本监测项目：无创血压、呼吸末二氧化碳监测、心电图、脉搏氧饱和度等。

（2）特殊患者，应具备直接动脉压、中心静脉压、血糖和血气分析血生化，当然这样的患儿最好选择住院治疗。

（3）全麻监测还应包括：呼吸、体温、肌松监测，吸入氧浓度、和麻醉气体浓度监测，时间较长（>2小时）的治疗最好监测体温（图13-2-2）。

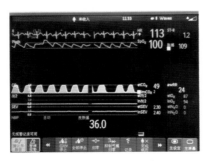

图13-2-2 全麻监测参数

3．全麻设备　必须具备性能良好的麻醉机（按照检查程序认真进行性能检查），全套插管用具和吸痰吸引设备。有条件的医院应配置有可靠的呼吸机和呼吸参数监测的麻醉机。还应配置可靠的吸入麻醉药挥发罐和供氧报警装置。

4．实施方案（表 13-2-2）

麻醉前用药：阿托品 0.01～0.03mg/kg，麻醉前用药应根据患儿具体情况做适当增减；咪达唑仑 0.5～2mg，可根据手术预计时间调整。

静吸复合麻醉实施方案如下：

（1）麻醉诱导：可根据麻醉医师的习惯选择静脉诱导、静脉吸入复合诱导的方法，通过镇静催眠药—全麻药—肌松药—阿片药物顺序进行诱导，使患儿短时间内达到气管内插管所要求的麻醉深度。待药物起效后，BIS 值 40～50 左右，可选择大小适宜的气道导管经鼻腔插入。

（2）麻醉维持：静脉 - 吸入复合麻醉，以静脉麻醉为主，辅助吸入七氟醚维持麻醉，七氟烷浓度根据生命体征调整，一般在 1%～2% 左右。麻醉维持中密切关注患儿生命体征，确保患儿的生命安全和血流动力学稳定。

（3）拔管后监测及出手术室指征：口腔治疗完成后，麻醉医师会根据患儿的情况拔除气管导管。导管拔出后的一段时间内，喉头反射仍迟钝，故应继续吸尽口咽腔内的分泌物，并将头部转向一侧，防止呕吐误吸。也可能出现短暂的喉痉挛，应予吸氧，同时要密切观察呼吸道是否通畅，皮肤、黏膜色泽是否红润，通气量是否足够，脉搏氧饱和度是否正常，血压、脉搏是否平稳等，拔管后必须观察 10 分钟以上。口腔治疗的完成并不是麻醉的结束，全麻患者必须清醒并且呼吸、循环稳定，才可离开医院。为了防止患者在苏醒期间发生意外事件，有必要加强对苏醒期的观察，门诊全麻患儿需送入麻醉复苏室（PACU）。一般观察 2～4 小时，在麻醉医师评估后，若已达离院评分标准，方可离院。

表 13-2-2　常用药物剂量表

药物名称	药物剂量
丙泊酚	2.5～3.5mg/kg
肌松药	
阿曲库铵	0.5mg/kg
维库溴铵	0.1mg/kg
顺式阿曲库铵	2 岁以上 0.1mg/kg
阿片镇痛药	
芬太尼	0.5～2μg/kg
瑞芬太尼	2 岁以上 0.5～1μg/kg
止吐药	
甲氧氯普胺（胃复安）	0.15mg/kg

二、复苏与离院

目前，镇静镇痛下的门诊手术不断发展，更多的患儿及家属选择舒适的治疗方案，口腔治疗的适应证更加复杂，手术时间也更长。医师也应把重点放在患者的复苏和离院标准上，以确保患者安全性和一个有效率的医疗体系能快速运转。几种麻醉方式特点比较见表 13-2-3。

复苏是一个持续的过程，当术中时期开始到结束，一直持续至患者恢复到他们术前的生理状态。这一过程分为三个阶段：

1. 阶段一：复苏早期，从手术完成停止使用一切麻醉药物开始，直到恢复患者的保护性反射和运动功能。

2. 阶段二：复苏中期，患儿能到达离院标准（见附录十）。

3. 阶段三：恢复后期，持续几天，一直持续到患儿回到他们术前的功能状态和日常活动功能。

由于每位医师对恢复的判断标准不同而造成认为的偏差，为了统一出院标准我们采用改良评分（见附录十）。

表 13-2-3　几种麻醉方式特点比较

	优点	不足
口服镇静	患儿及家长乐于接受 无创操作，设备要求低，药物成本低	镇静程度不易控制，个体差异大 起效与消除时间偏长
笑气吸入镇静	起效与恢复快，安全性高 有镇痛作用，应用于各种口腔治疗	学龄前患儿效果不肯定，个体差异大，需要专门设备
深度镇静（全身麻醉）	效果肯定，适合长时间口腔治疗 能提供较好的治疗条件 在评估充分的情况下安全有效	术前准备与治疗流程复杂 需要一个医疗团队配合，人力与设备投入较高，气道保护最为重要

三、病历记录

按照三级口腔医院评审标准实施细则（2012 年版），"镇静/全身麻醉下儿童牙病治疗术"列为单病种质控管理，包括：实施全面的术前评估和预后判断；正确的病情告知与知情同意；术前准备；治疗过程；并发症的预防与控制；建立术后追踪随访制度；治疗费用；提供口腔健康教育；患者对服务满意度评价结果，共 9 个方面要求，本章已有具体介绍，但针对病历有如下要求：

1. 病历中必须对治疗全过程有准确而完整的记录，包括患者的全身健康情况、用药史、适应证的选择、知情同意、治疗全过程（包括口腔科治疗过程）、术后建议等。这不仅为患者提供治疗过程的文字记录，而且为患者后续治疗提供参考。

2. 病历记录内容重点如下：患儿的基本信息，ASA 分级，麻醉药物，生命体征，手术时间以及恢复时间。

四、口腔治疗后疼痛控制

由于龋坏牙的根管治疗以及脓肿切开引流的疼痛较为明显，加之麻醉药物的快速代谢，造成患儿的术后疼痛难以避免，持续的疼痛会诱发患儿苏醒期躁动等不良反应，从而使父母对治疗效果不满意乃至增加处理并发症的成本。

目前行之有效的方案为局部麻醉合并口服镇痛药物用于控制治疗后疼痛，可以使用的术后镇痛药物包括阿片类药物和非阿片类药物。由于门诊离院后使用阿片药物具有风险性，很多研究还是选择非阿片药物作为儿童口腔科治疗后的镇痛药物，包括：

1. 对乙酰氨基酚（acetaminophen）　是最常用的儿童解热镇痛药物，通常的口服剂量为 10～15mg/kg。

2. 布洛芬（ibuprofen）　剂量为 10mg/kg，具备良好的镇痛作用，特别其抗炎症的作用适合用于控制口腔科治疗后的疼痛。

五、术后回访

离院前必须留下医患双方联系方式，手术当日离院后 6 小时内电话回访，预防及早期发现相关并发症。

镇静镇痛为儿童的口腔治疗提供了良好的治疗条件，提高了整体的治疗效率。但由于儿童与成人生理学上区别，特别是心肺功能、体液平衡与体温的调控尚不成熟，镇静镇痛治疗手段多，无统一标准，讲究个体化方案，因此，儿童镇静镇痛下口腔治疗的常用方法至少具备以下几个特点：①以门诊治疗为主，无需住院；②所需的设备与人员要求比较高，所采取的技术手段也比较多，术前评估、气道管理和快速苏醒尤为重要；③麻醉方式尽量简捷，以最大限度减少对患儿生理干扰和促进术后康复为原则。

参 考 文 献

1. Bruno Bissonnette.Pediatric Anesthesia Basic Principles—State of the Art—Future. PMPH-USA，2011

2. Biber J L，Allareddy V，Allareddy V，et al. Prevalence and Predictors of Adverse Events during Procedural Sedation Anesthesia-Outside the Operating Room for Esophagogastroduodenoscopy and Colonoscopy in Children：Age Is an Independent Predictor of Outcomes. *Pediatric critical care medicine*，2015，16：e251-259

3. Metzner J，Domino KB.Risks of anesthesia or sedation outside the operating room：the role of the anesthesia care provider.Curr Opin Anaesthesiol，2010，23（4）：523-531

4. Huang A，Tanbonliong T. Oral Sedation Postdischarge Adverse Events in Pediatric Dental Patients. Anesthesia Progress，2015，62：91-99

5. Pediatrics A A O. Guideline for Monitoring and Management of Pediatric Patients During and After Sedation for Diagnostic and Therapeutic Procedures. Pediatric Dentistry，2011，30（Suppl 7）：1110-1115

6. Thomas J J，Mason K P. The Anesthesia Directed Sedation Service：Models，Protocols，and Challenges. Pediatric Sedation Outside of the Operating Room，2015

7. American Academy of Pediatric Dentistry Council on Clinical Affairs. Guideline on appropriate use of local anesthesia for pediatric dental patients. Pediatric Dentistry，2005，27（Suppl 7）：141-147

8. Kim J，Yoo S，Kim J. The Qualification of Dentist for Sedation：BLS and ACLS. Journal of the Korean Academy of Pediatric Dentistry，2015，42：80-86

9. Nelson T M，Xu Z. Pediatric dental sedation：challenges and opportunities.Clinical，2015，7

10. Chidambaran V，Costandi A，D'Mello A. Propofol：A Review of its Role in Pediatric Anesthesia and Sedation.Cns Drugs，2015，29：543-563

第十四章

儿童、成人镇静镇痛下口腔门诊治疗的呼吸道管理

当今,美国有 70% 的外科手术在门诊开展。由于口腔治疗的特殊性,更多患者会选择在门诊接受治疗。然而,伴随颌面外科微创技术的成熟,门诊口腔治疗的适应证在不断扩大,手术的复杂性也在逐步增加,许多以往需要住院治疗的手术也已转到门诊进行。与此同时,随着监测技术和镇静药物的飞速发展,患者和口腔医师对于门诊镇静镇痛的安全性和舒适性的高需求也愈加彰显。但从国、内外镇静镇痛下口腔治疗的不良事件分析,大多与呼吸管理不到位有关,本章着重讨论镇静镇痛下口腔治疗呼吸道管理的方法和经验。

第一节　儿童深度镇静／全身麻醉下口腔治疗呼吸道的保护理念

由于镇静和麻醉之间并没有严格的界限,导致是否在镇静中建立可靠的人工气道成为一个困难的决定,例如对治疗持续时间长短及对操作者的能力和发生并发症可能性的担心,如出血、误吸等。所以,在开展深度镇静、全麻在口腔门诊治疗中的应用的方法之前,首先明确几个观点:①维持上呼吸道通畅是镇静治疗的一个基本要素;②镇静治疗中约 60% 的药物涉及使用辅助的气道保护工具;③全身麻醉无一例外地将导致气道保护性反射(呛咳、吞咽等)丧失和呼吸暂停,且会发生于口腔科治疗椅的常用体位(半仰卧位)。缺氧

的发生是渐进的，后果也非常严重，当缺氧变得明显（血氧饱和度<85%）约再经历 20～40 秒发展到危及生命的缺氧（血氧饱和度<50%），如果仍没有建立有效气道将非常危险。当合并如下情况时缺氧的速度和程度会更快：呼吸道异常解剖（如先天性异常，肿瘤，创伤）；氧的储备能力降低（如怀孕，肥胖，儿童，肺部疾病）；增加氧气消耗（如妊娠等）或循环功能不全。所以建议在儿童施行口腔治疗的中度及以上镇静治疗时，一定要有可靠的呼吸道隔离（保护）措施，防止由于药物的呼吸抑制作用或呼吸道梗阻（血液、治疗物品等）造成的严重呼吸道事件导致镇静失败乃至严重并发症。

一、口腔镇静中发生呼吸道事件的因素分析

1. 镇静治疗中任何对人意识产生抑制的药物均有降低呼吸驱动力、降低上呼吸道肌肉张力、抑制呼吸道保护性反射的可能。

2. 上述原因造成口腔有自然关闭的倾向，下颌在重力作用下发生后坠，尤其是舌后坠，和咽部肌肉松弛一起直至封闭咽部会厌闭塞，软腭亦可阻碍鼻腔气道，所有这些因素都会随麻醉深度加重气道阻塞可能性。下颌骨软组织结构（舌和会厌）是气道阻塞的主要原因（图 14-1-1）。

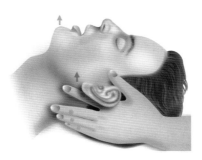

图 14-1-1　开放气道的方法（托起下颌）

3．口腔治疗常用的半仰卧位以及牙治疗中施加于下颌骨向下的压力也是加重上呼吸道梗阻的医源性因素。

二、常用的呼吸道保护工具

口腔门诊镇静治疗中常用的气道保护工具分为面罩（face mask），声门上气道（supraglottic airway devices）和气管导管（tracheal tubes）。

（一）面罩（图 14-1-2）

标准的面罩是由塑料或橡胶为材质，完全将鼻和嘴密封。可连接至麻醉呼吸回路或氧气气源，用于麻醉的诱导或者加压给氧，除非手术时间短或者不经口内，否则并不能单独用于镇静。

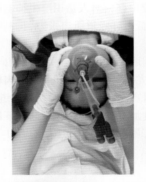

图 14-1-2　面罩吸入麻醉

（二）声门上气道

该类型器械不直接进入气管，以喉罩通气道（laryngeal mask airway，LMA）最为常用。LMA 于 1982 年由英国人 Archie Brain 发明，特别是近来 5 年，经过不断改进，适用不同类型手术已得到广泛验证与应用，形成 4 代 LMA 产品。根据我们的临床经验和国内外文献总结，认为经典型（单管或单管可塑形）喉罩、免充气喉罩（图 14-1-3）比较适合口腔门诊手术中的气道维持。

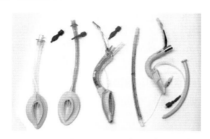

图 14-1-3　主流的各种类型声门上气道

（三）气管导管

1878 年由 Macewen 在英国 Glasgow 将气管插管用于手术，经鼻气管插管由 Rowbotham 和 Magill 从 1920 年开始普及，目前已经由满足不同手术需求的气管导管应用与临床，在口腔门诊我们更多选用加强型气管导管及异型气管导管以适应体位的需求，防止治疗过程中的气管导管折叠（图 14-1-4）。

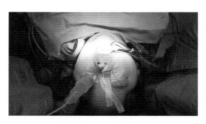

图 14-1-4　经鼻加强型气管插管口腔治疗

三、喉罩通气道用于口腔深度镇静的特点

（一）概况

经典型 LMA 迄今为止全世界范围内约有 20 亿例麻醉

使用经验，约有 2500 项研究成果发表。根据患者体重可分为 1，1½，2，2½，3，4，5，6# 共 8 种型号，涵盖从新生儿到成人。经典型 LMA 最大的优势在于可用于保留自主呼吸患者的镇静和（或）镇痛中，最大的不足是理论上无法完全防止呕吐导致的误吸，其充气套囊完全可以阻挡咽部以上的分泌物并适合鼻部和口腔科手术的要求。

（二）口腔科镇静中的特点

1. 禁忌证　有误吸可能、病理性肥胖、口腔及咽喉部畸形。

2. 置入方法　标准嗅物位，握笔法置入（图 14-1-5），一旦置入位置恰当，将有良好的通气表现（胸廓起伏佳、呼吸末 CO_2 波形正常）。如发生肺通气不足、可听见的气体泄漏声或储气囊充气不佳、胸廓起伏不佳等漏气或梗阻的表现提示 LMA 到位不佳，应进一步检查或重新定位。

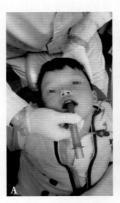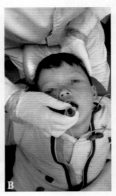

图 14-1-5　LMA 置入方法

3. 除了用于口腔颌面外科、儿童牙病科手术外（图 14-1-6），LMA 也已大量用于择期剖腹探查术、剖宫产、神经外科、心脏外科、急诊科短期气道维持及俯卧位手术等。LMA 与咽喉部关系示意图如图 14-1-7 所示。

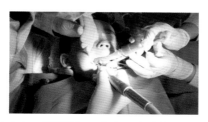

图 14-1-6 喉罩通气下儿童深度镇静口腔科治疗

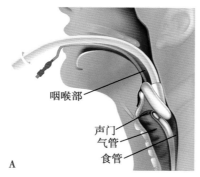

A

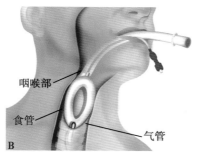

B

图 14-1-7 LMA 与咽喉部关系示意图

4．口腔门诊深度镇静使用 LMA 时，由于治疗需要的头部和颈部活动对 LMA 在喉部的位置变动不大，但是头颈部屈曲或旋转会增加 LMA 气囊内压力。被动张口的开口器对儿童置入 LMA 后的潮气量有轻微影响。由于与口腔医师一起在口内操作，所以 LMA 会占用部分口内空间，但与口腔医师配合熟练后不会对治疗造成阻碍。

5．1990 年最早报道应用在口腔手术，其优缺点如下：

（1）优点：①使用简便，迅速建立人工气道；②放置成功率高；③通气可靠；④避免咽喉及气管黏膜损伤；⑤刺激小，对麻醉条件要求低；⑥符合门诊麻醉快速、有效、简便等特点。

（2）缺点：①呼吸道密封弱于气管插管，易移位，胃胀气，反流或误吸的风险；②由于口腔内插入，影响口腔手术操作视野。但经过重庆医科大学附属口腔医院舒适牙科多年使用经验的累积及口腔、麻醉医疗团队的配合改进，已大量应用于各种口腔门诊手术，特别是儿童牙槽外科，效果肯定，不良反应少。

四、经鼻气管插管全身麻醉的特点

1．传统口腔科手术的经典气道管理方法，适合所有口腔颌面外科手术及长时间口腔科治疗的操作，也是其他各专业手术室内手术麻醉的常用气道维持方式。适用于口腔科操作时间长，需要反复调整咬合，术中修复要求高的病例以及有呕吐反流可能性的口腔门诊手术（图 14-1-8）。

2．用于门诊口腔科镇静中的特点

（1）禁忌证：急性上呼吸道感染、困难气道等。

（2）优点：①完全封闭呼吸道，无反流及误吸现象；②口腔科手术操作方便、视野好。

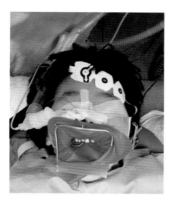

图 14-1-8 经鼻气管插管下全身麻醉口腔科治疗

（3）缺点：①术前准备多、麻醉条件设备要求高，达到插管条件用药比较多；②经鼻插管鼻腔、声门黏膜损伤可能性增加；③术后气道并发症多于喉罩通气道。

无论选择 LMA 还是气管插管作为深度镇静的气道管理工具，总结我们的经验如表 14-1-1。

**表 14-1-1 LMA 与气管插管作为深度镇静的
气道管理工具比较**

临床需求	LMA	气管插管
手术时间长短	适合短时间（<90min）	较长时间（>120min）
使用麻醉药种类	麻醉深度要求低	麻醉深度要求较高
呼吸道并发症	少于气管插管	多于 LMA
手术（治疗）需求	适合牙槽外科对咬合要求不高	儿童口腔科较长治疗时间有修复要求的病例
费用	较低	偏高

第二节 镇静镇痛下口腔门诊治疗 并发症处理原则

在镇静镇痛下接受门诊口腔治疗,有可能在术前诱导、术中维持与术后苏醒期间发生一些并发症。但是,只要提早预防、及时发现、对症处理,就能避免严重不良后果的出现。虽然,随着镇静镇痛深度的增加,不良反应的发生率及处理难度增加,但只要做好完善的应急预案并按照规范执行,就能将患儿的风险降至最低。

充分考虑儿童自身行为控制能力,也能降低相关并发症的发生,比如随着儿童的发育,其沟通、理解、概念形成,或管理能力将从简单的应对环境刺激到复杂的推理和成熟的转变以及与他人互动。这些因素都应该考虑进入镇静计划。小婴儿可能更容易"哄骗",2~5 岁时会表现出拒绝口服药物而要经过其他给药途径(如肌内注射、皮下注射、直肠等),非常抵抗的患儿行为可能掩盖镇静药物的效果而导致药物试用过量。更大一点的孩子可以接受静脉穿刺,当然他们也可能会拒绝配合治疗。外观发育完整的孩子会表现出与成人相似的行为,但仍可能缺乏情绪控制能力而无法充分配合治疗。

有研究发现,儿童手术室外麻醉中 17% 均有不同类型的并发症发生,绝大部分是呼吸系统并发症,其中有 1/200 需要做干预和处理以保证呼吸道通畅,国内已发生的口腔镇静镇痛下治疗的恶性不良事件也提示呼吸道的因素(具体并发症的治疗与处理详见第十六章)。这里拟从以下几个方面可以预防及降低相关并发症的发生。

1. 镇静镇痛下口腔治疗前的评估。

2. 增加镇静镇痛下口腔治疗时的三方核查制度,保证用药、器械经过两人的核查。

3．统一镇静镇痛下口腔治疗后的处理及离院评估标准。

4．镇静镇痛下口腔治疗前的知情同意、与家属的充分交流沟通。

5．患儿监护人术前乃至术后与医疗机构有效的通讯往来与回访。

6．病例资料的保存。

（赵　楠）

第三节　口腔门诊治疗常用镇静镇痛下声门上气道的应用

多数的儿童无法忍受口腔手术或治疗，因此，使用麻醉是相当重要的。声门上气道诊疗的镇静镇痛是通过应用镇静药和（或）麻醉性镇痛药等相关技术，消除或减轻患者在接受检查或治疗过程中的主观痛苦和不适感。本节将针对儿童口腔科门诊声门上气道常用镇静镇痛做说明。对儿童的麻醉诱导最容易的方式是在父母陪同下使用吸入麻醉让患儿入睡，而年龄较大的儿童可以提供吸入或静脉注射诱导的两种选择，让儿童自己选择方式可以降低不安感。在幼儿的麻醉中常用到声门上气道，它被应用到所有相对简单的口腔科操作（比如简单牙拔除）上，比面罩更能防止误吸，但镇静镇痛会出现一些相关并发症，且呼吸道由麻醉师和牙医共同使用，在处理时应谨慎。

一、声门上气道镇静镇痛的定义及目的

利用声门上气道（supraglottic airway）的镇静镇痛是指利用喉罩通气道、鼻咽通气道等置于声门上的人工气道在麻醉和药物镇静期间保持上呼吸道通畅，便于实施人工通气，防止气道误吸，以及避免气管内插管，提高患者对气道诊疗的接受度，同时为医师创造更良好的诊疗条件。

二、声门上气道镇静镇痛的实施条件

实施条件有以下几种：

1. 所有因诊疗需要、并愿意接受声门上气道镇静镇痛的患者。

2. 一般情况良好，ASA 1 级或 ASA 2 级患者皆可于门诊诊疗。

3. 声门上气道镇静镇痛的适应证和禁忌证

（1）适应证

1）口腔局部病灶已受感染者：局部麻醉因为 pH 局部变化可能无效，也可能有传播感染的风险。由于感染区域因 pH 变化而可能导致局部麻醉无效需改用麻醉方式者。

2）儿童：大部分儿童无法忍受局部麻醉下的口腔手术，尤其是无法配合的学龄前儿童应使用全身麻醉。

3）智力障碍者：涉及物理或精神残疾问题，不允许在局部麻醉下完成治疗。

4）严重的口腔科恐惧症：长期对口腔科治疗恐惧，难以客服心理障碍。

5）对局部麻醉药物过敏者：此类患者较少。

6）广泛的口腔科手术应用：局部麻醉不适用于清醒的患者。

（2）禁忌证

1）拒绝声门上气道镇静镇痛的患者。

2）ASA≥3 级的患者且不在门诊执行手术。

3）有镇静镇痛药物过敏及其他严重麻醉风险者。

三、声门上气道镇静镇痛的操作流程

（一）镇静镇痛前访视与评估

在进行镇静镇痛前，麻醉医师需要充分做好麻醉前访视，具体包括下列内容：

1．患者知情告知　应告知患者和（或）患者受托人镇静镇痛的操作方案，并向患者和（或）受托人解释镇静镇痛的目的和风险，取得患者和（或）委托人同意，并签署知情同意书。

2．麻醉前评估　主要包括三个方面：病史、体格检查和实验室检查。需判别患者是否存在困难气道、恶性高热易感；是否存在未控制的高血压、心律失常和心力衰竭等可能导致严重心血管事件的情况；是否有肥胖、哮喘、吸烟和未禁食等可能导致严重呼吸系统事件的情况。

（二）声门上气道诊疗镇静镇痛前准备

1．门诊声门上气道镇静及麻醉前准备与普通声门上气道镇静及麻醉前准备基本相同。

2．一般患者应在术前禁食至少 6 小时，术前禁水至少 2 小时。

3．当日实施麻醉的主管医师应当对镇静镇痛前评估与准备记录进行确认，并且再次核实患者身份和将要进行的操作。

（三）声门上气道镇静镇痛实施

以儿童而言，可有父母陪同或使用七氟烷对幼童的麻醉诱导。自七氟烷出现后已很大程度取代了氟烷而成为麻醉诱导的首选，因为七氟烷吸入后显效快且肯定，对心血管和呼吸系统的影响小。使用七氟烷既可以增加 2% 浓度的量，在每 2～3 次的呼吸中能达到最大的 8% 浓度，维持麻醉则约 4%，或者也能以最大浓度的 8% 引入再以 4% 的浓度维持。8% 浓度七氟烷在诱导上不会造成不良的影响。而地氟烷并不适合麻醉诱导，但有苏醒快的优点。一般在幼童进入睡眠状态之前放置脉搏血氧仪及心电图。

可为年龄较大的儿童提供吸入或静脉注射诱导的选择，让他们自己做选择可以降低儿童的受威胁感，对提升儿童的合作程度而言是个很好的方式。在皮肤上应用经皮吸收局部麻醉药膏（比如丙胺卡因贴剂），可以确保静脉注射过程无痛，但因经皮吸收局部麻醉药物使用后需等待 1 小时的药物起效时间却很难在门诊实施。

对操作位置的选择是有争议的，通常患者是以口腔科治疗椅直立坐位，但它可能会导致体位性低血压，所以不适用于全身麻醉的口腔科手术。仰卧位则是由于舌头退后、咽部被血污染的风险增加，使得气道阻塞的发生率较高。总体而言，气道与喉罩很难以仰卧位维持。现今最常用的位置是半卧位，首先直立头颈有助于维持气道，另外半坐卧位和抬腿也对心血管及呼吸系统有帮助。

四、镇静镇痛下口腔治疗是常见的声门上气道选择

气道选择的类型由外科医师根据手术来决定，这点非常重要。目前常使用的透明的麻醉面罩，其优点在于可从透明的屏壁看出外部鼻孔，以便检查鼻腔是否受阻碍，并且在面罩起雾也可显示呼吸。尽管如此，还是需要时刻保持警惕，呼吸循环在面罩中可能不会有足够的换气，并且可能无法监测呼吸末二氧化碳浓度。扁桃体肥大可能危及到鼻气道和鼻咽气道的通气，需显著改善呼吸道畅通并减少气道阻塞的发生。而声门上气道比面罩更能防止误吸，因此被应用到所有简单牙拔除上。一般声门上气道的管径较粗、占用口腔的空间较大，且灵活性也较少，不适合口腔科医师使用，因此在口腔科需要管径较窄、灵活性较高的特殊管，例如加强管或异型管，重要的是声门上气道在手术过程中要保持固定位置，因为在拔牙期间下颌处向下的压力可能会阻碍管而使它移动。

五、常见声门上气道用于深度镇静的并发症及处理

（一）低氧血症

在口腔科治疗椅上进行麻醉，有很大的可能会使气道阻塞而造成低氧血症，这是由于插入口腔科装置时导致上呼

道阻塞,使动脉血氧饱和度突然降低约 10%。此种阻塞在严重鼻炎、扁桃腺肿大及幼儿患者(2~3 岁)的表现更明显。全身麻醉则是因为功能肺余量(FRC)减少、肺内分流更严重而使上呼吸道阻塞,甚至可能会导致缺氧。持续气道正压(CPAP)的应用可以显著降低发生率、增加 FRC 并克服气道阻塞。

(二)心律不齐

由于麻醉深度不够使儿茶酚胺浓度升高和三叉神经刺激增多。大多在诊疗期间短暂出现,很少需要治疗或停止治疗。

(三)颞下颌关节脱位

儿童不常见,长时间大张口时可能会引起颞下颌关节脱位,会因舌位置改变而导致气道阻塞。手术结束时可恢复。

(四)手术室的污染

全凭七氟烷吸入麻醉过程中会产生一定的麻醉废气而污染手术室空气,必须进行有效的通风和清理。

(五)术后发热

在手术过程中的环境温度影响、药物对体温调节中枢的影响、轻度的脱水和一过性菌血症都可能导致口腔科治疗后患儿发热,应在 24 小时内恢复正常。

(六)不遵从术后指导

患者手术后当天 24 小时内不应喝酒、开车或做出重要决策。

六、声门上气道镇静镇痛的安全管理及注意事项

由于口腔是呼吸道的开口,镇静的主要不良反应是呼吸道问题,口腔是麻醉医师和口腔科医师共同关心的部位,所以在口腔治疗深度镇静且使用声门上气道维持呼吸道通畅时,一般不建议使用过大的开口器,可能会对通气有影响,导致口内治疗时气道维护较困难。同时,麻醉医师必须避免病患者的头颈部过度运动,这种情况在年龄较小(<3 岁)的儿童比较明显。

七、各种声门上气道装置的比较

声门上气道在口腔科使用时,其缺点是因为管体比气管内管粗且比较容易被折叠,因此管体必须要加强。目前使用的喉罩有三种类型(表 14-3-1),包括:①经典喉罩,管体呈直线形,在插入时比较容易,但是会影响手术部位(图 14-3-1);②可弯曲喉罩,管体内设有钢丝故可弯曲,虽然可以减少被折的概率,但在插入时会比较困难,且管体需要有回转空间,导致管体长度需要较长,不仅占空间也会增加无效腔(图 14-3-2);③螺纹管体喉罩可改善上述问题,管体弯曲的角度较大,可将管体弯曲到近乎平行,管体上有螺纹,能避免管体弯曲导致气体无法顺畅进出的问题(图 14-3-3,图 14-3-4)。另外,经典喉罩和可弯曲的罩体都较小,手术时需要塞入纱布,而螺纹管体喉罩的罩体则可膨胀,罩体较大,手术时不需塞入纱布固定,三种能够应用于口腔治疗的喉罩通气道见图 14-3-5。

表 14-3-1 喉罩的特点

型号	适用患者	体重(kg)	套囊最大容量(ml)	通气道长度(mm)	对应气管导管型号
1	新生儿	<5	4	108	3.5
1.5	婴儿	5～10	7	135	4.5
2	儿童	10～20	10	140	5.0
2.5	儿童	20～30	14	170	6.0
3	儿童/成人	30～50	20	200	6.5
4	成人	50～70	30	205	6.5
5	成人	70～100	40	230	7.0
6	成人	>100	45	—	—

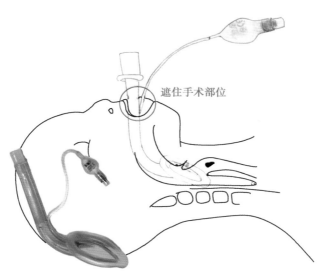

图 14-3-1　一般喉罩插入示意图

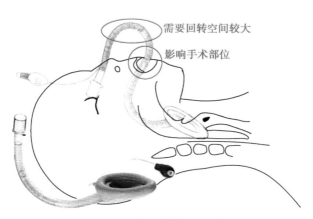

图 14-3-2　加强管插入示意图

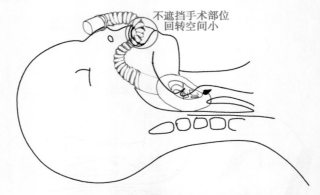

图 14-3-3 螺纹管体喉罩插入示意图

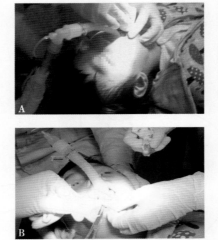

图 14-3-4 螺纹管体喉罩实际插入图

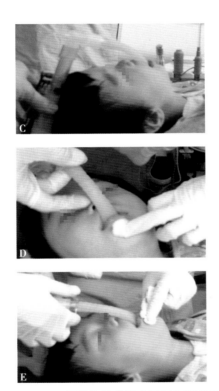

图 14-3-4 螺纹管体喉罩实际插入图（续）

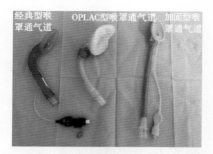

图 14-3-5　三种能够应用于口腔治疗的喉罩通气道

（林必盛）

参 考 文 献

1. Lazarus D, Iribarren J, Austria S, et al. Using Laryngeal Mask Airway With Deep Sedation and Spontaneous Breathing for Pleuroscopy. Chest, 2012, 142（4）: 486A

2. Ferrari L R. The Pediatric Airway: Anatomy, Challenges, and Solutions. Pediatric Sedation Outside of the Operating Room, 2011, 61-76

3. Frca J B M C, Frca A B M C. The laryngeal mask airway for dental surgery—a review. Australian Dental Journal, 1995, 40（1）: 10-14

4. Kuji A, Ichikawa M, Kikuchi K, et al. An application of a reinforced laryngeal mask airway to anesthesia for dental treatment. Journal of Anesthesia, 2006, 20（4）: 353

5. Wat LI.The laryngeal mask airway for oral and maxillofacial surgery. Int Anesthesiol Clin, 2003, 41（3）: 29-56

6. Todd D W. A comparison of endotracheal intubation and use of the laryngeal mask airway for ambulatory oral surgery patients. Journal of Oral & Maxillofacial Surgery, 2002, 60（1）: 2-4

7. Lee Y C, Kim J M, Ko H B, et al. Use of laryngeal mask airway and its removal in a deeply anaesthetized state reduces emergence agitation after sevoflurane anaesthesia in children. Journal of International Medical Research, 2011, 39(6): 2385-2392

8. Becker D E, Haas D A. Management of complications during moderate and deep sedation: respiratory and cardiovascular considerations. Anesthesia Progress, 2007, 54(2): 59-68, quiz 69

9. Farsi N, Ba'Akdah R, Boker A, et al. Postoperative complications of pediatric dental general anesthesia procedure provided in Jeddah hospitals, Saudi Arabia. Bmc Oral Health, 2009, 9(1): 1-9

10. Komi N, Sugioka S, Kotani J, et al. Complications Following Dental Procedure in Disabled Patients under Either Intravenous Anesthesia without Airway Devices or General Anesthesia with Laryngeal Mask Airway and Endotracheal Tube. 障害者齿科, 2012, 33: 161-165

11. Mustafa O, Parekh S, Ashley P, et al. Post-operative pain and anxiety related to dental procedures in children. European Journal of Paediatric Dentistry, 2013, 14(4): 289-294

第十五章
儿童口腔医学无痛治疗医疗风险的控制

儿童镇静/全身麻醉下口腔治疗近年来发展迅猛，社会需求旺盛，属于儿童手术室外麻醉的范畴，除了口腔治疗外，还包含儿童的 CT/MRI 等影像学的诊断及治疗的镇静、介入治疗时的镇静、胃肠及泌尿系统的内镜下检查及治疗、血液科等各种穿刺治疗的镇静等；这些由于都是在手术室外的区域医疗操作，每个专业都有其特点，临床医师如何看待和配合这些特殊专科的镇静/全身麻醉下治疗很少被讨论。本章将从儿童口腔专科医师的角度，谈谈如何配合及控制儿童镇静/全身麻醉下口腔治疗的风险。

第一节　儿童口腔无痛治疗特点

疼痛是由周围和中枢神经系统介导的一种复杂、多维的现象。口腔科中使用大量药物用以控制焦虑和疼痛。儿童作为口腔科治疗中的特殊群体，对疼痛的耐受程度受多种因素影响。在口腔科治疗中若不能选择合适的行为管理方式以及疼痛缓解方式，强制治疗会使患儿留下心理阴影，这种不良经历很容易导致强烈的分裂型和逃避行为，为以后的治疗带来困难。

因为没有哪一种方式是适用于所有儿童的，所以医师可以根据儿童的具体情况，选择控制疼痛和焦虑的方法，如局部麻醉技术、镇静技术、全身麻醉等。

第二节　儿童口腔科局部麻醉

局部麻醉是指应用局部麻醉药暂时阻断身体某一区域的神经传导而产生麻醉作用,简称局麻。局麻简便易行,安全性好,能保持患者清醒,对生理功能干扰小,并发症少。

目前在儿童口腔科治疗中,碧兰麻(阿替卡因肾上腺素)因其麻醉见效快、对组织渗透性强、麻醉效能高、常规应用无需皮试等特点,在儿童口腔科治疗中广泛应用。无论是拔牙,还是牙髓炎开髓,以及根管治疗,碧兰麻均能达到良好的止痛效果;甚至年龄稍大的儿童的额外牙、埋伏阻生齿,也可以在门诊完成去骨拔除术,既降低了医疗风险,又减轻了家长的负担,因此在临床上广泛使用。当然还有其他局部麻醉药物,如丁卡因、利多卡因等,但临床应用相对较少。

碧兰麻使用时常用两种注射方式:传统手推卡局式浸润麻醉和无痛口腔推麻仪。相关研究表明,无痛推麻仪的使用更能减轻患儿的恐惧心理,患儿的疼痛程度明显低于手推式麻醉。

碧兰麻临床应用注意以下几点:

1. 应用碧兰麻局部浸润麻醉时,应回抽无血,确定未刺入血管后再推注麻药,推药速度应缓慢进行。

2. 碧兰麻含肾上腺素,拔牙时应搔刮牙槽窝,使血液渗满牙槽窝,减少并发症。

3. 麻醉后告知家长和患儿,不要咬及揉捏局部麻醉部位,以免发生挫伤、溃疡等并发症。

4. 4岁以下儿童;对局麻药或本品其他成分过敏者;严重房室传导阻滞而无起搏器的患者;经治疗没有控制的癫痫;周期性紫质症急性发作等禁用。本品不建议与胍乙啶类药物同时使用。

第三节 儿童口腔科镇静技术

由于受年龄、认知能力、语言能力发展的限制，以及公众常把口腔治疗等同于疼痛恐惧等因素，因此，儿童容易对口腔治疗产生抵触恐惧情绪；另外，口腔治疗具有一定的侵袭性（如局部麻醉注射、涡轮钻的噪音等），所以儿童在口腔治疗中出现不合作行为是一个普遍存在的现象。有研究报道，大部分医师都曾因儿童存在行为方面的问题而放弃预定治疗，甚至贻误了最佳治疗时机。所以如何取得孩子的配合是口腔医师每天都要面对的一个挑战，也是成功诊疗的第一步。儿童的不合作行为不仅干扰治疗的正常进行，还对施治医务人员造成巨大的心理压力。

目前国内对不配合而又必须进行治疗的儿童所采用的方法多数还是束缚下强制治疗，该方法的缺点是影响诊室环境，对孩子和家长来说是一种创伤性的治疗经历，可能导致或加重他们对口腔治疗的错误认识。并且因患儿的恐惧、挣扎、哭闹而影响治疗质量，甚至出现治疗意外，如穿髓、断根、口腔软组织损伤等，降低了医师的工作效率。而且对牙病治疗的恐惧感会伴随患儿终生，影响以后的牙病治疗。故对有口腔科畏惧症的儿童进行口腔治疗前的镇静是很重要的。医护人员有必要通过为小儿创建良好的就医环境、使用镇静药物积极干预等措施稳定患儿情绪，以达到顺利完成口腔治疗的目的。同时合理使用镇静药物有利于减少局部麻醉镇痛药物的使用剂量，降低药物不良反应的发生率，对口腔门诊患儿的镇静至关重要。镇静的应用具有增加患儿牙病治疗的依从性，缓解其口腔科恐惧心理，利于其心理健康发育等优点。

一、儿童口服药物镇静技术

通过口服给药实施的清醒镇静技术具有方便、简单易行、经济廉价、毒副作用小等优点。但是起效时间较长，镇静深度相对浅，给药剂量不易掌握，作用时间不易控制。常用的口服镇静药物主要有：咪达唑仑、地西泮（安定）、水合氯醛等。

口服药物镇静技术适用于口腔科治疗前的轻度抗焦虑、抗失眠，实施其他镇静技术之前的预镇静，儿童简单口腔科治疗时轻到中度清醒镇静，部分残障儿童的口腔科治疗，部分患者治疗中预防恶心呕吐和减少唾液分泌等。

治疗中应用口服镇静药物的有意识镇静是一种处于控制下的通过药物作用达到对患者意识的轻微抑制，以减少或消除其对治疗恐惧感的方法。在这种状态下，患者的各种保护性反射都存在，能独立保持呼吸道通畅，并能对医师施以的言语或肢体刺激作出适当回应。由于口服途径给药避免了静脉注射或肌内注射可能引发的注射恐惧，所以患儿比较容易接受。口服镇静具有实施简便、所需设备简单、安全及患儿监护人接受度高、能有效缓解医师工作压力等特点。

注意事项如下：

1. 镇静前评估及禁食水　镇静前一定要进行病史采集及体格检查。病史包括用药史、过敏史、既往镇静镇痛的不良经历等。类风湿关节炎、颈椎损伤、病态肥胖症、早产等因素都是儿童镇静药物使用后发生气道闭塞的危险因素。因此，对于此类儿童接受镇静前，应充分了解病史，并进行全面的体格检查，必要时进行影像学检查。对于需进行镇静的儿童，嘱咐其家长配合患儿保持足够的禁食水时间。患儿禁食时间一般不超过 8 小时，避免低血糖和代谢性酸中毒的发生。操作前检查知情同意书签署情况及相关检查是否已经完成。

2. 患儿脱离治疗环境刺激　可在诊室外由家属协助服下药物。保持周围环境安静，减少刺激。

3. 并发症的预防及处理　镇静过程中，发生呼吸系统并发症的后果最严重，可能直接导致患儿死亡。主要原因是儿童与成人呼吸道解剖有明显区别，可导致呼吸道狭窄或闭塞的发生率增加。镇静操作前要准备好急救设备，包括带气囊的呼吸面罩、呼吸设备及气管插管设备、心肺复苏设备及急救药品等，检查氧气源及供氧管路情况。术中密切监测患儿的生命体征，包括血压、心率、心律及血氧饱和度等。如在治疗过程中，患儿出现病情变化，要提醒医师终止操作，共同检查并及时给予处理。

二、联合用药

联合用药可以降低单一药物应用剂量并减少不良反应发生率，应积极探索不同的药物组合方案，以取得最佳的镇静效果。例如咪达唑仑与氯胺酮联用，咪达唑仑（0.75mg/kg）和氯胺酮（5mg/kg）联合应用的镇静效果和抗焦虑效果明显优于单独用药，对于局部注射药物的刺激反应以及再次追加药物的概率明显降低。

三、静脉给药镇静技术

通过静脉注射给药途径的镇静技术，其应用广泛，具有镇静起效迅速、效果明确、镇静程度可控的优点。但需要静脉穿刺，属于有创操作，儿童及监护人一般不易接受，且存在静脉穿刺及注射的并发症，如血肿、静脉炎、感染等。常用药物有咪达唑仑、氯胺酮、丙泊酚等。

与经口、鼻、直肠及肌肉的给药方式相比，静脉镇静起效迅速，一个臂—心—脑的循环时间大约为 20～25 秒，可通过滴定的用药方法以免药物过量，达到用药个体化，从而保证用药的有效性和安全性，静脉镇静的成功率也明显高于上述其他给药方式。深度镇静下治疗儿童口腔疾病是一种安全而有效的方法，术前准备充分，术中医护密切配合，术后伤口有效护理以及呕吐的正确处理能有效降低患儿呕吐和反流误吸的风险。

（一）适应证

1．缓解中到重度的口腔科治疗恐惧。

2．复杂耗时的有创性治疗需要减少不良刺激和增加舒适性。

3．治疗存在严重疼痛，其他常规镇痛技术效果不佳。

4．癫痫患者。

（二）禁忌证

1．对镇静药物过敏或反应过度。

2．存在凝血功能障碍、出血倾向等。

3．严重的肝肾功能障碍及循环、呼吸、免疫及内分泌疾病等。

（三）注意事项

1．镇静前一定要进行病史采集及体格检查。病史包括用药史、过敏史，既往镇静镇痛的不良经历等。对于需进行镇静的儿童，嘱咐其家长配合患儿保持足够的禁食水时间。

2．治疗过程中注意监测心电监护及输液装置，并保留静脉通路，如出现紧急情况也方便及时给药抢救。治疗过程应控制在 2 小时以内，保持诊室安静，避免外来刺激。减少药物用量，缩短恢复时间，可在治疗接近结束时提前停药。

3．治疗结束后在医院休息 30～60 分钟，专业人员评估健康状况及清醒程度后方可离院。嘱咐患者直接回家休息，不要从事体力活动及精密活动。

4．常见并发症预防和处理

（1）穿刺困难：术前在照明充分的环境下仔细寻找血管。使穿刺血管表浅化的处理包括：肢端下垂、轻拍轻揉、热毛巾外敷和吸入笑气等。

（2）静脉穿刺点的药液外渗、血肿、感染：静脉穿刺后应妥善处理穿刺点，常采用胶布固定穿刺装置，如在肘部穿刺，应给予适当制动，治疗中护士应经常检查药物有无外渗。治疗结束后应在患者清醒后拔除穿刺针，并嘱患者或家属对穿刺点压迫 5 分钟以上。穿刺和拔针过程要严格无菌操作。如出现血肿，可采用 24 小时内冷敷之后热敷的方法，一般可自行消退。

（3）镇静不足：一般与部分患者对药物耐受性异常或患者恐惧程度有关。当咪达唑仑单次给药超过 8mg 仍无明显镇静状态出现，应注意不可继续给药，改约下次就诊用其他镇静药物或技术。

（4）血氧饱和度下降及呼吸抑制：术前评估中留意患者是否存在呼吸道问题，并测量基线血氧值。治疗中当监护仪上显示患者血氧低于 90% 时需予以纠正。如出现呼吸抑制或暂停，首先暂停给药尝试唤醒患者，将患者放平，头后仰，清理口腔，开放气道或施以面罩辅助通气并呼叫急救医师帮助。

（5）恶心呕吐：如观察到患者恶心或有呕吐前期症状，马上采取腿高头低偏侧位，辅以负压吸引，防止呕吐物进入气道。

（6）误吸：预防误吸措施有术前禁食禁水，口腔科治疗中积极清理口腔，采用拴线的棉卷隔湿或使用橡皮障等。

（7）镇静过深：在保证安全剂量范围用药和缓慢给药的前提下，镇静过深的出现往往与个体对药物耐受性有关，常造成恢复延迟、意识不清、呼吸抑制等情况。处置：主要采用对症治疗，如咪达唑仑可采用氟马西尼进行拮抗。

四、笑气／氧气吸入镇静技术

笑气吸入镇静法是精神镇静法之一，是让患儿在清醒状态下吸入 30% 左右的低浓度笑气和 70% 左右的高浓度氧气的混合气体，在不丧失意识的情况下，解除患儿的紧张情绪，减少对口腔科诊疗疼痛反应的方法。笑气吸入镇静法与止痛法的根本区别在于前者痛觉存在，后者痛觉消失。

有研究报道：采用笑气吸入对儿童进行镇静镇痛，效果较理想。一般吸入时间 5～8 分钟后，笑气浓度达到 30%～

40%，患儿就出现欣快感、情绪放松、对环境不关心等理想状态，能很好地配合口腔科治疗，恢复也迅速，复苏效果好。治疗过程中如出现呼吸意外、镇静过度等症状，操作也简单方便，是一种安全、理想的清醒镇静剂，特别适用于儿童埋伏牙拔除或根管治疗等这些难度高、耗时长的治疗前镇静。

（一）笑气／氧气的作用

1．镇静及镇痛作用　吸入 50% 以下浓度可产生最小镇静及轻度镇痛作用；吸入 50% 以上浓度，由于个体差异可产生中度镇静到深度镇静，甚至全身麻醉效应。

2．失忆性　患者不能回忆起紧张情绪和疼痛感觉。

3．起效及复苏快速　一般 30～60 秒起作用，使用约 5 分钟后可发挥最大效应。停止吸入后迅速失效，复苏快速而完全，复苏阶段一般给予 3～5 分钟纯氧吸入。

（二）适应证

1．适用于 4 岁以上轻度焦虑并对口腔治疗焦虑、恐惧的患儿。

2．预镇静，联合其他镇静技术（如口服）或吸入气体麻醉剂（如七氟醚）复合使用。

3．不愿配合治疗的儿童或其他难以约束的患者。

4．口腔科治疗时咽部敏感的患者。

（三）禁忌证

1．代替局部麻醉。

2．代替诊疗行为诱导。

3．鼻呼吸障碍的患儿。

4．中耳炎、肠梗阻、气胸等闭合腔性疾病患儿。

5．不愿通过鼻面罩吸入笑气的患者。

6．极度恐惧或无法配合诊疗的儿童。

（四）操作方法

1．术前检查　需向患儿或监护人了解既往口腔诊疗情况，评估患儿目前口腔科诊疗的难易程度，征询患儿监护人的意见。询问全身有无器质性病变和变态反应性疾病等病史,对患者进行危险性评估。之后组织医疗会诊,将患者治疗的风险最小化。

2. 术前处置　告诉患儿吸入笑气时不要害怕,吸入后开始会出现身体暖烘烘的、手足稍有麻痹的感觉,之后就变得心情舒畅,没有疼痛的感觉。患儿通过鼻罩吸入气体后,仿佛在太空中飘浮。同时医师应注视患儿并抚摸患儿的手,随着镇静程度的加深,患儿的手会慢慢放松,眼睛会逐渐闭上,有时还会打哈欠。检查笑气吸入鼻罩是否通畅,并让患儿戴上试吸。

3. 吸入

(1)体位:最好选用平躺的仰卧位。

(2)再次试戴鼻罩和确认合适:在面部和鼻罩之间最好放一小块氨基甲酸乙酯制的柔软的小布,以防笑气外漏,鼻罩可用头带或由助手固定。

(3)鼻罩固定之后,先吸入100%氧气以练习鼻呼吸,确认鼻罩呼吸瓣规则地开闭以后,调整其流量至患儿在闭口状态下能无意识地鼻呼吸即可。

(4)鼻呼吸规则形成后,采用笑气滴定技术,开始吸入笑气。笑气浓度通常从20%开始,每60秒增加5%~10%,将笑气的浓度逐渐升至30%~35%,可根据患儿的反应情况调整浓度至最佳状态,一般不超过50%为宜。

4. 维持　达到镇静程度(神情平和,手足和身体肌肉松弛)时,可以开始进行口腔治疗。首先让患儿张大口,张口后往往伴有呼吸,调整笑气流量至无意识鼻呼吸能顺利进行是关键。鼻呼吸是否顺利进行可以直接询问患儿,也可以从鼻罩的呼吸瓣是否规则开闭加以确认。如果患儿能主动张口,可用橡皮障隔离;如果患儿无法有效张口,可使用开口器支撑。

5. 恢复　治疗完毕,终止笑气吸入,吸入100%氧气3~

5分钟，拆下头带、鼻罩，在治疗椅上休息约5分钟，再在候诊室观察约10~15分钟，走路无摇晃时即可随监护人回家。

（五）急救准备

镇静过程中必须确保氧气浓度不低于25%，并且配备专门的监护、急救设施，如脉搏血氧计、心电图仪、二氧化碳浓度监测仪、听诊器、急救包等。在一名专职监护人员协助下，从治疗开始到结束直至患者完全复苏的全过程中，对患者的心率、血氧饱和度、血压、呼吸等生命体征进行监护，并准备相应的急救设备，包括药物拮抗剂、负压通气设备、清理呼吸道的抽吸装置、高级的呼吸道设备以及复苏药品。为确保急救的高效运行，建议组织相关人员定期进行急救演习。

（六）注意事项

1．笑气鼻罩可能会影响上颌前牙术野。

2．从业者需要自我保护，如开窗通风，室内安装大功率换气装置；防止使用中漏气。

3．技术和设备要求高。操作者应该充分了解笑气能起到的效果并相信结果是积极的。

4．术前需禁饮食，防误吸。

5．对于≥3岁的患儿，在操作开始之前，请父母离开儿童，坚持留在操作室的父母只能作为旁观者。

6．每次笑气吸入操作前都必须签订知情同意书。

7．每次诊治时间不要超过45分钟，因为儿童注意力仅能保持很短，不要延长儿童诊疗的时间。

第四节　儿童口腔科全麻技术

口腔科全麻技术（dental general anesthesia，DGA）是使用麻醉药物使儿童进入无意识状态，在严密的监护下进行口腔科治疗的一种行为管理技术，由训练有素的麻醉师和儿童口腔科医师共同完成。1951年美国牙医Thomason首先将

DGA 技术应用于儿童龋齿和拔牙治疗。在发达国家经过几十年发展和完善,DGA 已逐渐地被大多数家长接受。

七氟烷 1968 年由 Regan 合成,1990 年才正式应用于临床。主要抑制中脑网状结构的多种神经元活动。作为应用于临床的新型吸入麻醉药,由于其血/气分配系数低,气道刺激性轻微,适宜麻醉诱导及维持,且诱导快速、清醒迅速而彻底,可控性好,同时血流动力学稳定,能降低患儿术中发生心搏骤停等严重意外的风险,已广泛地应用于包括儿童门诊口腔治疗在内的各种儿童门诊手术中。同时,喉罩气道因其损伤轻微、耐受性好、安全有效,也逐渐被临床广为使用。

(一)适应证

1. 患儿对口腔治疗恐惧、焦虑或紧张,不能配合治疗,短期内行为不能改善。

2. 患儿身体情况特殊,有智力或全身疾病问题,无法配合治疗。

3. 3 岁以下需要立即治疗的低龄患儿,因年幼不能配合治疗。

4. 患儿有多颗牙需要治疗,患儿和家长不能多次就诊。

5. 因急性感染、解剖变异或过敏,患儿进行充填治疗或外科手术时局部麻醉无效。

6. 家长担心束缚下进行牙齿治疗会对患儿心理造成伤害,使用全身麻醉可以保护其心理免受伤害和避免医疗危险。

(二)禁忌证

1. 全身麻醉禁忌证。

2. 急性呼吸道感染。

3. 严重药物依赖及精神异常者。

4. 伴有发热的系统性疾病的活动期。

5. 仅个别牙需要治疗,且能配合完成治疗者。

(三)麻醉下儿童口腔科基本配置

1. 独立的治疗室(或治疗区)。

2．麻醉机、氧气、复苏观察区。

3．专业的麻醉师。

4．儿童口腔科医师、四手护士、器械护士。

（四）预约流程

1．初诊患儿口腔常规检查及全景片。如果确实不能配合摄片者，停止摄片。

2．制订初步的治疗计划。

3．口腔治疗费用及麻醉费用的评估。

4．与麻醉医师沟通并初步估计治疗时间。

5．家长接受治疗方案并预约治疗时间。

（五）术前准备工作

以七氟烷并喉罩吸入全麻下治疗儿童口腔疾病为例：

1．术前1天电话通知患儿家属，告知就诊的准确时间。

2．如果发生呼吸道感染及其他气道不畅者，痊愈后再重新预约就诊时间。

3．手术前禁食6～8小时，禁水4小时。如果术前已经进食或进水者，重新预约就诊时间。

4．术前签署知情同意书，务必获得监护人的同意，方能执行手术。

5．术前常规检查（心电图、血常规等）。

（六）麻醉过程

患儿平卧位，用8%七氟烷吸入，氧流量5L/min，紧闭面罩吸入直至患儿睫毛反射消失、安静、呼吸平稳后，减少吸入七氟烷浓度至2%～3%、氧流量2L/min继续加深麻醉，待患儿下颌松弛，呼吸明显减弱；达到足够的麻醉深度后，根据患儿体重置入相应大小的喉罩，在判断位置良好无漏气后，呼吸机控制呼吸，术中密切观察喉罩的密封状况，随时调整或加深麻醉维持良好的通气。根据口腔治疗需要和患儿反应调整七氟烷浓度到需要的水平，目的是保持患儿放松和舒适。在治疗过程中的某些非激惹期（如龋齿充填或根管充填）可减少（降低）七氟烷使用量；刺激较强的时候（如局麻针刺或智齿拔除）可以提高七氟烷体积分数。在治疗接近结束时可将浓度降低到 0。术毕用 3～4L/min 新鲜氧气洗出七氟烷，当 MAC（肺泡最低有效浓度）达到 0.6～0.8 时即可拔出喉罩，面罩紧闭辅助通气直到呼吸交换量正常，避免刺激，待患儿自行苏醒。同时建立静脉通道，一方面给予补液及能量补充，另一方面，有利于在出现异常情况下方便急救。

（七）七氟烷吸入麻醉的术前准备、术中及术后注意事项

1. 适应证和非适应证的严格把握。

2. 术前检查，排除麻醉禁忌证。

3. 治疗前准备　医患沟通，知情同意；术前控制食水；X线片或 CT；准确的诊断；手术时间的大致评估。

4. 治疗中及后　儿童口腔科医师和麻醉医师、四手护士、器械护士的密切配合；留观时间半个小时，防治误吸等异常。

第五节　儿童口腔医学无痛治疗的优缺点

虽然无痛治疗是一种无论从哪个方面看起来都很有发展前景的技术，但任何一个医疗机构都不会否认的一个事实是：全身麻醉仍有一些风险元素和重要的并发症发生，有些甚至是威胁生命的并发症，如过敏反应和支气管痉挛。国内外都不缺乏相关的死亡报道。从麻醉风险所引起的后果的角度可以将麻醉风险分为两大类：一类是指麻醉引起的死亡，另一类是指因为麻醉引起的重大并发症。尽管人们对于儿童全身麻醉的安全性仍有担忧，但是文献表明，全身麻醉下治疗牙齿术后最常见的并发症仍然是与口腔科治疗相关的，如口腔疼痛。其他常见的反应有咽喉痛和咽炎，常由全身麻醉插管操作引起。此外，全身麻醉下儿童的口腔治疗最常用的是经鼻插管，这种插管方法不会影响口腔科治疗的操作视野，却

常引起腺样体的创伤和移位。而腺样体的损伤会增加术后感染、出血和咽喉痛的风险。从死亡病例中发现死亡或出现其他并发症的原因，从而对其进行正确的系统性干预研究发现，无痛治疗中儿童死亡原因主要为：药物使用不当，监测不足，复苏不足，疏于看顾，药物剂量不当以及术前风险评估不足；死亡常发生的地点为缺乏训练有素的专业麻醉抢救人员以及急救设备的小门诊。

相关风险因素

（一）镇痛麻醉药物风险规避

需要注意的是，药物不是万能的，药物介导的控制焦虑和恐惧的方法是以非药物的方法为基础的，所有这些方法的目的不是为了控制孩子，而是要培养其良好的口腔健康态度，最终达到不用借助药物就能配合口腔诊疗的目的。并且药物使用不当导致的死亡比较常见，而药物剂量不当可以构成药物使用不当致死事件中的一半。正常情况下，药物轻到中度的镇静作用可使患儿保持自主呼吸，但因深度不能预测，常出现呼吸道梗阻，使心脏骤停的风险增加。而且不是只有镇静镇痛或全身麻醉下才需要警惕，局麻药物过量或其他局麻不良反应也会导致生命危险。虽然药物单独应用即可达到镇痛效果，但近来儿童口腔医师常使用联合用药。联合用药可以减少单一药物的应用剂量，增强镇痛遗忘抗焦虑的作用，如笑气/氧气和咪达唑仑联合用药，这种方法可以降低两种药物的剂量，减少不良反应发生率，并取得最佳的镇痛效果。对于不同无痛治疗方法药物种类、给药方式以及药物配伍的研究还在起步阶段，需要做的还很多。

1. 相关设备及人员 监测不足证明缺乏有经验的专业麻醉师以及专门的监护设施帮助监护儿童的心率、血氧饱和度、血压、呼吸等生命体征，以至于出现突发事件，儿童口腔医师不能作出相应的应急处理。美国儿童牙科学会已规定，儿童口腔手术中的中度镇静或全麻需由已有执照的专业人士及儿童口腔医师共同进行。我国仍缺少专门从事儿童口腔镇静及全麻的麻醉医师，而急救也应当配备相应的急救措施及经过培训的人员，对于这些专业麻醉师及急救人员都应进行定期培训及突发事件的演练，以便于突发心脏骤停的患儿能够正确的反应。

2. 术前风险评估　术前的风险评估亦非常重要，慢性疾病如心血管、呼吸系统疾病或其他系统性疾病都会增加麻醉并发症，甚至有些慢性疾病直到死亡后进行尸体解剖才发现。对术前已知有气道狭窄的患儿，术中应有麻醉下熟练气管切开的人员和专业麻醉师配合。

2. 术后家长陪护　即使术中出现的各种问题都可以得到改善，术后还需要家长的陪同，因为即便患儿术后已清醒，离院后仍可能出现嗜睡、术后疼痛、发热、呕吐、躁动等不良反应。大多数这些事件都可能发生在前 8 小时，但也可能发生 24 小时后儿童离院回家途中，因坐在汽车安全座椅上歪头睡觉影响呼吸，这时就需要有人帮助患儿及时将头复位。术后疼痛、发热可建议服用对乙酰氨基酚和布洛芬，术后呕吐、躁动是全麻后很常见的问题，也需要家长的照顾。

（二）全身麻醉下风险规避

全身麻醉下行儿童口腔治疗在国内已经广泛开展，而且治疗病例也在逐年增加。但是全身麻醉下治疗仍然缺乏行业内规范，对适应证的把握、治疗医师资质的要求、治疗场所的空间要求，以及治疗设备的正确配备、治疗医师的定期培训，没有统一的标准和定位。虽然目前没有报道有全身麻醉下儿童口腔治疗死亡病例，但是如果没有规范的标准制定，风险依然很大程度地影响着全麻下行口腔治疗儿童的生命安全。

全麻下儿童口腔治疗，必须要有全套的麻醉设备、应急抢救设备，配备有专业的麻醉医师、至少工作 3 年以上并且经验丰富的儿童口腔医师，儿童全麻室必须要有独立的治疗室,保持通风及整洁,设备固定放置,在出现应急的情况下能随手拿到。

与门诊常规治疗相比较,麻醉下治疗儿童处于安静状态,医师能在从容状态下完成龋坏去除、根管预备、根管充填、调合抛光,以及伤口缝合等一系列儿童口腔疾病的治疗,治疗效果好,儿童在治疗过程中无任何痛苦,不会留有口腔科治疗阴影以及造成不必要的日后口腔科治疗心理问题,而且可以一次性完成所有牙齿治疗,无需复诊很多次。但是麻醉下治疗的后续对全身的影响,远期临床观察没有确切报道,还有待进一步探索。同时因辅助麻醉原因,治疗费用比普通门诊治疗要高得多,对于经济条件有限的家庭是一个很大的负担。常规门诊治疗,一般因疼痛原因,儿童配合程度受到一定的影响,治疗效果相对麻醉下治疗要差一些,复诊次数较多,很多儿童因为就诊次数过多而放弃治疗,但是风险要比麻醉下治疗低得多。在门诊如何选择麻醉下治疗儿童患者,接诊医师要根据具体情况做具体的决定,在能配合或者在诱导的情况下能配合治疗的,不建议采用麻醉下治疗。总之,儿童口腔医师的职责和宗旨是为儿童提供安全、可靠、有效的口腔疾病治疗效果。

(王金华)

参 考 文 献

1. 边可胤. 无痛口腔推麻仪在儿童牙病治疗中的应用. 天津医科大学学报, 2009, 15(3): 527-528.

2. 张国良, 万阔. 实用口腔镇静技术. 北京: 人民军医出版社, 2010, 151-199

3. 张国良, 张惠. 口腔笑气镇静技术. 西安: 第四军医大学出版社, 2012

4. 葛立宏. 儿童口腔医学. 北京: 人民卫生出版社, 2012, 101-107

5. 文玲英,杨富生. 临床儿科口腔医学. 北京：世界图书出版社,
   2001

6. 赵蕊妮,陆萍. 儿童口腔门诊镇静技术的研究进展. 解放军护
   理杂志, 2011, 28(4B): 38-40

7. Hosey M T, Makin A, Jones R M, et al.Propofol intravenous
   conscious sedation for anxious children in a specialist paediatric
   dentistry unit.Int J Paediatr Dent, 2004, 14(1): 2-8

8. Cagiran E, Eyigor C, Sipahi A, et al.Comparison of oral
   Midazolam and Midazolam-Ketamine as sedative agents in
   paediatric dentistry.Eur J Paediatr Dent, 2010, 11(1): 19-22

9. 胡玮玮. 儿童口腔科无痛治疗技术的研究进展. 中国妇幼保
   健, 2014, 29: 158-161

10. 陈小贤. 全身麻醉下儿童口腔治疗. 中华临床医师杂志,
    2014, 8(14): 2729-2733

第十六章
口腔门诊镇静镇痛下治疗的 并发症及处理

　　尽管各种检测手段、药物和麻醉医师的技术水平已经得到了很大的提高，和麻醉相关的因素仍然构成潜在的风险甚至有死亡的病例报道。第一次公开演示乙醚麻醉后 2 年内即有儿童的麻醉相关死亡病例报道，因为在麻醉期间有太多的因素会导致恶性的后果。无论是全身麻醉还是局部麻醉，可能会影响呼吸道或呼吸功能，心血管和血流动力学功能以及中枢神经系统的功能。此外，还有各种药物可能引起过敏性反应、术前准备不充分、镇静镇痛的医师经验不足等原因。澳大利亚学者回顾调查了 1256 起麻醉相关不良事件，其中 48% 最初是被有经验的医师发现，而 52% 是被仪器发现的，其中超过一半可从脉搏血氧饱和度（27%）或呼吸末二氧化碳（24%）监测到，其余可从心电图（19%）和血压（12%）监测到，也由此看出镇静的首要并发症在呼吸系统，包括麻醉呼吸回路脱落或泄漏，气管插管失败或阻塞，误吸，肺水肿，通气不足，空气栓塞和支气管痉挛。

第一节　概　　述

　　静脉药物镇静被麻醉医师或其他训练有素的专业人员广泛用于各种手术和非手术医疗操作。一般情况下，通过静脉镇静可消除患者在诊断和治疗过程中的医源性不适，减少或消除恐惧、焦虑和痛苦，以及减少对心血管系统的影响。镇静的过程是一个连续的过程，往往根据患者意识清醒程度人为分为轻度、中度和深度镇静。这种分类是很主观的，之间没有客观的界限的类别。由于口腔科镇静源自西方，所以我们通常仍以该分类作为日常工作的界定。

　　静脉注射镇静剂由于个体差异及手术原因可能会导致许多并发症。因此，临床医师应该对这些可能出现的并发症有透彻的了解。在许多方面，口腔科中度和深度镇静可能是比一般的气管内插管麻醉更具挑战性。原因如下：通常手术室外进行，场地、人员及后备支持能力有限；口腔科治疗区域与呼吸道开口重叠，呼吸道保护不如麻醉后气管插管；口腔科操作时间长短不固定，镇静调控比较被动。所以，镇静下口腔治疗的相关并发症仍以气道来源居多。

　　对头面部特别是口腔内治疗实施镇静镇痛是有挑战性的，无论是医师还是护士，对可能引起的并发症的识别与处理是开展该治疗项目必备的知识储备。

第二节　口腔门诊镇静治疗引起并发症的因素

　　预防并发症从全面对患者评估开始，对患者的共存疾病的知识储备及应急处理能力，是临床医师制订相应治疗方案和预防或成功处理并发症的关键。

一、患者相关因素

（一）年龄

　　患者年龄的增长是静脉镇静并发症的独立危险因素，主要体现在心肺等重要脏器的储备功能下降，比如肺功能残气量（functional residual capacity，FRC）逐渐下降；老年无牙颌患者其口咽部组织松弛导致气道变窄，在仰卧位使气道梗阻的风险增加；由于肝肾功能下降造成在老年人镇静药物代谢缓慢，导致老年患者对镇静、催眠、镇痛药物的耐受能力和不良反应增加；老年患者也往往有更多并存其他系统疾病，这些都加重了门诊镇静镇痛管理复杂化程度。所以应减少药物初始剂量和补充剂量，尽量减少多种镇静剂同时使用。

对于儿科患者，气道梗阻和呼吸抑制是各种门诊镇静治疗中最常见的并发症，1～5 岁的患儿风险最高。对于气道高反应性疾病（比如哮喘）的患儿，支气管扩张剂治疗应持续用至术前。可能的情况下应该避免使用促进组胺释放的药物。对患儿的中枢神经情况应评估，手术前如有颅内压（ICP）增加的情况，所有可致 ICP 增加的操作和药物应该避免。基于我们的临床实践经验和医疗环境的现实条件，口腔门诊大多数儿童患者仍不推荐做镇静；还是选择全身麻醉下进行口腔操作（即在有呼吸道保护措施的情况下）。

（二）体重

病态肥胖增加了中度和深度镇静的风险，包括通气和循环系统的风险。然而，也有无法识别的"非目测肥胖"的患者也增加了相应风险。例如，肥胖患者通常有短而厚的颈部和一个相对较大的舌头，软组织和舌可以造成镇静中声门上的阻塞从而增加气道梗阻风险。

（三）禁食

需要深度镇静乃至全身麻醉的所有患者应禁食，因为饱胃增加呕吐、误吸、气道梗阻乃至吸入性肺炎的风险。我国也为此制定了《成人与小儿手术麻醉前禁食指南》（2014）。食物种类与禁食时间见表 16-2-1。

表 16-2-1　食物种类与禁食时间

食物种类	禁食时间（h）
清饮料	2
母乳	4
牛奶和配方奶	6
淀粉类固体食物	6
脂肪类固体食物	8

（四）排除困难气道

以下解剖异常情况可能导致患者困难气道而增加镇静风险：

1. 小颌畸形　例如下颌 - 面发育不良综合征（Treacher Collins 综合征）、眼 - 耳 - 脊柱发育不良综合征（Goldenhar 综合征）、下颌 - 眼 - 面畸形（Hallermann-Streiff 综合征）、遗传性家族性颅面骨发育不全（Crouzon 综合征）等虽然少见，但应警惕；

2. 明显的上颌前突；

3. 气管偏移；

4. 无法张口。

（五）妊娠

妊娠诱导气道水肿，增加了气道并发症的风险。气道水肿可能与孕激素在怀孕期间增加有关。怀孕期间增加的腹压推动膈肌起来，显著降低功能残气量（FRC），因此大大减少了患者的耐受性低通气。怀孕由于饱胃增加镇静过程中呕吐误吸的风险，所以实施镇静前应做好呕吐误吸的预防，医师需要知道对怀孕期间和哺乳中的患者哪些药物是安全的。

麻醉镇静药物对胎儿的致畸作用少见报道，孕早期使用大剂量地西泮可能导致胎儿唇腭裂畸形，常用剂量的苯二氮䓬类来减轻围术期焦虑是安全可行的。保证氧气浓度≥50%的情况下，孕中期和孕晚期可以应用笑气，也有观点认为所有镇静类药物都应禁止使用。但总的原则是对待妊娠早期的人群应该非常慎重。

（六）吸毒

对吸毒者的镇静是很有挑战性的。关键问题是要找出适当剂量的镇静剂和催眠药物用量。这些患者通常对镇静剂耐受性很高，对疼痛耐受性很低，并且他们可能需要大量的镇静镇痛药物，后期手术疼痛管理也非常棘手。

二、口腔治疗相关因素

（一）预约

口腔疾病患者认知及重视程度低且治疗有随到随治的特点，但中度镇静以上的镇静方法由于受辅助检查、禁食及离院的因素影响，根据经验我们建议仍采用预约治疗的方式以策安全。

（二）治疗体位

传统口腔科治疗椅的半卧位对镇静后患者通气有一定阻碍作用，也增加了异物误入呼吸道的风险。

（三）治疗时间

长短不确定，麻醉调控比较被动，手术、麻醉部位相互重叠干扰，气道无法控制，误吸、窒息、呼吸抑制等不良反应无法完全避免。

（四）张口度

需要患者不断张、闭口配合治疗，这对中、重度镇静后患者比较困难，通常需要安置开口器被动张口以及辅助吸引口内分泌物。

第三节　口腔门诊镇静治疗的并发症及处理

一、呼吸系统并发症

在所有静脉镇静并发症中，呼吸系统并发症是最常见的。呼吸系统并发症可表现为呼吸抑制，通气量不足，低氧血症，高碳酸血症，喉痉挛，支气管痉挛和完整的气道阻塞。这些并发症通常由镇静过深或对常用镇静剂的不良反应和（或）呼吸道保护不够引起，而喉痉挛和支气管痉挛常发生在对气道系统的过度刺激。

（一）通气不足和低氧血症

通气不足（hypoventilation）和低氧血症（hypoxemia）可能是口腔科镇静，特别是较深的镇静导致缺氧最常见的并发症。通气不足有各种原因，如镇静后放松的喉部组织阻碍气道；阿片类药物和其他镇静剂降低呼吸运动的驱动力；在特殊人群中由于药物药代动力学和药效学改变可使通常不会引起通气不足或低血压的剂量使用后发生；药物联合使用对呼吸抑制作用强于单独使用，这种呼吸抑制作用是剂量依赖性，可以通过抑制呼吸驱动力导致通气不足、低氧血症以及对高碳酸血症的反应。苯二氮䓬和阿片类药物也可降低肌肉张力，这会导致弱的通气不足，甚至造成低氧血症（血液中的氧饱和度降低）和缺氧（机体组织中氧水平不够）。不仅要能识别低氧血症，还要快速判断可能的原因并有效治疗。在一般情况下，低氧血症主要原因包括：①吸入的氧浓度过低；②通气不足；③通气 - 血流比值失调；④分流（通常是先天性心脏病）；⑤氧气弥散异常。

过度镇静导致的低氧血症可以通过应用以下策略有效地防止：

1. 慢慢在较小剂量的镇静剂经过一段时间才能达到镇静滴定终点。

2. 避免同时给予多种镇静剂或催眠药。

3. 根据患者的生理状况调整剂量。在老年患者、脱水的患者和危重患者中，剂量需要减少。

（二）气道梗阻

主要是上呼吸道梗阻（upper airway obstruction）由于镇静导致舌和口咽部肌肉放松，会厌关闭，喉痉挛，支气管痉挛，气道容量减少，气道异物、受压或分泌物增加，最终可能导致气道梗阻。舌和口咽部由于受颌下肌肉张力维持上呼吸道通畅和间接支持会厌，是两个容易发生梗阻的地方。肥胖、老龄和既往呼吸睡眠暂停是气道阻塞的风险因素。

上呼吸道阻塞也可能出现术后表现,包括呼吸道软组织阻塞,声带麻痹或声门下水肿。表现为有喘鸣、三凹征,从而导致无气体交换,高碳酸血症和血氧饱和度下降。

1.喉痉挛(laryngospasm) 是气道阻塞的一种形式,强直收缩的声门肌肉,包括真假声带发声也是这个原理。这种梗阻可以是部分或全部性的:完全梗阻,声带完全闭合,尽管胸壁运动但没有气体交换;部分梗阻,喉开口变窄,但一些空气交换是可能的。通常由呼吸道内的医疗操作,分泌物过多,上呼吸道感染史,频繁吸痰或机械刺激引起。根据临床表现诊断没有太多困难,通常利用呼吸道正压通气治疗。

喉痉挛发生概率低但在处理不及时的情况下能导致严重的后果。以下措施推荐紧急处理:

(1)轻提下颌,面罩持续加压通气;

(2)立即停止所有手术操作和刺激;

(3)立即请求增援以协助处理;

(4)清除口腔分泌物,维持呼吸道通畅;

(5)轻、中度喉痉挛,加深麻醉可缓解;

(6)重度喉痉挛,静脉或肌注琥珀胆碱(4~5mg/kg)后行气管插管,必要时行环甲膜穿刺(16# 以上粗针)给氧或高频通气。

2.支气管痉挛(bronchospasm) 是由于各种原因增加了支气管平滑肌肌张力造成的下气道阻塞,相比喉痉挛发生率更小,但发生后仍需尽快确诊和治疗,症状与支气管痉挛的程度有直接关系:轻度支气管痉挛涉及少数细支气管表现为轻度气喘,能用听诊器发现;而胸闷、喘鸣、辅助呼吸肌活动通常表示严重的气道阻塞,需要立即处理。支气管痉挛发生的风险因素包括预先存在的支气管痉挛性疾病,组胺释放,上呼吸道或肺部感染,过多的气道分泌物吸入,吸痰诱发支气管敏感性增加。以下措施推荐紧急处理:①立即增加麻醉深度(比如七氟烷除了能加深麻醉,还有解除支气管痉挛作用）；②应用 β₂ 受体激动剂（沙丁胺醇等）。

3. 负压肺水肿（negative-pressure pulmonary edema）　是一种罕见的肺部并发症，当急性上呼吸道梗阻后患者试图用力呼吸对抗，结果造成显著胸腔内负压，从而带动液体从肺毛细血管床进入肺泡，造成显著通气和肺毛细血管灌注损害。既往睡眠呼吸暂停症，喉痉挛，异物吸入，阿片类药物使用以及肥胖是高危因素。治疗原则以开放呼吸道为主，临床上大多患者需行气管内插管以及机械通气来维持呼吸道通畅，临床症状可得到明显改善。

4. 完全气道梗阻（complete airway obstruction）　完全气道阻塞可能发生在有如下情况的患者：有气道阻塞病史；有颈部的肿块和（或）纵隔肿块；有颈部恶性肿瘤放射治疗史；患者急性会厌炎或严重的气道高反应性；已经过度镇静且完全失去了呼吸驱动力。如果患者有睡眠呼吸暂停病史，或已经接受头部和颈部癌症放疗，则门诊口腔科镇静容易失去对患者气道的控制，因此，不推荐在门诊施行镇静治疗，而最好选择全身麻醉，并且有高级气道管理工具的辅助（例如纤维支气管镜）。

发生完全气道阻塞时，镇静镇痛医师需要第一时间发现与鉴别，判断是否需要能够通过简易呼吸器进行通气；如果仍无法通气，需要考虑气管插管或置入喉罩通气道（LMA）进行辅助通气；如果仍然无法形成有效通气，立即考虑环甲膜切开术（cricothyrotomy）、气管切开术（tracheostomy）或者经环甲膜穿刺高频通气（图 16-3-1～图 16-3-3）。LMA 适合由麻醉

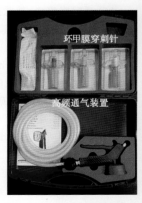

图 16-3-1　高频通气装置及环甲膜穿刺套件

药物原因导致的呼吸抑制快速建立通气的方式；环甲膜穿刺适合由于急性上呼吸道梗阻紧急建立通气。

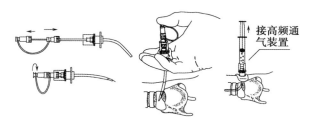

图 16-3-2　环甲膜穿刺示意图

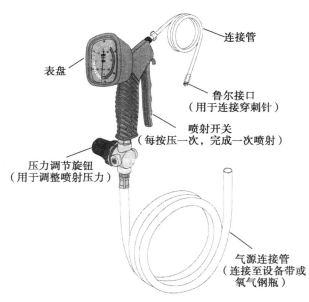

图 16-3-3　高频通气装置示意图

　　严重的气道梗阻多见于气道异物以及有各种困难气道危险因素的情况。单纯门诊静脉镇静中，通气不足和低氧血症多见于由于药物导致呼吸驱动力降低，呼吸系统的肌肉张力降低和局部气道阻塞的联合作用。

　　5. **胃内容物误吸**　误吸是指胃内容物进入肺和气管。误吸可产生各种并发症，取决于误吸物的性质，例如大量食物残渣引起气道梗阻，小颗粒引起肺肉芽肿性炎症，胃酸引起化学性肺炎，血和消化酶导致刺激和化学反应。

　　症状和体征：肺吸入包括啰音及干啰音，气喘，呼吸困难，呼吸急促，心动过速和血氧饱和度下降等。

　　预防性的策略包括：头高位；压迫环状软骨；术前胃管抽吸；药物：非颗粒抗酸，H_2受体拮抗剂（西咪替丁）和胃动力药（甲氧氯普胺）。那些增加腹内压、降低胃排空或胃食道反流的情况可以通过药物缓解症状，比如腹内压力增加通常见于怀孕的患者，腹水合并腹腔内肿物的患者。胃排空缓慢与机械性梗阻或胃肌肉收缩差有关。

　　总体来说，儿童特别是幼儿气道梗阻的发生率较高，主要原因是胃食管反流，围术期禁食不足。口内操作时，气道梗阻可发生在镇静镇痛治疗的全过程中，气管插管前和拔除气管导管是高发时段。最好的预防手段是治疗前充分的禁食、水。当发生较严重的误吸时，要做好吸引，提供充足的氧供，备好呼吸道解痉药物并积极预防肺部感染。因此，当深度镇静下的口腔治疗时，我们仍然推荐在有气道保护的条件下进行。

　　6. **低通气、低氧血症处理的一般原则**

　　（1）如果患者呼吸动力减弱并且脉搏血氧饱和度降低，立即暂停口腔操作托下颌，解除部分气道梗阻。对于部分气道阻塞可采用以下方式处理：①患者的体位：由平卧位调整至半卧位；②仰头举颏法：将一手掌小鱼际（小拇指侧）置于患者前额，下压使其头部后仰，另一手的示指和中指置于靠近颏部的下颌骨下方，将颏部向前抬起，帮助患者头部后仰，气道开放；③双手抬颌法：患者平卧位，双手抓紧患者的双下颌并托起，使头后仰，下颌骨前移，打开气道；④插入口咽通气道或鼻咽通气道。

（2）如无缓解，无论患者有无自主呼吸，利用简易呼吸器或麻醉机纯氧正压通气并协助患者呼吸。排除有无异物梗阻。

（3）如上述措施仍无效，镇静应转换到与全身麻醉气管插管或 LMA。如果气道建立后通气缓解，则口腔治疗可以继续。

二、心血管系统并发症

通常，轻度镇静对心血管系统的影响很小。中度和深度镇静可有不同程度的心血管抑郁的影响功能，这取决于患者的生理状态和镇静药的剂量。除了过度镇静的剂量很大，局部麻醉药用血管收缩剂和操作程序可能会诱发镇静期间心血管系统显著的变化，如低血压、高血压、心动过速、心动过缓和心律失常。

（一）低血压

许多潜在原因可导致镇静期间出现低血压。静脉注射镇静剂可以降低全身血压，特别是当镇静剂过量时。该机制是降低交感神经兴奋，导致血管扩张，减少静脉回流，以及镇静剂的直接心肌抗抑郁作用。低血压同样可以由脱水，血管迷走神经反应，出血及过敏反应等引起。患者治疗心血管疾病的药物与镇静药物有协同作用，或可具有抑制心室功能，使最小的剂量镇静药物引起夸张的反应。镇静剂如咪达唑仑、阿片类，具有协同效应，可以导致低血压。镇静过程中低血压的情况并不罕见。

（二）高血压

镇静过程中的血压升高并不常见。它通常反映静脉镇静不足，口腔操作刺激或局麻药中的肾上腺素。心理压力和疼痛是直接导致血压升高的原因，两者可增加儿茶酚胺释放，表现为心动过速和高血压。如果大量给予含肾上腺素的局麻药可以是一个额外的危险因素，如在口腔科手术时。如果患者先前存在高血压，有些人可能会发展为高血压危象，这通常需要立即控制降低血压。可以选择和应用的药物包括尼卡地平、硝酸甘油和β受体阻断剂。

（三）心动过速

与高血压类似，心动过速通常由镇静程度不足或手术操作造成刺激所致。一个镇静镇痛不足的患者可能依然在非常紧张的状态中，如果患者能感觉到任何程序上的刺激，可能会发展为心动过速甚至是严重的高血压。心动过速也可以是对缺氧或低血压的一个反射反应，而这些应在治疗前患者评估过程中加以考虑。排除了上述病理因素之外，持续性心动过速可能会导致患者不适，有选择性的 $β_1$ 受体拮抗剂如艾司洛尔（Esmolol），可以用于逐渐减少交感神经刺激心脏。

（四）昏厥

晕厥是镇静中最常见的心脏并发症之一。晕厥的发病机制主要是心血管疾病的性质，通常与低氧血症、低血压或心律失常有关。晕厥发生时应立即诊断、鉴别，以避免或减少发病率和死亡率。

（五）其他心律失常

其他心律失常包括室性期前收缩，二联律和过早心房收缩（PACS）。大多数这些并发症的发生可能与低血压和低氧血症有关。这些心脏心律失常应及时诊断和进行适当积极的治疗干预管理。

三、其他并发症

（一）恶心呕吐

近年来虽采取了多种预防措施，术后恶心呕吐（PONV）

仍无法避免。女性、术后使用阿片类镇痛药、非吸烟、有
PONV 史或晕动病史是成人 PONV 的四种高危因素（表 16-3-
1）。PONV 多发生在手术后 24～48 小时内，可引起患者不同
程度的不适，重者可致水、电解质平衡紊乱、伤口裂开、误吸
和吸入性肺炎等。对高危患者应事先给予有效的药物预防，
5-HT$_3$ 受体抑制药、地塞米松和氟哌利多或氟哌啶醇是预防
PONV 最有效且副作用小的药物。

表 16-3-1　PONV 的相关危险因素

患者相关因素
年龄
PONV 史
晕动病史
青春期后的女性
手术类型因素
大于 30min
手术部位（腺扁桃体切除术、斜视矫正术、中耳手术等）
麻醉药物
笑气
长时间的吸入麻醉药物
阿片药物
依托咪酯
氯胺酮
液体补充不足

（二）苏醒期躁动

大量研究认为儿童麻醉后苏醒期躁动（emergence
agitation，EA）发生率高达 18%～38%，目前对 EA 的研究较
多，但有相互矛盾的结论，EA 的发生机制不明且多为自限
性，儿童远远高发于成人，且由于可能影响医疗质量，因此造

成患儿家属不满及增加医务人员负担。患儿常表现为哭闹不止，无规律的体动（特别是接受全凭吸入麻醉的患儿），绝大多数患儿可自行缓解。Sikich 等把"麻醉后立即出现的儿童注意力、定向力及认知能力的紊乱，对外界刺激的高反应性"定义为 EA，通常发生在麻醉苏醒后 30 分钟，呈自限性，一般持续 5～15 分钟，EA 对儿童本身没有危害，但存在潜在的危险（间接导致儿童受伤、影响输液及包扎、增加恢复室停留时间、患儿跌倒、伤口出血感染、补料短期内脱落等）。通常认为可能导致 EA 发生的因素有：患儿自身原因（2～5 岁表现为术前明显焦虑）；手术部位；麻醉药物；各种病理状态（缺氧、疼痛、膀胱充盈等）；快速从麻醉状态中苏醒等；甚至是上述因素综合作用的结果。故根据我们的经验，认为麻醉药物本身或代谢不完全对大脑兴奋和抑制系统平衡的短暂影响很可能是儿童牙病门诊镇静镇痛发生 EA 的主要原因。

减少 EA 方面的临床经验：①口腔科治疗结束后不要太迅速停用麻醉药物，缓慢减少药物用量；②麻醉结束后尽量避免给予患儿刺激，减少呼唤患儿次数；③术后在保证安全的前提下尽早和患儿家长接触；④药物控制：目前研究有效的药物为丙泊酚、氯胺酮、右旋美托咪定和芬太尼；如若控制不佳的 EA 适当给予芬太尼通常有效。

EA 虽然有自限性，但术前和患儿监护人谈话时一定要把该问题说明，以下一些方法有助于术前与患儿监护人的沟通：① 2～5 岁高度焦虑的患儿是风险因素；②能够诊断及鉴别诊断 EA；③保护儿童免受继发性损伤；④在安静的环境中复苏，避免口头和物理性刺激；⑤药物预防高危人群或治疗严重的 EA；⑥早期让孩子与家人在一起。

（三）术后疼痛

术后疼痛是手术后不可避免的伴随症状。它在儿童术后行为表现中起着重要的作用。手术当日，与疼痛相关的负面行为表现将影响约 50% 的手术患儿，而相关的负面行为可持续时间远长于伤口疼痛时间。因此，有涉及拔牙或牙龈切开手术者甚至多颗金属冠装套，术后的伤口疼痛及不适感可预先在术中给予利多卡因或碧兰麻等局麻注射，其止痛效果远比给予口服或静脉 NSAIDs（非类固醇类抗炎药）效果好。当然，若局部麻醉效果消失后，患儿感疼痛明显，仍应考虑口服或者使用静脉用止痛药物。值得注意的是，若在全身麻醉中使用局部麻醉，待患儿苏醒后，应提醒患儿及家属防止因局麻导致感觉异常致使患儿撕咬、手指触碰局麻区域导致软组织损伤、缝线脱落、伤口开裂等情况。

而成人口腔治疗后的疼痛相对于儿童则更好处理。对于镇静镇痛治疗后患者出现轻度至中度疼痛，ASPAN 建议使用非阿片类药物，比如非甾体类抗炎药物；对于中度至重度疼痛，建议多模式镇痛治疗方案，包括阿片类镇痛药，非甾体类抗炎药物，三环抗抑郁药等。但由于比较剧烈的疼痛要排除原发疾病或者手术的原因，因此，不建议马上离院。

（四）过敏及过敏反应

过敏或超敏反应（allergy&hypersensitivity reaction）是已产生免疫的机体再次接受相同抗原刺激时所发生的组织损伤或功能紊乱的反应。反应的特点是发作迅速、反应强烈、消退较快；一般不会破坏组织细胞，也不会引起组织严重损伤，有明显的遗传倾向和个体差异。过敏反应在镇静镇痛下的临床表现与清醒患者有不同，由于镇静药物的存在，可能掩盖常见的临床症状和体征。镇静镇痛下发生过敏反应的最常见的临床症状包括：气道峰压增加，动脉氧饱和度下降，喘鸣，低血压和心动过速；典型的皮肤变化，如荨麻疹和血管性水肿可能被手术巾遮蔽。消毒手套的乳胶成分、静脉麻醉药物、局部麻醉药物等均是潜在的致敏物质。

处理中最重要的步骤是停止继续给予怀疑致敏的药物，气道管理采用 100% 氧气辅助通气，短效皮质类固醇药物，组织胺受体拮抗剂（H_1 和 H_2）等均是抢救车中需常规准备的药物。

（五）其他

患儿可能出现的并发症包括头晕、嗜睡、恶心、呕吐、腹泻、发热、伤口疼痛以及对口腔治疗后的不适感等非特异性不良反应，通常都能在术后半小时到 3 天内缓解。患儿回家后可能出现的不良反应，包括疼痛、食欲减退和行为改变（如乏力、活泼度下降、睡眠障碍、尿床）。

针对上述可能存在的并发症及可能形成的不良事件，重庆医科大学附属口腔医院参考国际静脉麻醉学会制订了镇静和（或镇痛）下口腔治疗不良事件统计表（见附录十八）。

（陈思路 樊 林）

第四节 口腔门诊镇静镇痛治疗的急救复苏

无论是在普通口腔门诊还是实施中度和深度镇静的诊室，掌握紧急复苏的技能是必需的，由于该技术医疗实践性和综合协调性很强，且已有很多同类书讲述，下面仅对部分关键技术进行阐述，以美国心脏协会（AHA）（2010 年）心肺复苏指南（下面简称 2010 版指南）为依据，探讨其在口腔镇静镇痛治疗中的特点。

一、基本生命支持

基本生命支持（basic life support，BLS）（表 16-4-1）技能的医疗服务提供者包括：立即发现心脏骤停（sudden cardiac arrest，SCA）、早期心肺复苏（cardiopulmonary resuscitation，CPR）和早期除颤。第一步是检查患者的反应性。结合我们实施镇静的特点，患者由于药物影响无正常应答，其次就是核实有无呼吸抑制或气道梗阻（胸廓起伏及脉搏氧饱和度），再次检查患者心跳频率及节律，初步判断有无心室颤动、无脉性室速或心搏骤停。第二步便是呼救，尽量呼唤更多的医务人员参与抢救。第三、第四步早期实施心肺复苏及电击除颤。第五步早期高级生命支持。

表 16-4-1　基本生命支持要点

1. 检查患者反应(由于有镇静药物存在,建议把重点放在呼吸和心跳方面),不超过 10 秒
2. 启动急救流程并呼救
3. 除颤仪准备
4. 开始 CPR,不能等待及停顿
5. 除颤仪到达后检查节律,判断是否需要除颤
6. 5 个 CPR 循环后(约 2 分钟)评估
7. 如仍没有反应,回到步骤 6

以下为我们的临床经验:

1. 尽管 2010 版指南强调早期胸外心脏按压,但如果发生在口腔镇静治疗时,应将注意力集中在呼吸道管理方面,大多不良反应均导致急性或慢性缺氧,而直接来源于心脏的问题则并不多。

2. 建立预防重于抢救的意识,在术前评估、术中管理及治疗中排除可能造成缺氧的因素;深度镇静均应有呼吸道保护的手段;不要为了追求镇静效果,一味加深麻醉深度或联合使用多种药物;术中管理一定实施三方核查,防止器械脱落或遗失等。

3. 在 BLS 阶段尽早控制气道,缓解缺氧,着重在上呼吸道梗阻、气道异物、气道痉挛呼吸抑制几方面考虑。前文已详细阐述呼吸道并发症的处理。

二、高级生命支持

按照 AHA 指南,高级生命支持(advanced life support,ALS)应该是控制呼吸道、机械通气、处理循环系统问题、纠

正紊乱的内环境等，最终转入监护病房。本阶段的治疗在此不做详细阐述，但口腔镇静门诊的建设应该达到能够实施该阶段治疗的条件。能够熟练使用相关设备、器械和药物，当然是需要长期培训和团队协作完成。

（郁　葱）

参 考 文 献

1. Runciman W B，Webb R K，Barker L，et al. The Australian Incident Monitoring Study.The pulse oximeter：applications and limitations—an analysis of 2000 incident reports. Anaesth Intensive Care，1993，21：543-550

2. Webb R K，Van der Walt J H，Runciman R B，et al. The Australian Incident Monitoring Study. Which monitor? An analysis of 2000 incident reports.Anaesth Intensive Care，1993，21：529-542

3. Cote C J，Wilson S. Guidelines for monitoring and management of pediatric patients during and after sedation for diagnostic and therapeutic procedures：an update. Pediatrics，2006，18：2587-2601

4. 刘进，邓小明. 中国麻醉学指南与专家共识. 北京：人民卫生出版社，2014，73-74

5. Watson DS，Odom-Forren J.Practical Guide to Moderate Sedation/Analgesia.2nd ed. New York：Mosby，2005，71-96

6. Hotchkiss M A，Drain C B. Assessment and management of the airway.//Drain CB，ed..Perianesthesia Nursing：a Critical Care Approach. St Louis：Saunders，2003，409-21

7. American Heart Association. 2010 American Heart Association Guidelines for Cardiopulmonary Resuscitation and Emergency Cardiovascular Care. Circulation，2010，122（18 Suppl 3）：S639-933

8. Berg R A，Hemphill R，Abella B S，et al.Part 5：adult basic life support：2010 American Heart Association Guidelines for Cardiopulmonary Resuscitation and Emergency Cardiovascular Care.Circulation，2010，122（18 Suppl 3）：S685-705

9. Bruno Bissonnette.Pediatric Anesthesia Basic Principles—State of the Art—Future. PMPH-USA，2011

10. Kim J，Yoo S，Kim J. The Qualification of Dentist for Sedation： BLS and ACLS.Journal of the Korean Academy of Pediatric Dentistry，2015，42：80-86

第十七章

口腔门诊镇静复苏室的建设与流程

一、简述

镇痛与镇静治疗是特指应用药物手段以消除患者疼痛，减轻患者焦虑和躁动。镇痛是为减轻或消除机体对痛觉刺激的应激及病理生理损伤所采取的药物治疗措施。镇静治疗则是在去除疼痛因素的基础上，帮助患者克服焦虑，诱导睡眠和遗忘的进一步治疗。所以，在此基础上口腔门诊镇静复苏室的功能是严密监控口腔门诊深度镇静镇痛下治疗患者的生命体征，使其尽快恢复至正常或术前状态。

镇痛和镇静治疗的目的和意义在于：

1. 消除或减轻患者的疼痛及躯体不适感，减少不良刺激及交感神经系统的过度兴奋。

2. 帮助和改善患者睡眠，诱导遗忘，减少或消除患者对其在镇静镇痛后复苏室治疗期间病痛的记忆。

3. 减轻或消除患者焦虑、躁动甚至谵妄，防止患者的无意识行为（例如挣扎）干扰治疗，保护患者的生命安全。

4. 降低患者的代谢速率，减少其氧耗氧需，使得机体组织氧耗的需求变化尽可能适应受到损害的氧输送状态，并减轻各器官的代谢负担。

镇静镇痛后复苏室是一个动态的、复杂的环境。由于个别患者的病理生理学改变和治疗干预的不可预知及两者的相互作用，因此，对该区域护理团队的能力要求非常高。镇静剂和止痛剂的辅助管理，最大限度地减少危重患者的身体不适和心理/情绪压力,反映这种患者的动态护理,但过度镇静或原发疾病的干扰是一个已知的不良预后风险。因此,镇静镇痛后复苏室护理人员应全面了解镇静镇痛后复苏室镇静,以及如何安全适当为患者提供护理。本章的目的是:强调彻底对恢复室患者的评估;回顾镇静镇痛后复苏室管理工作的特点;理解过度镇静的固有风险;常见镇静后并发症的护理。

二、镇静后患者的常见不良反应

镇静后患者最为常见的两类并发症是呼吸道事件和循环系统事件;体现在呼吸不稳定,氧合/通气不佳,和(或)血流动力学不稳定时。这些患者最初的干预应适当地侧重于确保呼吸道通畅,应用无创或微创机械通气和(或)静脉输液和使用血管活性药物来复苏。稳定基本生命体征在前,镇静后苏醒处理在后。

(一)疼痛

疼痛带来的应激反应可导致不良后果,如心动过速、高血压、耗氧量增加、血液高凝状态、免疫抑制、持续的分解代谢、膈肌夹板、无效咳嗽/分泌物清除,并损害呼吸气体交换。这强调一个"镇痛优先"的方法来避免治疗带来的痛苦(通常提供镇静的副作用),其次是重新评估额外的镇静要求。通常最好避免在没有疼痛时使用止痛镇静,因为可能产生不利影响(呼吸抑制、烦躁不安)。

(二)呼吸道事件

1. 呼吸抑制 镇静治疗后的药物未完全代谢是主要原因,以呼吸频率慢、潮气量低为表现,吸氧、吸痰是主要护理措施。

2. 呼吸道梗阻 口内治疗残留物、出血及舌后坠是常见因素,在进入/离开复苏室应检查、排除。

(三)循环系统事件

1. 血压过低或过高 过低最常见于麻醉药物代谢不全、

体液补充不足;过高见于疼痛或高血压加重。

2．心律不齐　排除原发心脏问题后,多考虑疼痛或水电解质紊乱。

三、镇静镇痛后复苏室的镇静管理

包括:提高患者的舒适度(镇痛、抗焦虑);减少氧的消耗(颅内压增高、混合静脉饱和度);辅助通气,提高氧合和(或)通气量;促进护理/患者呼吸道护理和防止坠床;有利于诊断和治疗程序;促进睡眠周期;辅助给予神经肌肉阻断剂。

四、镇静镇痛后复苏室患者可能的额外风险

镇静镇痛后复苏室患者可能的原发疾病带来的额外风险,其中可能包括下列任何一项或全部:生理/心理不适(疼痛,焦虑,意识);自主应激反应(高血压,心动过速);增加耗氧量;给予过度镇静水平;床头护理和呼吸道护理干预损害;伤人行为;患者自行停止治疗(自行拔管停药)。

五、患者镇静深度监测

大多数危重疾病都处于动态的变化中,因此,应频繁评估患者镇静深度来调节镇静药物的滴度(防止镇静不足或过度镇静)(图 17-0-1,图 17-0-2)。这样可以减少镇静剂的累积使用量,减少镇静持续时间,并最大限度地减少药物副作用、耐受性和(或)停药反应。这个概念有很多不同的定义,相对简单的镇静深度监测定义为通过评估其镇静深度来指导镇静药物滴定速度达到预期目标,最大程度地减少观测者与床边照顾者之间的差异,并方便医疗团队之间的沟通。最常用的评分标准为 Rike 镇静-躁动评分(the Riker sedation-agitation scale)(表 17-0-1)。近年来,一系列脑功能监测(cerebral function monitors,CFMs)的技术迅速发展,使用专业的软件记录处理原始皮质 EEG 信号并进行数字化处理,实现连续记

录,便于观察脑电活动的变化趋势。CFMs 基本假设为大脑的意识来源于皮质电活动,如果抑制大脑皮质的电活动,将会监测到意识功能减弱。最常用的 CFMs 为脑电双频指数(bispectral index,BIS),其指数值为 100 代表清醒状态,40～60 为深度镇静状态或麻醉状态,0 代表完全无脑电活动状态(大脑皮质抑制)。CFMs 主要用于手术室监测麻醉水平,尽量减少术中知晓的发生率。CFMs 也广泛应用于镇静镇痛后复苏室患者,监测其镇静深度。镇静镇痛后复苏室患者并不是都需要 CFMs 监测,但特别适用于使用神经肌肉阻滞药物的患者,以保证患者达到充分的镇静,避免不愉快的回忆。

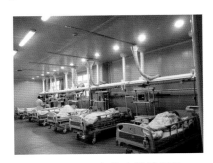

图 17-0-1　复苏室监护场景

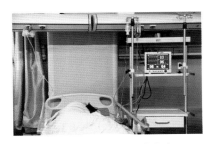

图 17-0-2　监护中的患者

表 17-0-1　Riker 镇静 - 躁动评分

分值	定义	描述
7	危险躁动	无外界刺激就有活动,不配合,拉扯气管插管及各种导管,在床上翻来覆去,攻击医务人员,试图翻越床栏,不能按要求安静下来
6	躁动	无外界刺激就有活动,试图坐起或将肢体伸出床沿。不能始终服从指令(如能按要求躺下,但很快又坐起来或将肢体伸出床沿)
5	烦躁但能配合	无外界刺激就有活动,摆弄床单或插管,不能盖好被子,能服从指令
4	安静、配合	无外界刺激就有活动,有目的的整理床单或衣服,能服从指令
3	触摸、呼叫姓名有反应	可睁眼,抬眉,向刺激方向转头,触摸或大声叫名字时有肢体运动
2	仅对恶性刺激有反应	可睁眼,抬眉,向刺激方向转头,恶性刺激时有肢体运动
1	无反应	恶性刺激时无运动

注:恶性刺激是指吸痰或用力按压眼眶、胸骨或甲床 5 秒钟

(廖金容)

第十八章
口腔门诊镇静的护理

前面章节中已经介绍了口腔门诊治疗时的中、深度镇静方法，同时也呈现了一系列的临床问题以及这些镇静技术可能针对的患者群体。过去，常规麻醉的实施及管理主要由麻醉科医师负责。而现在，护士也积极地参与了患者接受各种不同程度的镇静过程。由于患者对麻醉的日益关注及其他诸多因素，在常规中度及深度镇静中，大多数的医疗机构都已制订了严格的安全管理和监督的规章制度。不管在何地实施何种麻醉，都应作为准则遵守这些规章制度。本章将集中讨论护士在镇静治疗中的关键作用。

一、培训

整个镇静服务流程中包括：评估患者；提供镇静镇痛；协助操作过程；监督以及复苏患者。在大多数的医疗机构里面，处置镇静患者的最低标准是两名合格专业人士，即实施麻醉者和核查者。护士则扮演了监督核查者及协助处理者的角色。凡是持有护士执业证书的护理人员均可承担该项工作，不但监督患者使用药物后的反应及麻醉过程本身，而且监护适当的生理参数，配合治疗的顺利进行。根据我们的临床经验，常规的培训计划应该包括以下的内容：

1. 学习各项镇静相关操作指南。

2. 全麻的定义，镇痛、镇静的级别，连续的深度镇静。

3. 镇静剂的药理学特性和安全使用，达到中度镇静这一程度所需的镇静剂量以及拮抗剂的药理学特性和安全使用。

4．呼吸道管理设备；面罩和简易呼吸器。

5．镇静时，间隔一定的时间监测记录患者的生理参数，包括（但不仅限于）血压、呼吸率、脉搏血氧饱和度、心电图监测、镇静深度以及呼吸末二氧化碳浓度波形。

6．识别可能发生的常见并发症，并适当干预，同时也必须具备实施2010版指南中心肺复苏的能力。

7．交代术后注意事项及回访。

二、护士责任

镇静操作实施以前，护士有一系列的重要职责以待完成。麻醉镇静过程中护士的首要职责是专一负责某一个患者的镇静及手术配合。具体患的者评估、镇静方法选择及实施由麻醉科医师负责；口腔科医师则负责局部治疗或轻度镇静。

（一）镇静前准备

1．仪器设备的准备与检查。

2．所有设备必须准备齐全并处于正常运转状态　包括：

（1）氧气气源或提供额外的氧气的来源；

（2）一种能输送100%纯氧的呼吸器，通常为简易呼吸器；

（3）两种负压吸引装置：一个日常使用，另外一套备用；

（4）多参数监护仪；

（5）急救车和除颤仪；

（6）常用的液体（0.9%的袋装生理盐水或者乳酸林格液）。

（二）医疗文书收集与归档

通常情况下，实施镇静操作者有责任获取镇静过程记录，而监督者（护士）的责任是审核记录并确保其存在及完整。实施操作以前包括以下内容：

1．知情同意　包括风险、益处及选择。在给予患者任何镇静药物以前需完成知情同意。

2．镇静前风险评估　包括体检和病史回顾，有助于评估风险及并发症，术前心理评估（richmond agitation-sedation scale，RASS）评分（表 18-0-1）。

3. 镇静记录、术中护理记录及核查、术后回访记录。

表 18-0-1　RASS 评分

分数	状态	描述
+4	激进	明显激进、暴力；突然对医护人员构成威胁
+3	十分焦虑	拽/拔出导管或者对医护人员有侵犯行为
+2	焦虑	无目的频繁乱动或者患者-呼吸机频率不同步
+1	不安	忧虑或者忧虑但无冲动行为或者亢奋
0		警觉但平静
-1	昏睡	对声音不完全警觉但保持觉醒状态（超过10秒），有眼神交流
-2	轻度镇静	对声音有眼神交流的短暂觉醒（少于10秒）
-3	中度镇静	对声音有反应动作（但无眼神交流）
-4	深度镇静	对声音刺激无反应，但躯体刺激有反应
-5	不可唤醒	对声音/躯体刺激均无反应
流程		

1. 观察患者，是否警觉或者冷静（记分：0）
患者是否有持续不安或焦虑的行为（使用上述描述栏列表的标准分值 +1～+4）

2. 如果患者不警觉，大声呼唤患者姓名，告诉患者睁眼并看着你，必要时重复一次，可以促使患者持续看着你
患者睁眼并有眼神交流超过10秒（记分：1）
患者睁眼并有眼神交流但少于10秒（记分：2）
声音刺激患者有躯体动作包括眼神交流（记分：3）

3. 如果患者对声音无应答，则可通过摇肩膀来刺激患者身体，如果再不行，可摩擦其胸骨
身体刺激患者活动（记分：4）
患者对声音或身体刺激均无反应（记分：5）

（三）对患者的指导

1. 患者的教育是护士的一项主要职责。作为镇静过程中的监督者，护士与患者一直处于交流状态。护士通过持续监测来保障患者"安全"，而麻醉师则实施镇静操作。在给予患者麻醉药物前，护士应向患者详细解释整个操作过程。实施麻醉之前，护士应向患者讲述整个过程中可能出现的各种感觉，例如烧灼感、牵拉感、压力感等。这样有助于减轻患者在出现这些感觉时的焦虑。护士应告知患者整个麻醉过程时应保持的体位，也应该使其明白整个麻醉过程将尽可能保证无痛。护士应该是患者主观感受的见证者；也是监督和协助手术医师的助手。

2. 患者应知道麻醉后及离院过程中可能发生的事情，也应该了解当他们从镇静过程中恢复过来时，需要家属或监护人陪同返家。

中、深度常规镇静前评估记录单见附录十五。

3. 术前核查

（1）在实施镇静及其程序以前，护士／监督者应该注意再次核对患者的身份，获取基本生命体征：心率、心律、血压、呼吸频率、氧饱和度、体温、意识状态程度、真实可靠的镇静程度以及疼痛量表。

（2）检查禁食状况见表 18-0-2。

表 18-0-2 美国麻醉医师协会术前禁食指南

摄取食物	最低禁食期
清液	2 小时
母乳	4 小时
婴儿配方食品	6 小时
非人源性哺乳动物奶	6 小时
清淡饮食	6 小时

（3）检查患者所有监测设备在位，报警装置运转正常。

（4）核对拟用于镇静止痛的苯二氮䓬、阿片（类）药物及其他药物的使用顺序。

（5）确保已获取药物及其拮抗剂。

（6）必要的时候，需确保能建立药物和静脉输液的静脉内注射通道。

（7）确保患者能忍受麻醉所需的体位。

（四）镇静实施中

1. 在此期间，护士的首要职责是递送中度镇静的药物并评估、监督患者出现的预期或非预期的手术反应。最常见的并发症是呼吸道抑制和气道阻塞。其他可能发生的并发症包括心律失常和血流动力学不稳定。

2. 手术过程中的任何观察结果（例如对疼痛的抱怨、静脉输液治疗低血压、打鼾等）。

3. 观察及预防并发症的发生　对个体常用药物剂量、作用机制、起效及药物持续时间的充分了解是至关重要的。呼吸系统并发症的治疗通常可以通过刺激患者、供氧、抬颏或托住下颌重新定位呼吸道来缓解，抽吸上呼吸道分泌物并且直到这一问题解决都不使用镇静效果更好的药物。

4. 配合手术操作　输液；暴露术野；吸引唾液；协助医师处理；完成护理医疗文书。

5. 当有任何不测发生，护士应与医师组成有效抢救团队，分工明确，由在场年资最高者担任抢救指挥，但护士至少首先完成以下步骤：①呼救，召唤更多的医务人员参与；②准备抢救车（药物及器械）；③当初步明确原因后，立即采血留取证据及送检验科备查；④完善抢救记录，真实准确记录，形成有效医疗证据链，以备总结与提高。

（五）麻醉后复苏和离院

1. 由于在常规镇静中使用的大多数药物并不能够立刻代谢完全，因此建立一个术后监测路径显得非常重要。接受镇静镇痛药物的患者离院前必须在术后恢复区接受评估。

2. 常用的客观离院标准是在 1970 年首次出版的 Aldrete 评分系统（见附录十）。

3. 离院指导

（1）在手术后最初 12 小时内：勿驾驶汽车；勿饮任何含酒精的饮料；勿做任何重要决定；勿做需高专注度的事件。

（2）如果已取下组织标本做检查，如有少量出血是正常的，如多量出血则应及时就诊。

（3）留下应急电话和预约回访时间。

（4）饮食指导。

总之，在实施镇静镇痛及监督患者接受镇静方面，护士扮演了极其重要的作用。接受特殊训练以及坚持严格的制度标准有助于保证患者的安全。

（邱莹茜）

参 考 文 献

1. Joint Commission.Comprehensive Accreditation Manual for Hospitals.OakbrookTerrace，IL：JointCommission，2011

2. American Society of Anesthesiologists（ASA）. Statement on granting privileges for administration of moderate sedation to practitioners who are not anesthesia professionals.Park Ridge，IL：ASA，2011

3. American Association of Nurse Anesthetists（AANA）. Considerations for policy development number 4.2：registered nurses engaged in the administration of sedation and analgesia. Park Ridge，IL：AANA，2010

4. Sessler C N，Gosnell M S，Grap M J，et al.The Richmond Agitation-Sedation Scale：validity and reliability in adult intensive care patients.Am J Respir Crit Care Med，2002，166：1338-1344

5. American Society of Anesthesiologists Committee. Practice guidelines for preoperative fasting and the use of pharmacologic agents to reduce the risk of pulmonary aspiration: application to healthy patients undergoing elective procedures: an updated report by the American Society of Anesthesiologists Committee on Standards and Practice Parameters.Anesthesiology, 2011, 114: 495-511

6. American Society of Anesthesiologists Task Force on Sedation and Analgesia by Non-Anesthesiologists. Practice guidelines for sedation and analgesia by nonanesthesiologists.Anesthesiology, 2002, 96: 1004-1017

7. Aldrete J A, Kroulik D. A postanesthetic recovery score.Anesth Analg, 1970, 49: 924-934

8. O'Donnell J, Bragg K, Sell S. Procedural sedation: safely navigating the twilight zone.Nursing, 2003, 33(4): 36-44

9. Voynarovska M, Cohen L B. The role of the endoscopy nurse or assistant in endoscopic sedation.Gastrointest Endosc Clin N Am, 2008, 18: 695-705

第十九章
牙槽外科微创治疗

第一节　简　述

牙拔除术是口腔颌面外科领域最常见、最基本、应用最广泛的治疗性手术。由于口腔解剖结构复杂，操作空间有限，故手术过程中会不可避免地造成术区软、硬组织不同程度的损伤，亦可引起一定程度的全身反应，或造成某些并发症。

传统的拔牙方法利用牙挺、拔牙钳、骨凿、锤子等器械进行，尤其对复杂牙的拔除采用锤击法去骨或增隙，拔牙过程中创伤较大，可能会引起严重的术中、术后并发症，如下牙槽神经损伤、舌侧骨板骨折、出血水肿、口腔上颌窦相通，甚至下颌骨骨折等。

微创拔牙技术，是指采用特殊的微创拔牙器械以及涡轮动力切割，避免了传统方法挺、敲式拔牙对患者造成的痛苦及心理恐惧感，患者的拔牙创口小、时间短、并发症少。微创拔牙器械具有独特的形态及经过特殊设计的锋利工作端，可以非常容易地进入牙根与牙槽骨间隙，切断牙周膜，轻柔地拔除牙齿。而微创拔牙可在很大程度上减少拔牙术后并发症的发生，使患者的术后生活质量得到提高。微创拔牙要求口腔颌面外科医师每一步操作都以最小创伤为原则。特别适用于复杂困难牙的拔除以及患有各种全身疾病的老年患者。因其能在拔牙过程中更好的保护牙龈及牙槽骨，为种植修复打下良好的基础。近年来微创拔牙技术正在各级医院及口腔门诊推广，越来越多的口腔医师掌握并使用微创拔牙技术，相信在今后微创拔牙技术将会更广泛地应用于口腔临床中。本章将重点介绍微创拔牙技术在下颌阻生智齿拔除中的应用及相关并发症的处理。

相比传统拔牙手术，微创拔牙手术有以下优势：

1．手术过程不使用凿、锤，避免了敲、凿等恐怖动作，不会使患者产生恐惧感，心理影响比传统拔牙小。

2．创伤小、愈合快　使用的器械为精细器械，操作准确，结合高速涡轮钻切割，可准确去骨、分牙，易于拔除。伤口创伤小，感染机会大为减少，术后疼痛较轻，创口愈合较快。

3．时间短　高速涡轮钻可准确去骨，时间短于骨凿去骨，手术视野清楚，拔牙时间大多只有传统拔牙时间的 1/3 左右。

4．并发症少　避免了大量去除牙槽骨，无痛微创拔牙术后出血、肿胀、疼痛、神经损伤、感染、张口受限、颞下颌关节损伤等拔牙并发症明显减少。

第二节　微创技术在口腔门诊中的应用规范

微创拔牙技术操作方法见图 19-2-1～图 19-2-18。

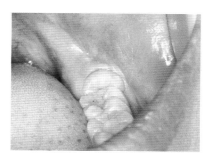

图 19-2-1　38 近中阻生口内像

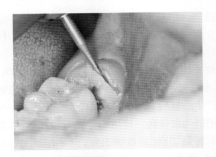

图 19-2-2　高速涡轮手机分冠

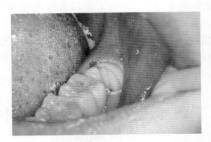

图 19-2-3　高速涡轮手机完成分冠后

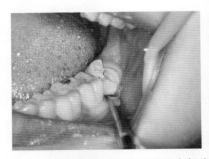

图 19-2-4　微创牙挺挺出牙冠近中部分

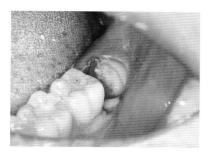

图 19-2-5 挺出牙冠剩余部分

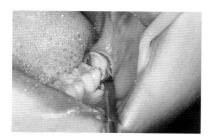

图 19-2-6 分离牙龈后，微创牙挺挺出牙根

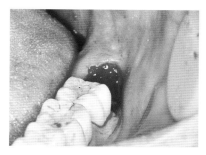

图 19-2-7 拔牙术后创面

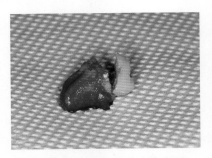

图 19-2-8 拔除后的离体患牙

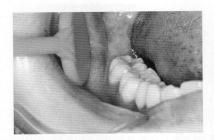

图 19-2-9 48 水平埋伏阻生口内像

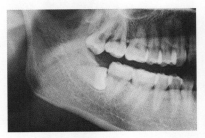

图 19-2-10 48 水平阻生 X 线片

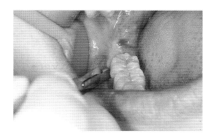

图 19-2-11　沿龈沟自 46 颊侧至 47 远中切开黏骨膜

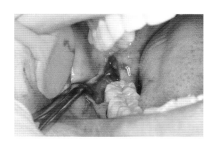

图 19-2-12　翻开软组织瓣

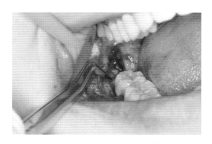

图 19-2-13　暴露埋伏牙

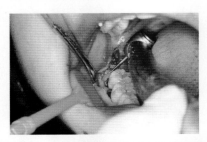

图 19-2-14　高速涡轮手机去除牙冠周围部分骨阻力，并从牙颈部截断牙体

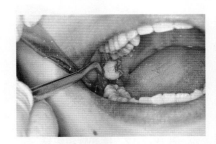

图 19-2-15　微创牙铤挺出牙体近中部分

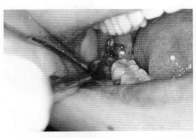

图 19-2-16　微创牙铤从近中颊侧挺出牙根部分

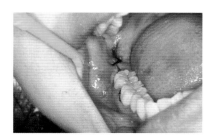

图 19-2-17　缝合创口

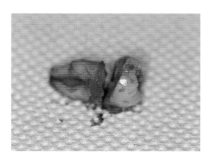

图 19-2-18　拔除后的离体患牙

一、切口设计和翻瓣

局部麻醉起效后，根据所拔牙齿的具体情况，决定是否需要设计软组织瓣，若需翻瓣，则全层切开黏骨膜，采用骨膜剥离器分离牙龈和黏骨膜瓣。

二、去骨

去除阻生牙颊侧和冠方骨质，暴露牙冠，使用外科专用手机和长裂钻，去除阻碍牙齿脱位的骨质，适当增大牙齿与周围骨质间隙。

三、牙的切割与拔除

根据阻力分析确定牙齿的切割部位，一般可将牙齿进行颊舌向切开，分割牙冠及牙根。将牙分块以避开来自邻牙和周围骨质的阻力。

四、检查牙槽窝并缝合创口

拔牙后仔细清理拔牙窝，检查所拔牙齿，将软组织瓣复位缝合。

第三节　口腔门诊微创技术常见合并症及其处理

一、微创拔牙术中并发症

（一）软组织织伤

下颌第三磨牙位于口腔深部，操作空间较小，且涡轮手机去骨分冠时常使用加长裂钻进行切割，若操作不当易发生颊黏膜或舌组织意外损伤。软组织意外损伤除与术者操作熟练程度有关外，器械的选择也很重要，术中使用殆垫辅助开口，合适的颊部拉钩进行牵拉，能有效地预防软组织的意外损伤。小的而浅的软组织损伤一般不需要特殊处理，较大损伤应进行对位缝合。

（二）断根

由于第三磨牙牙根解剖变异较大，对应区域骨质，并且常有骨阻力或邻牙阻力，在多根或者是牙根弯曲时牙根已断裂。对于牙根周围无明显炎症，长度在 5mm 以下的断根，取根较困难且预计取根创伤较大时，可不取根。

处理：断根的取出应在直视牙根断面的条件下进行，必要时术中可拍摄 X 线片确定断根的位置。术中可结合根尖挺、三角挺等特殊拔牙器械。必要时可以使用涡轮手机增隙或分根，以利于牙根拔除。

（三）神经损伤

下颌第三磨牙在解剖上与下牙槽神经及舌神经关系密切。下牙槽神经损伤后出现同侧下唇及颏部皮肤感觉迟钝、麻木甚至感觉丧失，下颌牙特别是下颌前牙有麻木感，进食时可能咬下唇。术中下牙槽神经损伤不少见，多与根尖与下牙槽神经近、拔牙困难、创伤大、盲目取深部断根、使用骨凿暴力拔牙等有关。为防止下牙槽神经损伤，术前应仔细阅读X线片，必要时可拍摄CBCT片，了解牙根与下牙槽神经管之间的关系，术中有针对性地操作，避免神经的损伤，切忌盲目操作。舌神经损伤多发生于第三磨牙舌侧骨板折断，或器械滑脱的情况下。舌神经损伤时可出现同侧舌麻木甚至感觉丧失。若术后下唇或舌长时间麻木，应及时干预处理，必要时复查X线片，排除是否有残留牙根或骨片压迫神经，若有这种情况应及时手术处理。若神经连续性没有破坏、无明显的神经压迫，可使用一些营养神经的药物，另外配合毛巾热敷、微波理疗、针灸等来帮助神经的恢复，一般是可以痊愈的。

（四）骨折

因下颌第三磨牙舌侧骨板较薄，拔除过程中操作不当容易发生舌侧骨板骨折。舌侧骨板骨折后可能出现舌侧肿胀、出血、血肿、吞咽疼痛等，锐利的断面会刺穿舌侧黏膜，引起长时间疼痛，有时可以引起舌根部创伤性溃疡。舌侧骨板折断时可采用手法复位，对于完全游离的骨片应取出，有外露骨锐利骨断面时应修整后关闭创面。术前分析患牙骨阻力，尽量去除颊侧及远中骨阻力，必要时分割牙体组织减小阻力，可减少舌侧骨板断裂的发生。

下颌骨骨折是比较罕见的拔牙并发症，大多数是由暴力操作及下颌骨解剖缺陷引起。术前应仔细阅读X线片，术中避免暴力操作可避免下颌骨骨折发生。

（五）邻牙损伤

牙拔除过程中阻力去除不充分，邻牙阻力未完全解除，或牙挺使用不当用邻牙作支点可能对邻牙造成损伤。分冠时一定要确保分冠充分，若先拔除近中牙冠时，磨除牙体组织量应适当增多以利于牙体组织顺利脱位。使用牙挺时应有保护动作，除了防止牙挺滑脱外，还能感觉患牙及邻牙有动度。

（六）颞下颌关节损伤

颞下颌关节可因长时间开口过大而发生脱位，尤其是过往有颞下颌关节脱位史者。拔除下颌牙时摇动、骨锤敲击，都会引起颞下颌关节的不适，损伤较重时甚至会引起关节疼痛、张口受限等。术中托下颌进行保护可减小对关节的损伤，使用殆垫式开口器，患者可在闭口肌群收缩产生对抗力的情况下进行操作，也能对关节起到有效的保护。

（七）术中器械断裂

涡轮手机去骨分冠时常使用加长裂钻进行切割，且操作空间有限，若操作不当易发生车针断裂。使用合适的车针，操作时支点稳定可减少车针断裂的发生。一旦发生车针断裂，应马上停止操作，仔细寻找车针断端。当车针卡在骨质或牙体组织中时应更换新的车针，增隙后取出。术中若车针断裂后找不到断端，应拍摄 X 线片或 CT 进行定位后取出，或排除车针断端组织内残留。

二、微创拔牙术后并发症

（一）拔牙后反应性疼痛

一般拔牙术后，常无疼痛或仅有轻度疼痛，通常可不使用止痛药。创伤较大的拔牙术后，特别是下颌阻生智齿拔除后，常出现疼痛，疼痛时应常规使用镇痛剂。主要与干槽症鉴别：

1. 反应性疼痛　当日即出现，尤其是拔牙术后 3～4 小时最为明显。拔牙创多正常，即使拔牙创空虚也无腐臭，疼痛不严重，3～5 天内消失。

2. 干槽症　出现在拔牙术 3～5 天后，剧烈放射痛，拔牙创内空虚，且有腐臭，如不加处理，疼痛可持续达 10 余日。

3. 预防　尽量减小手术创伤，保护拔牙创内血凝块，给予适当的镇痛剂可预防或降低疼痛程度。

（二）术后肿胀反应

多在创伤大时，特别是翻瓣术后出现。与翻瓣时的创伤过大、瓣的切口过低或缝合过紧有关。肿胀开始于术后 12～24 小时，3～5 天内逐渐消退。肿胀松软而有弹性，手指可捏起皮肤。

预防：黏骨膜瓣的切口尽量不要越过移行沟底；切口不要缝合过紧，以利渗出物排出；术后 24 小时内冷敷，24 小时后可热敷，或行 TDP 理疗；也可用肾上腺皮质激素与麻药混合后术区行局部注射。术后口服或静滴糖皮质激素可减轻肿胀。

（三）术后开口困难

单纯反应性开口困难主要是由于拔除下颌阻生牙时颞肌深部肌腱下段和翼内肌前部受创伤及创伤性炎症激惹，产生放射性肌痉挛造成的。明显的开口受限可用热含漱或理疗帮助恢复。

（四）拔牙后出血

1. 原发性　拔牙后当日，取出压迫棉卷后，牙槽窝出血未止，仍有活动性出血。

2. 继发性　拔牙出血当时已停止，以后因创口感染等其他原因引起的出血。

3. 检查　包括全身状况、局部情况。进一步检查必须在麻醉下进行，去除表面血块，仔细查找出血部位，判断出血原因。

4. 处理

（1）先向患者解释，安慰、稳定情绪，查找出血原因。

（2）对有全身出血史的患者，在积极处理局部的同时，必须结合全身处理，必要时可输液、输血。

（3）由残余肉芽组织、软组织撕裂等原因引起的出血，可采用搔刮、缝合、电凝的方法进行处理。

（4）对广泛的渗血，可在拔牙窝内置入碘仿海绵、止血纱条，加褥式缝合两侧牙龈，结合棉卷压迫止血。

（5）如出血未止，且明确来自牙槽内的患者，可用长碘仿纱条在牙槽窝底紧密填塞。

（6）拔牙后出血患者处理后，应观察 30 分钟以上，确认无出血后方可离开。

（7）如血液流入邻近组织间隙中可形成瘀斑或血肿，一般可不做特殊处理，较大血肿应使用抗菌药物预防感染。理疗可促进其吸收。

（五）拔牙术后感染

1. 原因　多为牙片、骨片、牙石、涡轮手机分冠去骨形成碎屑等异物和残余肉芽组织引起的慢性感染。

2. 处理　局麻下彻底搔刮冲洗，去除异物及炎性肉芽组织，使牙槽窝重新形成血凝块而愈合。急性感染主要发生在下颌阻生智齿拔除后，会引起颌面部间隙感染，尤其应注意咽峡前间隙感染。肿胀明显且有脓液形成时，可沿舌神经走行方向切开黏膜，分离达脓腔，引流脓液，结合使用抗菌药物。

（六）干槽症

1. 临床表现　干槽症好发于下颌后牙拔牙术后，表现为拔牙后 2～3 天有持续性剧烈疼痛，并可向耳颞部、下颌区或头颈部放射；从组织病理学上主要表现为牙槽骨壁的骨炎或轻微的局限性骨髓炎。

2. 症状　最初为血块分解、破坏、脱落，以致骨壁暴露并发生多处小的坏死。周围的骨髓腔内有典型的轻度急性或亚急性骨髓炎，出现炎症细胞浸润和血管栓塞。主要表现为牙槽窝骨壁的感染。

3.干槽症诊断标准

（1）拔牙后 2～3 天有持续性剧烈疼痛，并可向耳颞部、下颌区或头颈部放射；

（2）一般镇痛药物不能止痛；

（3）拔牙窝内可空虚，或有腐败变性的血凝块；

（4）腐臭味强烈；

（5）坏死组织逐渐脱落，暴露牙槽骨。

4.治疗原则　通过彻底的清创及隔离外界对牙槽窝的刺激，以达到迅速止痛、缓解患者痛苦、促进愈合的目的，并结合全身抗感染治疗。

（七）皮下气肿

1.原因　包括：拔牙时反复牵拉已翻开的组织瓣，使气体进入组织中；使用高速涡轮手机时喷射的气流致气体进入组织中；术后患者反复漱口、咳嗽或吹奏乐器，使口腔内不断发生正负气压变化。

2.预防　应避免过大翻瓣；使用涡轮手机时应使组织敞开；术后嘱患者避免做吹气等造成口腔压力加大的动作。

3.治疗原则　皮下气肿一般不需特殊处理，2～3 天后皮下气肿可逐渐消除。范围较广泛的皮下气肿应常规使用抗生素，预防感染。

（邹四海　李　勇）

第三篇

口腔门诊镇静镇痛治疗平台的建设与展望

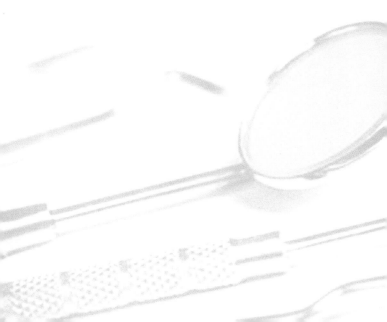

我国幅员辽阔，人口众多，各地实施口腔镇静镇痛治疗的方法均有各自的特点，也离不开所在医院的历史和现状。如何安全高效地将镇静镇痛技术为口腔临床治疗提供良好治疗条件并成为"保驾护航"的手段，是我们开展该项目的出发点和落脚点，结合我们安全成功开展的经验积累以及国内外同行的经验总结，本篇在上两篇讨论具体技术和方法的基础上，转而着眼于医疗管理、优化流程和提高效率方面，结合现有的行业协会的指南和规范，阐述了拟开展本技术将面临的硬件设备、管理流程等方面的内容；同时也从医疗同行、患者等角度分析了存在的争议以及解决争议的部分思路；同时对今后能够引领该领域的技术进行了展望。总而言之，为口腔镇静镇痛治疗技术勾勒了一个框架式的实施与发展的蓝图。

第二十章
舒适化口腔门诊治疗平台的建设

第一节　口腔门诊镇静治疗的设置与流程

一、概述

诊所/门诊往往远离医院，就像一个茫茫大海上的小艇，远离港口和母船，因此，在诊所或门诊做外科手术及麻醉时，远离紧急援助。无论它是大型医疗中心的校园医务处，还是一个独立的门诊手术室或者就是医师办公室里一个小的单间操作室，这个比喻均是恰当的。但不管怎么样，开展该技术的诊室人员必须配备齐全，且技术精湛，纪律严明，能够独立面对和处理突发事件，人员之间必须具备全队精神，相互协作。比如一所大学的医疗中心，也应该有齐全的麻醉药品、专业的麻醉医师、大型的监测仪器和高超的救援能力。当面对突发事件时，才会作出快速的反应和专业的救助。然而这样优秀的团队主要集中在医院的手术室，急诊科或者重症监护室。所以当远离医院的独立的内科诊所或者外科门诊需要紧急救助时，和普通市民一样需要拨打120。因此，"救生艇的船员"必须具备人工心肺复苏的能力。

诊所/门诊必须要有安全流程。制订一个标准的政策和程序，工作文件应该不断地充实、遵守、检查，适当时候可以修订。无论成立/组织是否经过官方认可，政策和程序应遵循患者安全准则，且应遵守政策与安全性的推荐标准或指南。

二、医疗团队建设

必要的团队程序紧急援助能力远远比技术精湛、经验丰富更重要。在很多私人诊所中，医师在助手的配合下完成手术。相对于单纯局麻的手术，假如需要术中镇静的手术，那么就需要有注册证书的护士或者一个有专业培训和丰富经验的护理团队的协助。护士必须熟练掌握镇静药物（静脉注射或口服）、相对应的拮抗剂药物、抢救药品、监护能力和心肺复苏能力。医师和护士必须要有国家认证的注册执业证书。专业的知识和丰富的经验是不可替代的。理想情况下，护士做镇静必须要有 2 年的工作经验和足够的信心，可以提醒外科医师 / 内科医师注意患者病情，必要时可以停止治疗方案，集中全部精力照顾患者。这就需要护士能够识别问题并随时进行干预。

护士必须了解手术中的细节，从而可以注意到出现的问题，并提醒外科医师 / 内科医师，以便安全地管理镇静。他 / 她应该密切参与患者的评价。他 / 她必须了解和尊重手术团队的其他成员。当护士实施镇静和监护患者的时候，不应该参与手术的其他事情，以免分心，应该全心全意监护患者。

外科医师 / 内科医师应与护士精心配合，护士应该是患者的守护者。口腔医师 / 麻醉医师和团队的其他成员都应该尊重护士，特别是当她 / 他提出问题和建议时。

一名护士害怕嘲笑或解雇可能不会告知医师患者出现的问题，而是默默祈祷这是个小问题，不会影响患者的生命体征，因此延误了及时的干预措施。当外科医师 / 内科医师专注做手术时，精神会高度集中，因此，需要进行镇静和监测患者的护士充当"第三只耳朵"。即使在手术的关键时期，医师至少也可以通过护士了解到患者的当前状况。口腔科医师 / 麻醉科医师应该对手术中可能出现的状况作出预测，并准备好应对的方案,从而保障手术的安全和顺利进行。虽然医师助手、巡回护士、外科医师或其他技术人员并不直接参与镇静,但是都是团队中的一员,都应该关注手术,并在出现意外时伸出援助之手,帮助手术顺利进行,同时给患者和手术的成功增加了安全保证。因此,团队中的每个人都应该受到尊重,互相关怀对方。

通过团队的共同努力,或者团队培训、练习、模拟、演习,无论是正式的还是非正式的,都可以帮助团队度过危机。团队中的成员通过参加研讨会和会议,或者参加培训班来提高他们的临床技能和相关知识。在通力合作并训练有素的团队中工作的成员不缺乏快乐。他们可以高效地团结起来,预防可预测的意外发生,以避免发生事故。因此,无论是外科医师/内科医师、护士,还是其他团队中的成员,都应该在术中、术后密切关注患者的病情进展。

三、开展条件

(一)专业技术人员

对于任何镇静来讲,安全是最重要的。必须要有开展镇静技术的专业能力,同时需要发现危急情况并立即给予紧急救治的能力。诊所/门诊最好邻近急救中心或者综合性医院。如果诊所/门诊位于医疗中心,医院的支持系统应具备:设备(包括无菌设备)、耗材、专业顾问,及具有快速处理应急反应能力的团队。如果门诊远离医疗中心,或在一个私人的诊所,在开展镇静治疗时,应更加仔细地准备和筹备,以防止不良事件的发生。如果医疗诊所的医务工作者很忙,且执行着繁忙的医疗操作程序,医疗工作者必须善于有条不紊的处理复杂的情况。如果医疗操作程序过于简单,又不利于患者的安全,经验较少的医师更有可能遗漏一些步骤。在这种情况下,医务工作者应该把医疗操作程序记录在笔记本或者卡片上。

（二）镇静镇痛前安全核查

手术过程中需要的一些医疗设备，可以观察和预测疾病的发展变化。能够为医疗工作者提供宝贵的时间来处理突发状况。因此，应该列个清单，来检查操作前的准备是否完善。如果医务工作者正在进行手术过程中，发现缺少一个关键物品，不仅令人沮丧、带来不便，且有可能带来医疗危险。这样会导致手术时间的延长，会给手术团队带来负面的情绪，并且有可能给患者带来危害。再次强调，越是远离医疗中心，就越应该用心地做好术前的准备工作，因为没有就近的医疗资源来提供帮助。我们的经验是采用将术前预约和术中管理、不良事件记录、器械物品核对统一的管理单合并三方（口腔医师、麻醉医师、四手护士）签字，将每个环节可能发生的疏漏由三方统一核对，尽量避免个人原因导致的管理漏洞（见附录十三）。

（三）工作准则与工作规程

一个合适的工作准则与工作规程的制订，应该以国家患者安全为目标，以手术室护士协会的指导意见为根据，并且包含医疗操作的所有方面。

美国围术期注册护士协会（AORN）倡导安全文化。她们声明：在任何情况下，每一个患者都有权利接受最好的护理治疗，所有人员都应共同努力创造一个安全的医疗环境；主张：每一个患者在接受有创治疗过程中，都应配备一个注册护士。在围术期，所有医疗参与者应该作为一个团队，允许公开的讨论疑问，失误和错误，毫无畏惧地使手术得到提高。对于整个团队来说，知识和技术的提高、手术的成功，源于对不良事件发生后的总结。患者及家属也必须是团队的一部分，每个成员都应该以患者为中心。

（四）工作流程的选择原则

口腔外科医师、全科医师、内科医师应该明确自己的职业范围并知道自己能做哪些类型的手术。如内科医师应列出目录,将患者分为两类:一类是适合在门诊进行手术的患者;另一类是手术过程比较复杂,或者患者身体状况较差,术中有可能出现意外需要进行心肺复苏和电除颤的患者,及不适合门诊手术的患者,应该在大型医疗中心或者医院就诊。

选择标准:

1. 根据手术时间长短,尽量选择可以在一个工作日完成并完全恢复的手术。

2. 如果手术过程中会出现失血过多,那么应该制订一个输血的相关流程,当然最好还是避免在门诊进行此类手术。

3. 手术操作应该在局麻辅以轻度或中度镇静下进行,如果需要深度镇静或者麻醉,必须有专门医务人员提供麻醉护理以及术后恢复(留观)区域。

4. 对于口腔日间手术来讲,术中镇静最常用,但并不适用于全部的患者,有些手术可能需要麻醉。可以根据医疗机构综合处理能力,并结合患者的手术大小或者根据患者的意愿来决定。

(五)患者的选择原则

1. 术前应评估患者是否有镇静下手术的禁忌证。

2. 护士应该详细询问患者以往疾病史、手术史、药物过敏史,以往术中有无出现危急情况。由于患者并不知道哪些重要或不重要,原则上医师和护士双方都应该询问患者病史,因为患者在护士面前,更容易叙述自己的既往史,而在医师面前通常叙述自己认为医师想听的既往史。

3. 选择标准　选择合适的患者来进行术中镇静并防止并发症,出现以下情况的患者应该进行全麻而不是术中镇静:

(1)肥胖;

(2)困难气道 / 明显的颅颌面畸形;

(3)满脸胡须(小下颌合并困难气道的患者容易生长胡须);

(4)睡眠呼吸暂停综合征;

（5）有恶性高热家族史；

（6）凝血机制紊乱；

（7）心肺功能差；

（8）明显的精神疾病；

（9）其他系统或脏器病变（如糖尿病并发症）；

（10）有镇静镇痛并发症或镇静失败既往史；

（11）常规镇静药物不耐受；

（12）常规镇静药物出现过敏；

（13）慢性疼痛长期服用镇痛药物或者焦虑长期服用抗焦虑药物；

（14）小儿患者无法配合；

（15）高龄患者。

（六）镇静方案制订原则

制订镇静方案应该根据手术的类型和时间的长短，尽量选择起效、作用时间短的镇静药物。门诊推荐镇静方案为芬太尼复合咪达唑仑，特别适用于门诊患者。术前患者口服苯二氮䓬类镇静药物，如阿普唑仑作为术前镇静；苯海拉明和昂丹司琼可以抑制阿片类药物产生的副作用。对于医师和护士来讲，应该熟悉常用药物的使用方法、副作用、禁忌证和相应的拮抗药物。

医师和护士应该掌握拮抗药物的使用方法以及剂量，最好随身携带计算机，可以随时根据体重来计算剂量，特别是小儿。可以避免用药不当或过量。

很多患者希望详细地了解手术步骤，当局麻辅以轻度或中度镇静时，会认为术中完全舒适无痛。医师或护士应该如实向患者解释，他／她在术中不会完全入睡，会有意识，也可能会感觉到疼痛。这样可以避免不必要的误会。

大多数情况下，局部注射麻醉就可以完成快速、相对无痛的手术操作。如果手术操作容易引起患者的焦虑，那么可以口服或者静脉注射一些镇静药物。这是所谓的轻度镇静，无需手术护士提供护理。

如果患者不希望提供镇静，那么护士应尽量在言语和行动上使患者感到愉悦、满意。如果患者年纪较大或者全身状况较差，那么尽量避免术中镇静。大多数患者可以在局麻加轻度镇静下完成手术。

比较复杂或者时间较长的手术，需要实施中度镇静时，拮抗药物、监护仪器、抢救药品和抢救设备应该准备齐全。深度镇静/监护下麻醉或者全身麻醉不能在没有麻醉医师的情况下开展。护士作为监护者应该了解连续镇静和麻醉的区别。

（七）恢复

患者从镇静状态到完全恢复这段时间，有条件时最好在恢复室中度过。恢复室需要具备：监护仪，氧源，给氧面罩和（或）给氧鼻导管，吸引器，气道管理设备（面罩，口咽或鼻咽通气道，喉罩/气管导管），可移动床，抢救药品，拮抗剂，液体等。

患者恢复意识后至少在监护下观察 60 分钟以上。每隔 15 分钟评估患者的状况，并如实地记录，直至达到离院指征（至少术后 30 分钟）。当使用拮抗药品（氟马西尼或者纳洛酮）时，应从最后注射拮抗剂开始至少监测 2 小时方可出院。

监测指标包括血压、心率、呼吸频率、氧饱和度、镇静水平、疼痛评分，必要时进行心电监护。至少每隔 15 分钟记录一次。

（八）离院

当患者离院时，应发给患者书面的离院医嘱，包括饮食、运动、对伤口的特殊处理、开具药品的服用次数、剂量和名称。患者晚上应该有家属陪同，以免发生意外。出院时应该在出院证明上签字并遵守医嘱。

（罗　俊）

第二节　镇静下口腔门诊治疗的特点

现代口腔科已在控制患者疼痛和提供舒适化医疗服务上取得了很大进展,扩大了口腔治疗的范围。然而,尽管革命性的口腔科技术层出不穷,通过各种文献回顾发现,在寻求口腔科治疗的人群中存在大量的、因恐惧、焦虑等状况而延误治疗的情况。这种情况非常广泛,在美国约有 15% 的人由于害怕而无法得到恰当的治疗。在经常就医的罹患口腔疾病患者中,约 50% 对进行的治疗存在害怕或某种程度的焦虑和害怕。由美国牙髓病协会(American Association of Endodontists,AAE)近期公布的调查结果认为害怕疼痛是延误治疗的根源。

一、口腔科治疗中的焦虑和恐惧

(一)恐惧和焦虑的特点(表 20-2-1)

表 20-2-1　恐惧和焦虑的特点

恐惧(fear)	焦虑(anxiety)
短暂	相比恐惧不可能短时间消除
外部的危险或威胁解除后消失	通常是一个内在的不容易识别的情绪反应
感觉可怕的事情即将发生	焦虑往往是一个获得性的反应,从个人的经验或别人的经验
生理改变:心率加快、大汗、过度通气、颤抖	焦虑产生于预期的事件,其结果是未知

(二)恐惧和焦虑的程度

1. 重度口腔科焦虑症　这些患者是罕见的,但给口腔科医师及其团队创造了双重问题。他们将延误治疗发挥到了极致。对于此类患者,不仅要治疗生理性的问题[疼痛和(或)感染],还必须处理心理因素。牙齿疼痛和恐惧心理造成恶性循环。如果患者的恐惧没有解决,治疗牙齿问题只会造成更多的压力和挫折,增加医师的负担,进一步加重恐惧和不信任感。

2. 中度口腔科焦虑症　这些患者非常容易辨认,因为他们通常避免定期治疗,会在紧急情况下才来就诊,其焦虑和(或)恐惧的迹象会很明显:在等候或口腔科治疗椅上时,表现出甚至对常规口腔科检查的高反应性、高敏感性。

3. 轻度口腔科焦虑症　最常见,主要表现为焦虑、手心出汗、心动过速。

行为改变和药物干预等许多技术可以帮助控制恐惧和焦虑的牙病患者。虽然一些行为技术可用于口腔科焦虑症的治疗,轻、中度镇静和全身麻醉还是治疗口腔科恐惧症的主要方式。

(三)镇静下口腔治疗的目标和适应证

1. 消除焦虑和恐惧;

2. 提供镇痛;

3. 消除治疗中的不良记忆;

4. 限制唾液分泌;

5. 消除咽反射;

6. 延长困难口腔科治疗时间;

7. 复合有其他系统疾病的口腔科治疗;

8. 特殊人群(儿童、智障等)的治疗。

(四)国际上常用的镇静镇痛指南

根据美国牙医协会(American Dental Association,ADA)意见,局部麻醉、镇静和全身麻醉的实施是口腔治疗实践的一个组成部分。许多组织,包括美国牙医协会、美国口腔颌面外科医师协会(American Association of Oral and Maxillofacial Surgeons,AAOMS),美国儿童牙科学会

（American Academy of Pediatric Dentistry，AAPD）、美国牙周病学会（American Academy of Periodontology，AAP）和美国口腔麻醉协会（American Dental Society of Anesthesiology，ADSA），以及英国国家健康与临床优化研究所（National Institute For Health And Clinical Excellence of UK，NICE），针对口腔麻醉和镇静都制定了严格的指南。这些准则的目的是协助口腔科医师在安全的前提下实施有效的镇静和麻醉。这些指南针对规范口腔医师和辅助人员行为，患者的评估，镇静方案制订，人员和设备的要求，监测和记录，回收和排放，应急管理等各个方面。国际上一般把镇静分为以下 4 个等级，但需要说明的是该分类是人为的，实际每个等级之间会依据药物选择和个体差异发生转换，警惕镇静过度或不足。

1. 轻度镇静（抗焦虑，anxiolysis）　是指通过药物产生意识水平的轻微抑制，即保留了患者独立、连续的呼吸道通畅性，使其能对触觉刺激和口头命令作出响应的能力。虽然适度抑制认知功能和协调能力，但通气和心血管功能不受影响。

2. 中度镇静（有意识，conscious）　是指药物导致的意识抑制时，患者对目的性的口头命令有反应，或者单独或者伴随对光刺激的反应。无需干预都能保持气道通畅，并自主呼吸。心血管功能通常可维持。

3. 深度镇静　是指药物导致的意识抑制时，患者不能很容易被唤醒，但应对重复的或痛刺激有目的性反应。独立维持通气功能的能力可能会被影响。患者可能需要辅助以保持呼吸道通畅，自主呼吸可受影响，心血管功能通常可维持。

4. 全身麻醉　是指药物引起的意识丧失，在此期间患者无法被唤醒，甚至痛刺激，无法独立维持通气能力，需要辅助保持呼吸道通畅或正压通气，心血管功能可能被削弱。

二、患者实施镇静前生理与心理评估

口腔科手术同样需要进行生理与心理的评估，预防术中并发症的出现。

1．生理与心理评估的目的

（1）评估患者的整体状况；

（2）是否可以在生理上耐受口腔科治疗方案；

（3）是否可以在心理上接受口腔科治疗方案。

2．评估是否需要修改口腔科治疗方案，以确保患者安全舒适。

3．明确患者需要哪种镇静方案，实施镇静个体化。

4．有无禁忌证存在

（1）评估口腔科治疗方案中是否有镇静镇痛的禁忌证；

（2）评估是否有镇静镇痛药物的禁忌证。

5．生理和心理评估方法

（1）病史调查问卷；

（2）体格检查；

（3）既往诊断结果。

通过以上检查来评定患者身体状态分级（多采用 ASA 分级），然后决定是否需要去修改口腔科治疗方案，或者去咨询专科医师。

根据 ASA 分级（见附录一），来确定镇静方案：

ASA 1 级：患者可以耐受所有镇静方案，也可以耐受门诊全身麻醉；

ASA 2 级：患者风险高于 ASA 1 级患者，随时调整镇静方案保证患者安全；

ASA 3 级：患者风险高于 ASA 2 级患者，不推荐使用全身麻醉，实施镇静中应连续监测生命体征；

ASA 4 级：患者风险高于 ASA 3 级患者，治疗中随时会有生命危险。当患者身体恢复至 ASA 3 级才可以进行镇静治疗。门诊中及时处理如牙齿感染和剧痛这些急症。如需切开引流、开髓等比较复杂的操作建议在医院进行。

（宋　敏）

第三节 镇静下口腔门诊治疗方法的 综合评价

尽管我们认识到，吸入笑气是最常用、安全的口腔门诊的镇静镇痛技术。但是由于笑气的个体差异性决定了该方法的部分局限性。所以通过肠内（口服）和肠外（静脉注射）给药镇静技术将弥补笑气的不足，提高镇静镇痛治疗的质量与内涵。以下将讨论各个方法的适应证、优点和缺点。

一、肠内（口服）镇静镇痛下口腔治疗技术

口服镇静是口腔科门诊处理患者口腔科治疗前焦虑较为理想和便捷的方法。口服镇静下的口腔治疗适用于大多数口腔治疗的患者，有独特的优势但也存在一定的限制。下面简单回顾口服途径镇静下口腔治疗的特点及常用药物。

（一）优点

1. 患者接受度较高，无特殊设备的要求、费用低廉　该方式为完全的无创途径；对设备要求比较低，如有条件可以做基本生命体征监测；药物及治疗的费用比较低，可被大多数患者普遍接受（儿童和有特殊需要的患者除外）。

2. 使用方便，容易管理　口服镇静下口腔治疗的特殊优势体现在：可在治疗前甚至到达诊所前开始用药，典型药物 / 剂量可采用长或中效苯二氮䓬药物在无需监护的环境（家中）使用，能够明显缓解治疗前乃至前一天晚间的焦虑和紧张，正确的处方和使用口服镇静药物是保障安全的前提；相比肠道外途径，潜在的不良反应更轻。但仍然有在医院使用该类药物对低龄儿童实施镇静导致呕吐窒息的报道，所以在现行的医疗环境下建议还是在医务人员监督下施行口服药物镇静，盲目照搬国外模式暂不可取。手术或者口腔科治疗后的疼痛控制也一般采用口服途径，非甾体类抗炎药物（NSAIDs）

是常用药物。

（二）局限性

1. 镇静效果受药物理化特性影响大，无法调节镇静的深度　口服镇静／抗焦虑药物药理学（药物吸收、代谢、分布和排泄）特点各异，临床效果通常是服药后 30～60 分钟或更长的时间，这取决于多种因素，这部分时间能符合大部分口腔治疗时间需求，但可能面临起效慢、消除较慢的情况，加之仍有 10%～30% 镇静效果不确切的报道，反而降低了临床工作的效率。故在目前的高效率运行的医疗模式、高度细分的亚专业以及复杂的医患关系的医疗环境下，依据重庆医科大学附属口腔医院无痛治疗的临床经验，口服途径镇静不建议作为首选的方法。

2. 药物管理难度大，诊所推广有难度　由于口服咪达唑仑、阿普唑仑等苯二氮䓬类药物在我国属于Ⅱ类精神药物，根据中华人民共和国《麻醉药品和精神药品管理条例》、《处方管理办法》的相关要求，需要定点采购、双人验收、专用账册管理、专用处方及保存条件等要求，管理难度与成本较大，对其推广形成一定困难。

（三）镇静下口腔治疗常用口服药物的特点

我国公布的属于Ⅱ类精神药品管理的近 100 种。临床上主要应用的镇静催眠药有：巴比妥类和苯二氮䓬类等传统催眠药物、作用于选择性 γ- 氨基丁酸受体的非苯二氮䓬类、褪黑素以及一些抗抑郁药、抗组胺药、中药等，目前由于镇静催眠药物的研发仍然以治疗失眠为导向，镇静作用只是该类药物的一方面作用，考虑到门诊有创操作的镇静特点，建议选择短效有明确拮抗剂的药物为佳。

1. 传统镇静催眠药物（巴比妥类和苯二氮䓬类）巴比妥类（Barbiturates）是应用最早的镇静催眠药物，长期使用有明显的成瘾性、呼吸抑制和过量等不良反应。20 世纪 60 年代后，苯二氮䓬类药物（BZD）逐渐取代巴比妥类药物被广泛使用。BZD 具有疗效肯定、吸收较完全、不良反应相对较小的特点,其作用可能与促进抑制性神经递质 γ- 氨基丁酸(GABA)的释放,或促进突触传递功能有关。临床上具有代表性的药物有:地西泮(Diazepam)、硝西泮(Nitrazepam)、氟西泮(Flurazepam)、三唑仑(Triazolam)等。用于门诊镇静时注意事项包括:①服药期间禁止驾驶机动车辆或者操作危险机械及签署重要文件;②禁止同时给予巴比妥酸盐药物、阿片类药物及酒精或含酒精的饮品;③孕妇禁用,有致畸风险;④小于 6 个月幼儿不推荐使用。

2. 非苯二氮䓬类镇静催眠药物 20 世纪 80 年代后期,为克服苯二氮䓬类药物缺点,研发了新一代非苯二氮䓬类催眠药,能选择性的作用于苯二氮䓬类药物催眠的靶受体 -GABAA 受体的 α_1 亚型,不但不影响正常的睡眠结构,甚至可以改善患者的睡眠结构。GABAA 受体有许多亚型,不同受体亚型的作用特点不完全相同。传统认为 GABAA 受体的 α 受体主要分为 α_1、α_2 和 α_3 三个亚型,其中 α_1 和 α_2 主要集中分布在中枢神经系统,α_3 通常是周围性分布。研究表明:α_1 与镇静催眠有关,α_2 与抗焦虑有关,而 α_3 则与肌肉松弛有关。由于非苯二氮䓬类催眠药对受体的专一性高,越来越受到人们的关注;代表药物有唑吡坦(Zolpidem)、佐匹克隆(Zopiclone)和扎来普隆(Zaleplon)。目前从理论上该类药具备镇静的药理学基础,但有研究认为和口服咪达唑仑、曲马多和水合氯醛相比,唑吡坦并没有显示出在口腔科治疗方面明显的镇静优势;也有研究认为唑吡坦相比苯二氮䓬类药物有起效与消除更快,禁忌证更少,有拮抗剂作用,具备口腔科镇静的各项优点。所以针对该类药物在口腔镇静中的应用仍需进一步研究数据的支持。

3. 褪黑激素类催眠药物 褪黑素(Melatonin, MT)是哺乳动物和人类的松果体分泌产生的一种吲哚类激素,具有多种生理活性。它能诱导自然生理睡眠,矫正紊乱的睡眠 - 觉醒周期。在治疗生理节律紊乱引起的睡眠节律障碍，该类药物不会产生停药、成瘾、宿醉等副作用。有较多研究比较了褪黑素和其他镇静药物的作用：口服褪黑素 0.4mg/kg 相比咪达唑仑提供了足够的抗焦虑作用，口服 0.4mg/kg 褪黑素不损害一般认知和精神功能尤其认知方面如记忆能力、持续注意能力和思维灵活性；有研究比较了在吸入氧化亚氮之前口服 0.5mg/kg 褪黑素和 0.75mg/kg 咪达唑仑两个药物的镇静作用，发现 0.5mg/kg 褪黑素并没有明确的镇静作用。这些看似矛盾的研究结果为我们的口腔镇静研究提供了广阔的空间。

　　4. 其他药物　镇静催眠药物的研究已由巴比妥类、BZD 逐步向高效、高选择性抗镇静催眠药发展，形成了针对 $GABA_A$ 受体、5-羟色胺（$5-HT_{2A}$）受体、组胺 H_1、H_2 受体、Orexin 受体、褪黑素（MT 受体）的药物及中药等同时进行研究的局面。特别是新型 $5-HT_{2A}$ 拮抗剂、Orexin 受体拮抗剂的出现，极大的拓展了镇静催眠药物在口腔镇静中的应用。

二、静脉镇静镇痛下口腔治疗技术

（一）静脉镇静的特点及注意事项

　　1. 静脉镇静效果明确，可控性强，镇静深度可调节。

　　2. 静脉镇静所需的仪器设备较多。

　　3. 为保证镇静安全有效，必须提供保证患者医疗安全的监测设备及物品。

　　4. 为静脉镇静期间最好能持续补充液体。

　　5. 静脉管理的器具　管道和持续静脉注射泵、静脉留置针。

　　6. 静脉镇静的监测项目　相比肠内（口服）镇静下口腔治疗要复杂，包括心电图、血压、脉搏血氧饱和度、呼吸频率；呼吸末二氧化碳浓度和体温（选配）。

（二）静脉镇静下口腔治疗的优缺点（表 20-3-1）

表 20-3-1　静脉镇静下口腔治疗的优缺点

优点	缺点
起效快	需要静脉穿刺
通过调整药量达到预期结果	静脉穿刺并发症
可以调控镇静深度	需要全程监测
恢复时间短	出院后需要看护
可以给拮抗剂和方便给急救药物	部分药物没有拮抗剂
副作用少（恶心呕吐）	工作人员需要定期培训
减少分泌物	需要大量人力物力（设备、药品、人员、安全措施）
咽喉反射减弱	张闭口控制不佳
	误吸不能完全避免

（三）液体管理和静脉通道

大多数门诊静脉镇静特点是时间短，失血量少。围术期液体复苏不是个大问题。补充液体的主要目的是补充身体术前水分丢失量，而不是术中丢失量。需要静脉镇静的患者通常要禁食至少 6 个小时。70kg 的健康患者 8 小时禁食水将丢失 750ml 的水分。对于口腔门诊中短时间的静脉镇静，根据情况液体可以选择：生理盐水（0.9%NaCl）、低渗生理盐水（0.45%NaCl）、乳酸林格溶液（LR）或者 5% 的葡萄糖水（GS）。建立静脉通道，可以方便给药和液体管理。

（四）静脉镇静方案

理想的镇静药物要求是手术遗忘功能、镇痛、抑制应激反应、血流动力学稳定、镇静起效快和作用时间短，很可惜目前还没有一种药物同时满足该要求，所以为了保证患者的舒适，通常将几种不同的麻醉药品和技术联合应用在口腔科静脉镇静。

1. 术前用药 氧化亚氮/氧气在口腔诊所应用广泛,可以减轻焦虑,甚至开放静脉通道前使用,为静脉镇静实施前的静脉穿刺减轻术前焦虑。糖皮质激素类(地塞米松、甲泼尼龙)可减轻术后创伤性水肿,同时减少某些镇静药物释放的组胺。组胺受体阻滞剂(苯海拉明)可减少某些镇静药物引起的组胺增加,同时增加镇静作用(但不做常规用药)。

2. 抗焦虑/镇痛药物 氧化亚氮/氧气静脉镇静辅助药物可以减少镇静药物使用剂量且提供氧气。苯二氮䓬类药物(地西泮、咪达唑仑)为最有效的抗焦虑药物,通常和阿片类药物同时使用是最为成熟的中度以上静脉镇静药物组合。

3. 阿片类药物(芬太尼、哌替啶) 主要用于镇痛。通常和苯二氮䓬类共同使用达到中度镇静。

4. 深度镇静 麻醉药物(氯胺酮、丙泊酚、巴比妥类)在特别疼痛或者复杂的手术时,可增加其镇静深度(如局麻药注射时),或者当镇静药物复合镇痛药物无法满足手术需要时使用麻醉药物,但需注意呼吸道事件的发生。

(五)术前要求及流程

1. 镇静前核查

(1)现病史;

(2)术前诊断,制订手术、镇静方案,使用药物;

(3)禁水4小时,禁食或者非流质食品6小时;

(4)检查患者生命体征,气道通畅程度和血氧饱和度;

(5)签手术同意书和镇静同意书;

(6)患者监护人应在场,并在手术时留在等待室,直到护送患者回家;

(7)随时不能佩戴电子物品;

(8)手术当天早上准时到达;

（9）缩短等待时间；

（10）休息室；

（11）监护仪；

（12）氧化亚氮/氧气；

（13）静脉输液器械。

2．记录数据

（1）呼吸频率（术前、术中、术后，每5分钟记录一次）；

（2）镇静水平（每5分钟记录一次）使用多种评分标准；

（3）心率（术前、术中、术后，每5分钟记录一次）；

（4）血压（术前、术中、术后，每5分钟记录一次）；

（5）脉搏血氧饱和度，需要具备连续的视频和音频的信号输出以提示脉搏血氧饱和度是否正常（术前、术中、术后，每5分钟记录一次）；

（6）心电图监测（3～5个导联）连续记录，并可以随时打印（口服镇静不需要监测）。

3．恢复和离院

（1）必须有人监护；

（2）缓慢调整口腔科治疗椅；

（3）生命体征恢复接近正常或术前；

（4）实施镇静方案后不能独自离开；可坐轮椅并由陪同人护送；

（5）口头及书面告知患者和陪同人员注意事项。

4．离院标准

（1）患者生命体征平稳；

（2）患者易被唤醒，保护反应完整；

（3）患者气道通畅；

（4）患者无脱水症状；

（5）患者可以讲话，并独立就座；

（6）患者可以走路；

（7）记录患者离院状态（采用 Aldrete 或 PADSS 评分）。

（六）静脉镇静下口腔治疗并发症

口腔治疗中使用静脉镇静和全身麻醉安全有效且易调整，并发症发生率与医院手术室相同或者低于医院手术室并发症发生率。有研究统计，静脉镇静下口腔治疗并发症总体发生率为 24.7%，气道阻塞（5.8%）和恶心呕吐（4.7%）是前两位的并发症（详见第十六章第三节）。

三、吸入镇静镇痛下口腔治疗技术

多种吸入性麻醉药物通过呼吸道可以达到镇静和全身麻醉的效果。对口腔门诊性质的操作和治疗仍以氧化亚氮（N_2O）吸入最为常用且安全，并已有 150 余年历史，吸入给药是唯一能够迅速改变药物剂量而调整镇静镇痛程度的方法。如何正确理解吸入镇静镇痛在口腔治疗中的作用，包括以下方面：

1. 吸入麻醉药物的发明及使用揭开了现代麻醉学的序幕，除了 N_2O 还有几个挥发性麻醉药物能够用于门诊口腔镇静镇痛治疗，比如七氟烷、地氟烷等，它们均具备快速苏醒的特点，甚至有研究认为低浓度七氟烷（1%～1.5%）吸入镇静完全能够取代 N_2O，但由于需要相对于静脉镇静镇痛更复杂的设备保证，所以没有在口腔诊所得到推广。

2. 空气污染　和二氧化碳、甲烷一样，N_2O 是一种温室气体。N_2O 对热量的保存加速全球气候变暖的能力约为二氧化碳的 300 倍。长期暴露于 N_2O 中的哺乳动物模型存在致畸性，但有研究发现怀孕早期的患者接受 N_2O 早在怀孕期间也没有增加胎儿流产或胎儿畸形发生率，主要原因是长期吸入 N_2O 抑制蛋氨酸合酶活性，所以建议一定要选择单向 N_2O 吸入装置并将残余 N_2O 利用低负压吸走后排放于诊疗室；鼻罩密闭性要好；以及采用低流量吸入或者经静脉途径镇静镇痛治疗尽量降低不必要的笑气泄漏。

3. 笑气吸入是实现镇静镇痛在口腔治疗中的基础方法

　　无论口服还是静脉镇静镇痛在口腔治疗中，笑气吸入均可作为最基础的方法，由于患者个体差异性，当笑气吸入效果不佳时，可用其他镇静镇痛方法弥补。

　　4. 病历记录、离院标准等同静脉镇静镇痛方法。

四、全身麻醉下口腔治疗技术

　　1. 无论是深度镇静还是全身麻醉下口腔治疗，都具备一定的风险性，构成这个风险有很多因素，从文献或病例报道中发现首要的因素是麻醉的实施者及其所具备的经验和责任心；其次是患者本身的因素；再次是选择的镇静镇痛方法是否得当。据沙特阿拉伯 Najat Farsi 等报道，不能咀嚼、嗜睡、局部疼痛和出血位居术后 1 天并发症的前四位，均不是致命性的并发症；所以，决定患者安全的主要因素还是在方法选择和实施者上。

　　2. 现代全身麻醉技术已相当成熟、安全，国内外在技术上已无差别。但据笔者分析，2015 年我国全身麻醉下口腔治疗不超过 10 000 例，并已发生死亡病例报道，整体死亡率高于 1∶10 000，大大高于全国的麻醉死亡率 1∶50 000～1∶100 000。因此，提高整体医疗队伍的能力和素质尤为重要，尤其是大型民营口腔医院。

　　3. 只要无法控制自己行为、无法配合口腔治疗的患者（如儿童或残障的成人）均适用于全身麻醉下口腔治疗，当排除禁忌证后均能在麻醉医师的操作下安全实施。

五、总结

　　每一位口腔患者或多或少多有一定程度的口腔科恐惧症，口腔医师从患者踏进诊室时，就应该想办法让患者放松下来。使用药物，不管是口服镇静还是静脉镇静，都有可能带来镇静过度或者药物的副作用。因此，要记住，不管患者有多么严重的口腔恐惧症，建议口腔医师首先选用非药物镇静方法。

通过药物和行为镇静方法使有不同口腔焦虑症的患者达到轻度、中度或重度镇静状态，帮助口腔医师完成口腔治疗。

多种安全有效的药物可以应用在口腔镇静，它们具有不同的临床特征和不同的副作用。因此，应慎重考虑镇静方案和药物的选择；可根据每一位患者的具体评估及主诉，制订合理的镇静方案。总之无论采用何种镇静方案，一定要以保证患者的安全为首要任务。实施镇静的医师必须能够把握整个镇静过程，有能力处理镇静过程中的突发状况。

诊所中实施中度和深度镇静即使非常安全，也应该充分准备好各种抢救药品和仪器，以备不时之需。

最后，口腔诊所中实施中度和深度镇静即使非常安全，也应该充分准备好各种抢救药品和仪器，以备不时之需。

第四节 开展舒适化口腔医疗的硬件要求

本节主要介绍实施口腔治疗时各类型镇痛所必备的设备器械，不包括口腔治疗的专科器械。严格按照《口腔治疗中笑气／氧气吸入镇静技术应用操作指南（试行）》规定的最低设备要求，结合我们的医疗实践经验总结如下：

一、监护设备

监测是镇静治疗中最重要的方面之一。直接监测患者生命体征，及时发现和纠正伴随的病理状态是保证安全、高效地实施镇静治疗不可或缺的手段。良好、完整的监测数据能帮助镇静服务提供者以保证患者重要器官功能的完整性和恰当的血流灌注和组织氧合。虽然监测不能防止所有的不良事件或事故，但将对患者所处的病理生理状态给予有效、实时的预警和纠正。

（一）镇静治疗需要的监测参数及设备（表20-4-1）

表20-4-1　镇静治疗需要的监测参数及设备

基本监测参数
脉搏血氧饱和度（SpO_2）
心电图（ECG）
自动无创血压测量装置（NIBP）
呼吸监测设备（呼吸频率）
呼吸末二氧化碳（越来越多用于中、深度镇静）
高级监测参数（如有需要）
脑功能的监测（如脑电双频指数监测）
经食管超声心动图
有创血压监测（外周动脉、中心静脉、肺动脉）
体温测量
辅助设备（常备且立即能使用）
听诊器
适当的照明
除颤等急救设备
药物和输液设备

上述数据均可以通过相关监护设备连续自动采集，但必须记录且进入病历。但再先进的设备也无法替代医师的眼睛与大脑，因为仪器有可能产生信号失真或误差，所以患者黏膜颜色、瞳孔大小、对刺激的反应、胸廓的运动以及呼吸的异常声音，才是最真实反映当时状态的参数，对患者的观察才是最直接的。

（二）如何选择监测参数

1. 轻度镇静　基本监测中的脉搏血氧饱和度（SpO_2）、心电图（ECG）、自动无创血压测量装置（NIBP）、呼吸监测设备（呼吸频率）。

2. 中度镇静　基本监测中的脉搏血氧饱和度（SpO_2）、心电图（ECG）、自动无创血压测量装置（NIBP）、呼吸监测设备（呼吸频率）；有条件可以选择脑功能的监测（如脑电双频指数监测）和经皮呼吸末二氧化碳监测。

3. 深度镇静与全身麻醉　基本监测中的脉搏血氧饱和度（SpO_2）、心电图（ECG）、自动无创血压测量装置（NIBP）、呼吸监测设备（呼吸频率）、呼吸末二氧化碳浓度；有条件可选择脑功能的监测（如脑电双频指数监测）和体温监测。

（三）特别说明的几个参数

1. 呼吸末二氧化碳浓度（$EtCO_2$）（图 20-4-1）　呼出的二氧化碳浓度的测量是肺灌注、肺泡通气和呼吸模式的间接指标。虽然脉搏血氧饱和度是一个反映氧合很好的指标，但$EtCO_2$可以提供对通气更敏感的指标。在呼吸暂停后 30～60 秒才可能由脉搏血氧饱和度反映，$EtCO_2$则可立即反映，如当发生呼吸暂停后 30～60 秒才可能由脉搏血氧饱和度反映缺氧，而 $EtCO_2$ 则可立即反映缺氧发生。在使用了气道保护措施的深度镇静镇痛的手段时是非常好的判断参数。

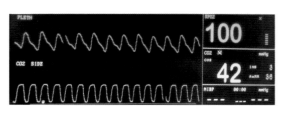

图 20-4-1　呼吸末二氧化碳监测

2. 脑电双频指数（BIS）监测（图 20-4-2）　大脑皮质的电生理活性的测定反映麻醉深度。BIS 反映镇静患者大脑皮质活动的水平；可以指导和判断镇静深度，防止用药过量和预测术中可发生的风险。麻醉状态下的 BIS 值约为 40～60，高于 60 则可以逐渐清醒，虽然没有形成标准监测手段，有条件的单位可以试用，以提高效率和安全性。

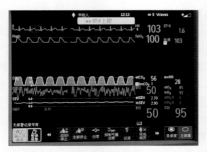

图 20-4-2　脑电双频指数（BIS）监测

二、抢救设备

（一）除颤仪（图 20-4-3）

心脏直流电复律是用电能来治疗快速异位心律失常，使之转复为窦性心律的一种有效方法。除颤仪是实施电复律术的主体设备，也是实施门诊日间手术必备的抢救设备。用于各种原因出现的意识丧失、大动脉（颈动脉和股动脉）搏动消失拟行基础生命支持的患者。自动体外除颤（AED）是基础生命支持生存链中的重要组成部分。

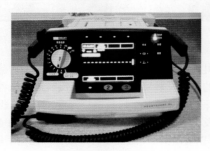

图 20-4-3　除颤仪

（二）负压吸引装置

口腔科综合治疗机本身所具备的吸引功能是治疗中的主要吸引装置，但由于吸引力和接口的型号差异，诊室内必须常备另外一套负压吸引装置，有条件的单位亦可采用中心吸引。

（三）球囊面罩装置（简易呼吸器）

该装置是急救中最常用的辅助通气装置，尤其在尚未建立高级气道前。可以提供正压通气，能够保证 30L/min 左右的最大氧气流量；可以提供较高浓度氧气（图 20-4-4）。

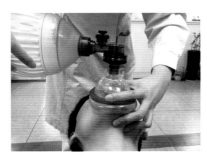

图 20-4-4　利用简易呼吸器提供正压通气

（四）气管插管装置

是最终解决各种原因引起缺氧的高级气道控制工具，无论什么原因引起的缺氧，条件具备后尽早进行气管插管，需要注意的是，实施人员须经过培训且需要专门的气管插管器械保证。

第五节　开展舒适化口腔医疗的规范化管理

无痛治疗技术在近 30 年可谓是蓬勃发展，这反映了国内经济文化发展后，人们对高水平医疗服务的内在需求。同时，由于无痛技术大多通过麻醉手段实施，无痛舒适与医疗风险之间可能仅有一步之遥，许多不良事件也屡见报端，如何规范、安全地实施无痛治疗（特别是针对口腔门诊的特殊性）是口腔科医师不可推卸的责任。口腔无痛治疗虽好，规范管理更加重要。无论是发达国家，还是发展中国家，开展无痛治疗，甚至是建设无痛医院的经验都体现出规范管理的重要性，从医院层面的倡导和协调是必须的。通常的做法是：建立指导委员会（小组）→协调麻醉科和各临床科室→医务人员培训→疼痛评估→疼痛处理指南→公众宣传→再评估。

开展口腔无痛治疗时，始终把保证患者的医疗安全贯穿于一切工作的始终。从全国口腔专科医院成功开展的经验总结：确立以麻醉科为主导、各科室间通力协助，院科两级参与质量管理模式是值得借鉴的模式。由麻醉科牵头，建立无痛治疗平台及工作模式，麻醉科安排固定人员和设备，提供各种检查和治疗的无痛技术。与口腔专业医师实行分工合作，各司其职，一方面使口腔医师专注于局部疾病的诊治，另一方面无需为患者生命体征变化而分心，提高了诊治效率和医疗质量，规避了医疗风险，扩大了无痛口腔治疗的内涵。在取得一定的工作经验后，又由医院层面出台相应就诊流程、应急机制。医院业务管理部门则负责相关技术培训与技术准入等管理工作，从而使整个平台有序运行，并最终形成以无痛治疗技术为特点的治疗平台及口腔门诊手术治疗中心，逐步加强了大型口腔专科教学医院的核心竞争力和优质医疗资源的管理。

（郁　葱）

参 考 文 献

1. Merchant R，Bosenberg C，Brown K，et al.Guidelines to the practice of anesthesia revised edition 2010. Can J Anaesth，2010，57：58-87

2. Tai Weng Victor Fan, Ti LK, Islam I. Comparison of dexmedetomidine and midazolam for conscious sedation in dental surgery monitored by bispectral index. British Journal of Oral and Maxillofacial Surgery, 2013, 51: 428-433

3. Mike Sury, Ian Bullock, Silvia Rabar, et al.Guidelines: Sedation for diagnostic and therapeutic procedures in children and young people: summary of NICE guidance.BMJ: British Medical Journal, 2010, 341: c6819

4. 葛立宏. 实用口腔诊疗镇静技术. 北京: 人民卫生出版社, 2014

5. 徐利君, 徐仙娥, 林利芬. 镇静催眠药物的研究进展. 海峡药学, 2014, 26(11): 17-21

6. Bhatnagar S, Das UM, Bhatnagar G. Comparison of oral midazolam with oral tramadol, triclofos and zolpidem in the sedation of pediatric dental patients: an in vivo study. J Indian Soc Pedod Prev Dent, 2012, 30: 109-114

7. Chanpong, Brian. Oral Sedation: A Primer on Anxiolysis for the Adult Patient. Oral Health, 2008, 98: 11-14

8. Patel T, Kurdi M S. A comparative study between oral melatonin and oral midazolam on preoperative anxiety, cognitive, and psychomotor functions. Journal of Anaesthesiology Clinical Pharmacology, 2015, 31(1): 37-43

9. Berrin Isik, Ozgul Baygin, Haluk Bodur.Premedication with melatonin vs midazolam in anxious children.Paediatric Anaesthesia, 2008, 18(7): 635-641

10. Musani I E, Chandan N V.A comparison of the sedative effect of oral versus nasal midazolam combined with nitrous oxide in uncooperative children. European Archives of Paediatric Dentistry, 2015, 16: 417-424

11. Yamazaki S, Kawaai H, Shimamura K, et al. Statistical Analysis

of Cases of Dental Procedure for Patients with Disability under Ambulatory General Anesthesia: A 10-Year Retrospective Study at Ohu University Dental Hospital. 日本齿科医疗管理学会杂志, 2010, 45: 94-99

12. Lee H H, Milgrom P, Starks H, et al. Trends in death associated with pediatric dental sedation and general anesthesia.. Paediatric Anaesthesia, 2013, 23（8）: 741-746

13. Haraguchi N, Furusawa H, Takezaki R, et al. Inhalation sedation with sevoflurane: a comparative study with nitrous oxide. Journal of Oral & Maxillofacial Surgery Official Journal of the American Association of Oral & Maxillofacial Surgeons, 1995, 53（1）: 24-26

14. Wang C Y, Chiu C L, Har K O, et al. A comparative study of sevoflurane sedation with nitrous oxide sedation for dental surgery. International Journal of Oral & Maxillofacial Surgery, 2002, 31（5）: 506-510

15. Aldridge L M, Tunstall M E. Nitrous oxide and the fetus. A review and the results of a retrospective study of 175 cases of anaesthesia for insertion of shirodkar suture. *Br J Anaesth*, 1986, 58: 1348-1356

16. Crawford J S, Lewis M. Nitrous oxide in early human pregnancy.*Anaesthesia*, 1986, 41: 900-905

17. Bennett J D, Kramer K J, Bosack R C. How safe is deep sedation or general anesthesia while providing dental care? Journal of the American Dental Association, 2015, 146（9）: 705-708

18. Sitkin S I, Gasparian A L, Ivanova T I, et al. Long-term dental interventions in mentally retarded children under general anesthesia with sevoflurane. Stomatologiia, 2015, 94

19. Farsi N, Ba'Akdah R, Boker A, et al. Postoperative complications

of pediatric dental general anesthesia procedure provided in Jeddah hospitals, Saudi Arabia. Bmc Oral Health, 2009, 9 (1): 1-9

20. Caputo, Charles A. Providing deep sedation and general anesthesia for patients with special needs in the dental office-based setting. Special Care in Dentistry, 2009, 29 (1): 26-30

第二十一章
口腔门诊镇静的争议与展望

第一节　简　　述

因为缺乏强制性报告制度，目前有创操作中的镇静镇痛相关并发症发生率未知。口腔门诊镇静严重并发症的统计更无权威统计，儿科镇静研究协会（The Pediatric Sedation Research Consortium，PSRC）是一个多中心组织，统计了40 000多例儿科镇静相关不良事件。它收集了发生在不同诊疗过程和地点实施镇痛的结果，包括由麻醉医师、急诊科医师，重症监护医师、儿科医师以及培训的护士实施。不管镇静协议和药物使用的类型，最常见的并发症为呼吸系统方面，包括喘鸣、喉痉挛、气道阻塞和呼吸暂停。全球每200例镇静患者中就有1例需要气道和通气的干预，从简易呼吸器通气到口咽通气道直至紧急气管插管，无死亡病例报道。统计并发症见表21-1-1，以窒息、分泌物过多、呕吐以及低氧血症较多。

表21-1-1　儿童镇静下治疗相关并发症

	发生率（/万例）	例数（n）	95%CI
不良事件			
死亡	0.0	0	0.0～0.0
心搏骤停	0.3	1	0.0～1.9
误吸	0.3	1	0.0～1.9

续表

	发生率 （/万例）	例数 （n）	95%CI
体温过低	1.3	4	0.4～3.4
抽搐（非预期）	2.7	8	1.1～5.2
喘鸣	4.3	11	1.8～6.6
喉痉挛	4.3	13	2.3～7.4
嘶哑	4.7	14	2.5～7.8
过敏反应	5.7	17	3.3～9.1
静脉穿刺相关	11.0	33	7.6～15.4
延迟镇静	13.6	41	9.8～18.5
延迟苏醒	22.3	67	17.3～28.3
窒息（非预期）	24.3	73	19.1～30.5
分泌物过多	41.6	125	34.7～49.6
呕吐（非胃肠道因素）	47.2	142	39.8～55.7
低氧血症（SpO_2<90%）	156.5	470	142.7～171.2
小计	339.6	1020	
非预期的处理			
拮抗剂使用	1.7	5	0.6～3.9
意外的气道干预	2.0	6	0.7～4.3
住院（非预期，与镇静相关）	7.0	21	4.3～10.7
气管插管（非预期）	9.7	29	6.5～13.9
建议呼吸器辅助呼吸	63.9	192	55.2～73.6
镇静不足（无法完成诊疗操作）	88.9（1/338）	267	78.6～100.2

　　尽管由经过培训的人员管理镇静时相对安全，但严重不良事件包括脑损伤和死亡仍可能发生。美国麻醉医师协会（ASA）收集相关的不良事件进行研究发现，由麻醉医师实施的非手术室内镇静和监护下麻醉（monitored anesthesia care，MAC）中镇静药物引起的呼吸抑制是导致患者严重损伤的首要原因。

第二节　口腔门诊镇静镇痛治疗的现状及争议

　　口腔门诊镇静镇痛治疗在国内刚刚起步的时，只是满足很小部分特殊人群口腔治疗的需要，随着社会进步及整个口腔医学的发展，现在被越来越多的医务人员和患者所重视和接受。从我们的临床经验也看出，通过该方法进行的口腔治疗人数与日俱增；范围也日趋扩大；从公立专科医院、综合医院到大型民营诊所，均以能开展该项目作为自己核心竞争力的体现。这也充分说明了镇静镇痛技术在口腔临床医学中的重要性，但由于医师培养体系、执业范围及地域差别形成了全国范围内开展不同的镇静镇痛技术和组织形式。

一、国内现状与分析

（一）轻度镇静

　　以笑气吸入作为主要镇静镇痛的方式，笑气吸入装置分散于每个口腔专业科室（口腔颌面外科、牙周科等），由口腔科医师自行使用，这种模式灵活、管理方便、投入较小，是我国现行主要的镇静镇痛方式。但由于口腔医师要兼顾局部治疗和全身情况，同时还要书写镇静记录，无形当中增加了工作量，降低了治疗效率。平台式无痛治疗诊室，由第三方（通常是麻醉医师）管理和实施镇静镇痛治疗，为所有口腔专业提供该技术服务,这种模式管理方便,效率和安全均得到保证,但人力和设备投入较高。只要正确使用和监护,则适用于大型医院和诊所。

(二)中度镇静

以咪达唑仑静脉注射或者丙泊酚靶浓度控制静脉注射(TCI)为代表,经静脉途径的中度镇静可比笑气提供更佳的镇静效果,当然呼吸道的风险也随之增加,所以全国范围内仍以大型口腔医院或配置有麻醉医师的诊所实施为主要模式。

除了少数大型综合医院的口腔科,全国开展中度镇静的单位不多,可能与其管理相对繁杂有关,根据经验我们认为经静脉实现中度镇静可以安全应用于复杂的种植手术。

(三)深度镇静/全身麻醉下治疗

该方法是治疗重度口腔科恐惧症和无法配合治疗儿童的最有效方法。注意,具备镇静时呼吸道保护的技术或措施及有实验室辅助检查是保证深度镇静顺利进行的前提。由于需要团队协作及具有一定医疗风险,技术门槛较高,所以全国范围内仍以大型口腔医院或配置有麻醉医师的大型诊所实施为主要模式。

二、目前存在的争议

口腔诊疗中采用镇静镇痛的方法起源于西方,但在国内实施及推广中面临较多的争议,除了国人对麻醉的了解程度千差万别之外,还与我国幅员辽阔、收费标准不统一、经济发水平展不均衡、专业技术人员受教育程度不一等因素有关。

(一)镇静镇痛实施的主体

由于我国医师培养体系、知识结构与执业范围的特点,由口腔医师独立开展口腔门诊镇静镇痛存在挑战和风险;麻醉医师在口腔门诊实施该技术又受场地、人员设备分散等诸多限制，所以在我国口腔门诊镇静镇痛技术无法形成像发达国家口腔门诊那样作为常规开展的态势。依据《口腔门诊疼痛控制与镇静技术专家共识》和《口腔治疗中笑气／氧气吸入镇静技术应用操作指南（试行）》提出的专家意见认为：在满足开展镇静镇痛技术基本设备保证的前提下，可由取得执业医师执照的口腔医师，同时应取得基础生命支持培训合格证书，并接受过口腔轻、中度镇静技术的培训的口腔医师独立实施口腔治疗的轻度镇静技术，最常见的是笑气吸入下口腔治疗。具体如下：麻醉科医师可独立使用笑气 - 氧气吸入镇静技术；口腔科医师具备 5 年以上工作经验或中级职称经过笑气 - 氧气吸入镇静技术培训后亦可独立开展；未经过培训的口腔医师必须在麻醉医师协助下开展，独立开展的口腔医师须经过 16 小时以上的专业知识培训和 16 小时的临床操作培训经考核合格后开展。

从药物的个体差异性，患者呼吸道事件潜在的发生风险，各医疗单位设备、器械配置的多样性，医务人员急救知识与实践的不均衡性以及现实医患矛盾的尖锐性几方面综合考虑，中度以上镇静程度的技术最好仍由有执业医师资格并经过规范化培训的麻醉医师实施更为稳妥。实施主体不同可能是我国和西方国家实施口腔镇静镇痛下治疗的最大区别，以日本为例，口腔科医师经过一定学时的镇静、急救培训课程后即可实施镇静镇痛下口腔治疗，但经过培训乃至毕业和能熟练、准确的实施以及对并发症的预判不能划等号，所以在我国还是由经过麻醉学教育背景的医师实施中深度镇静更佳。

无论镇静镇痛的实施者是谁，必须遵循以下原则：

1. 镇静镇痛服务应在科室高年资医师指导下组成医疗团队进行，构成人员都要有符合相关的法律规章要求的专业技术和经验、培训及记录。他们要为所提供的服务承担责任，这些责任包括：镇静镇痛的实施和改进制度和流程；

监督管理及质量控制；医疗价格的维护；相关医疗文书的记录。

2. 负责实施中、重度镇静的麻醉医师、口腔科医师或其他有资格人员的专业资格的认证非常重要。该人员必须具有以下能力：①实施各种镇静模式的技术；②选用合适的监护手段；③能及时处理各种并发症；④会使用各种拮抗剂；⑤具有基本生命支持技术。

（二）中度镇静以上的镇静方法的安全性

每种医疗技术都有各自的适应证和禁忌证，除了医师的自身能力之外，良好的管理模式才能保证每项临床技术的安全性。这个问题应该从以下几方面考虑：

1. **处理呼吸道并发症的能力**　考虑到患者个体差异性在内并没有一个很明确的界限，中度及以上程度的镇静通常需要利用不同给药途径（静脉、吸入、肌肉、经鼻等）给予至少一种镇静催眠药物，对患者意识、指令性动作、呼吸道保护性反射及循环系统功能均有不同程度的影响。从我们的临床实践和国内外的文献总结，呼吸道事件仍然是该方法造成恶性事件最常见的原因，是否具备处理呼吸道并发症的能力便成为衡量是否能够安全实施的标准之一。

2. **正确的术前评估**　随着人口老龄化和医疗技术的发展，口腔门诊伴随复杂内科疾病的情况日益增多，慢性阻塞性肺疾病、冠状动脉硬化性疾病、糖尿病等已成为常见疾病，如何安全、高效、合理地处理该类患者成为评价医疗机构综合诊疗能力的指标。根据麻醉前评估制订麻醉计划和进行术后疼痛管理，麻醉前评估患者可获得以下信息：选择麻醉方法和制订麻醉计划；安全合理使用合适的麻醉药；了解患者监护结果。所以合理评估该类患者是否具备实施镇静镇痛治疗条件成为保证医疗安全的标准之二。

3. **准确及时的应急处理能力**　镇静镇痛过程应连续监测患者生命体征并记录于麻醉记录单上。麻醉计划制订时必须结合患者病情，明确麻醉方式、给药途径、其他用药，监护计划、预期的麻醉后管理。任何医疗行为都有自身的风险性，具备及时发现潜在医疗险情、准确及时应急处理以及密切协作的团队分工将成为标准之三。

4. 合理安排，整体协调的思维　根据医师技术特点与患者病情，合理选择镇静镇痛的方法，是保证良好运行的标准之四。

总体来说，具备涵盖所有年龄段实施中度以上口腔镇静镇痛是一个医疗团队密切合作的技术，不断积累与持续改进才是保证其医疗安全的原动力。

（三）儿童实施麻醉的远期影响

从全世界范围看，绝大部分的儿童外科手术麻醉方式采用的是全身麻醉（即采用麻醉药物使儿童意识丧失以达到配合手术），特别是 10 岁以下的儿童，自控能力差，医源性环境陌生，父母又不在身边，恐惧、害怕是不言而喻的。如采用常规方式，儿童往往哭闹挣扎，不予配合，手术难以进行。全麻可以让患者在一定时间内意识和感觉完全消失，在接受手术治疗时毫无痛苦。但我们在临床工作中常遇到以下几个问题，困扰家长和我们医务人员：

1. 全身麻醉对儿童神经系统发育影响　这是许多需要接受手术治疗的患儿家长普遍存在的最大疑虑。

为了讨论这个问题，首先要讨论选择镇静镇痛的目标原则：保护患儿安全和人身利益；减轻由于医源性操作给患儿带来躯体不适、疼痛；控制焦虑，使心理创伤最小，尽力使患儿遗忘；控制行为和（或）活动来完成诊断（治疗）操作；最后使患儿能安全脱离医疗监护。所以很多小儿临床创伤或非创伤操作和检查均需在镇静和（或）镇痛下进行，包括影像学检查及治疗（超声检查、计算机体层扫描和磁共振成像）、有创性检查及治疗（气管镜、胃肠镜、骨髓穿刺、深静脉穿刺、脑电图检查、心电图检查等），包括本书讨论最多的口腔专业的诊治。而成人在进行以上临床常用检查时均无需麻醉和（或）镇静。这也是多次谈论的适应证问题。

其次来谈谈什么是智力和智力发育？智力系指人的观察力、记忆力、思维能力、想象力等。有人把智力看作是人们从许多可能的方案中选出最佳方案的能力，即大脑对外界信息的接收、储存、加工，并从"记忆库"里提取和利用信息以解决问题的能力。智力发育受多种因素影响，其中遗传因素是智力发育的前提条件，大脑是智力发育的物质基础，环境和教育是智力发育的决定性条件。儿童必须在这些因素长期、综合而非短期、独立因素的作用下，才能得到不同程度、或快或慢的智力发育。

（1）全身麻醉药物的作用是阻断痛觉传导：全身麻醉的作用是阻断痛觉向大脑的传导，暂时抑制患儿的意识。在手术过程中，麻醉医师要根据手术需要，严格按照小儿的体重为接受手术的患儿追加麻醉药。当手术结束时，麻醉药也应停用。整个过程中，麻醉机可以显示各项生命指标，严密监测脑、心、肾等重要脏器的血液供应情况，发现丝毫差异，麻醉医师都应及时纠正。此外，麻醉是一个可逆的过程，随着麻醉药物的停用，麻醉药物会逐渐代谢消失，孩子会慢慢醒来。因此，除非出现麻醉意外，全麻对孩子的智力发育不会产生不良影响。

（2）全麻的副作用是暂时的：世界各国对全麻药品要求极其严格，所有的全麻药物对人体大脑神经的抑制都是暂时的，也是可逆性的，在体内到达一定的时间后，逐渐被肝脏解毒后降低代谢，部分由呼吸道、消化道、泌尿道排出体外，之后患儿渐渐苏醒过来。全麻药在体内没有被完全代谢排泄期间，患儿一直处于睡眠状态，则更有利于术后患儿的恢复，对机体是有益的。术后 1 周内，患者可能会出现不同程度的失眠和短时间的记忆障碍。于是，有些家长就将孩子手术后的这些变化归结为麻醉引起的智力下降。其实，患儿手术是一个经历创伤的过程,康复需要一定的时间,这并不意味着孩子的智力发育已经受到影响。我国每年有成千上万的儿童因需要手术治疗而接受全麻,有些还经历多次,但并无资料显示全麻对患儿智力会产生不良影响。况且智力不像高度和重量那样能够精确地进行测量,即使最完善的智力测试也存在局限性。所以,家长不要因为孩子某次智力测试或考试成绩不尽如人意,就把原因归结于手术时所做的"全麻"。当然,如果麻醉中发生了严重的脑缺氧以及合并有其他严重的疾病时就另当别论了。

2. 目前对麻醉药物神经毒性的研究　目前有大量的动物实验发现麻醉药物的使用与中枢神经细胞的一些病理状态有一定关系,比如认为使用 NMDA(N—甲基—D—天冬氨酸)受体阻断剂(临床常用的氯胺酮即属于此类药物)后新生动物的大脑细胞凋亡增加,并进而影响神经系统的功能;又有研究认为新生大鼠使用咪达唑仑、笑气和异氟醚 6 小时后,大鼠海马(主要负责学习记忆)的某个生理功能受损,并导致大鼠 4 周~4 个月时出现空间认知障碍。这些及后续研究迅速在麻醉医学界和社会引起了强烈关注,关于动物实验,有几点值得分析:所用剂量常远大于临床(用于人类);动物实验缺乏有效的监测手段无法及时纠正缺氧、内环境紊乱等并发症;人或哺乳动物的神经发生在出生前已经完成,仅保留部分脑区的神经再生功能,海马是其中之一,关系到学习和记忆能力。但其中的细胞凋亡属于正常的生理性新陈代谢。迄今仍未发现镇静和(或)麻醉诱发大脑细胞的凋亡和学习记忆之间存在因果关系。

但随着研究的深入,得到的结果并不乐观,相对于未成熟的神经元而言,成熟的神经元对药物等是相对不敏感的,这在神经系统发育期和分化期特别明显,被称为"大脑井喷式发育"(brain growth spurt)。在人类中,自怀孕中期开始并至少持续到出生后第 2 年。另外,婴儿和成人相比血脑屏障差别很大，这导致婴儿对有毒物质的易感性增加。目前，在动物实验中有很多麻醉药引起的神经毒性理论模型和机制（图21-2-1），包括：神经系统炎症反应；神经炎兴奋性改变；突触可塑性改变；神经元凋亡；氧化活性产物导致神经细胞能量传递障碍等。但需要说明的是，动物和人不同，其寿命和用药剂量不同，机制不能简单应用于人类。全身麻醉导致的神经毒性和神经可塑性作用尤为重要。越来越多的证据怀疑，全身麻醉可能导致青少年出现学习障碍、记忆缺陷和行为异常，加速老年人的认知功能减退。

　　目前，全世界研究人员的共识是有两个关键因素决定麻醉药的神经毒性，即接受全身麻醉时大脑发育的阶段和麻醉药的暴露程度，包括接受麻醉药的频率和麻醉药累计用量。应用特殊的麻醉药、健康状态或特殊的操作过程均可能为次要因素。不同的大脑区域在不同发育时期的易损性不同，即使在同一大脑区域，它的易损性也不是固定的。全身麻醉是影响幼儿和老年人认知功能的一个潜在的危险因素，大量的临床前以及回顾性研究证明，接受全身麻醉对婴幼儿的认知发展是有影响的，但该影响的程度和持续时间却无定论，当然也有研究认为由于实验方法的问题，上述结果可信度不高。对于<12个月龄的婴儿，接受全身麻醉药如笑气、七氟烷、异氟烷可能会损伤他们6～11岁的记忆功能。在空间认知方面，男性比女性更容易受到影响，而在颜色认知方面，没有性别差异。如果接受麻醉药时间延长，上述结果可能进一步恶化。接受全身麻醉也可能会加速老年人的认知减退，即使是短期手术或者是诊断性操作，仍有47%的老年患者表示使用麻醉药后24小时有认知功能减退，出院后有31%～47%，甚至出院3个月后仍有10%的患者存在认知功能减退。术后认知功能减退与麻醉类型（局部麻醉或全身麻醉）、深度或轻度麻醉或者是使用特殊麻醉药等尚无明确的关系。但主要综合征集中于注意力影响与多动症（attention-deficit hyperactivity disorder，ADHD）。

2009年美国FDA和国际麻醉研究协会（IARS）成立协作组——Smart Tots（Strategies for Mitigating Anesthesia-Related Neurotoxicity in Tots），多个前瞻性大样本多中心的研究正在进行，以下三个影响力最大：① GAS（General Anesthesia and Apoptosis Study）一个多中心随机对照试验涉及世界各地29个中心。主要目的是比较区域麻醉和全身麻醉对神经发育影响，选择600位60周龄以下行腹股沟疝修补手术随机分为七氟烷全身麻醉或无镇静脊髓麻醉者为研究对象，预计在2015/2016年完成；② PANDA（Pediatric Anesthesia NeuroDevelopment Assessment）这项研究采用双向流行病学的研究方法，患儿3岁前全身麻醉行腹股沟疝修补术，其中包括28对双胞胎，在8岁和15岁时行神经认知测试，减少遗传和环境因素对认知功能的影响，且研究已经完成；③ MASK（Mayo Safety in Kids）是目前有较强临床指导意义的试验，征集在3岁前暴露于一种或多种麻醉药物与无麻醉药物暴露的儿童比较神经认知功能，目前尚在进行，预计2年后有结果。上述研究结果均在2015～2016年公布初步结果，由于均是大样本多中心的研究，上述实验的结果基本可以揭示全身麻醉药物对儿童神经系统发育的影响。

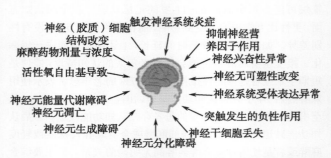

图21-2-1　动物实验发现麻醉药物导致神经毒性的可能机制

3．根据现有的证据提出以下建议

（1）注意患儿年龄、麻醉药物暴露时间与频率、药物剂量与种类。

（2）减少麻醉中对内环境的干扰，例如低血压、低碳酸血症、低血糖或低体温。

（3）采用对患儿生理干扰小的麻醉方案，促进患儿早期康复。

（4）尽量采用非麻醉方法，尽量避免对3岁以下儿童实施口腔治疗相关的麻醉，但需要儿童口腔科医师、麻醉医师根据具体情况作出判断。

（5）在不影响治疗质量的前提下缩短治疗时间。

（6）由于影响因素非常多，麻醉药物只是其中之一，所以需要治疗团队每个参与者的共同努力，而非仅仅是麻醉医师的事情。

手术时全身麻醉，让孩子在非清醒状态下接受手术或有创操作，很大程度上可以避免孩子的恐惧心理，有利于孩子今后的心理健康。总之，麻醉是现代医学的重要组成部分，绝大多数手术离不开麻醉。通常情况下，现代麻醉技术是很安全的，正确实施不会影响患儿不会形成长期的影响。

（四）口腔医师与麻醉医师的分工协作

在实施门诊镇静镇痛治疗时，由于门诊的特点，即医患交流时间短、留院观察时间短、患者期望值高认知度低、麻醉医师与口腔医师共用呼吸道的开口、治疗区域狭窄等因素，均为安全高效地实施本技术造成障碍，比如镇静程度过深患者无法张口，拔牙时对下颌骨施加的压力可以影响上呼吸道通畅性。根据我们的医疗实践经验，双方处于分工合作的关系，口腔医师的基本任务就是提供最佳的治疗方案，在保证医疗质量的前提下尽快完成局部治疗；麻醉医师的基本任务是进行合理的术前评估，及时发现潜在的医疗风险，在不对局部治疗形成影响的前提下提供最佳的镇静镇痛方案及术中监测。

第三节　舒适化口腔医疗的展望

在 21 世纪，伴随药物与监测手段的进步，对舒适化口腔医疗的要求也越来越高，如何保证治疗的舒适性和安全性的对立统一，我们认为可以体现在以下几个方面：

一、治疗理念和技术的革新

无痛治疗的理念正日益深入人心，随着医学模式由传统的生物医学模式向社会—心理—生物医学模式的转变，人在整个医学模式中的地位越来越重要。各种无痛技术在医学各个专业成功开展，毫无疑问，今后的口腔医疗服务也一定会向舒适化的方向发展，而无痛治疗仅仅是其初级阶段，治疗过程中对患者人格的尊重、隐私的保护和人性化的关怀等理念将贯穿始终。所以，口腔专业的无痛治疗是其向新的医学模式转变中的有益探索，现代麻醉学理论与药物的发展为包括口腔门诊无痛治疗在内的日间手术麻醉提供了有力的保证；微创外科技术及先进监测手段也为口腔手术的微创化提供了技术支撑；口腔医学各个专业新技术、新设备日新月异的发展均体现了该理念。以促进患者早期康复是舒适化口腔医疗的主要目标，故我们认为以下几个方面将代表本领域的发展方向：

（一）牙槽外科或种植手术中的微创治疗理念

现行外科微创拔牙技术主要是依赖微动力和部分特殊器械，尽量减少去骨，加大牙体组织切割。微创的方法能准确去骨，精确控制切削的方向和范围，并可在牙的各部位任意分割牙体，准确地去除阻力。不仅去骨范围可控，而且去骨量也尽量减少，避免牙槽突高度的降低，有利于后期种植修复。减少机械性损伤，从而使周围组织的术后反应轻，最大限度减少并发症，提高患者满意度。

（二）激光技术在口腔医疗中的应用

激光应在口腔疾病治疗中的应用取决其波长，根据不同组织对不同波长激光吸收的特点，具有治疗牙齿硬组织、软组织及骨组织的特点。目前普遍用于口腔科治疗的常见激光波长有：

1. 主要用于深度杀菌消毒的半导体激光和 1064nm 钕激光；穿透深度可以达到 1100μm 处，杀菌效果更理想，适用于根管的消毒、牙周病的治疗。

2. 2940nm 的铒激光是硬组织去除的最佳选择。原理是 2940nm 的铒激光与组织里的水分子作用，产生微米级的水分子微爆破，与传统高速手机相比，没有热、振动和疼痛。选择脉冲激光作用时间越短的铒激光，作用效果越好且快，患者还未感觉到疼痛时，激光脉冲已经结束，完全没有热和痛的感觉。从而实现在治疗过程中无痛，最大限度地减少组织的损伤，增加患者的舒适度及满意度，缩短治疗时间。替代传统治疗方法能显著减少出血及肿胀。

（三）合理使用麻醉药物

在我们的医疗实践中发现，合理选择麻醉药物与方法能够显著减少门诊手术中麻醉相关不良事件的发生，降低术后疼痛的程度与时间，例如与咪达唑仑相比，右旋美托咪定在达到相同镇静程度的同时能显著减少种植手术后疼痛；喉罩通气道（laryngeal mask airway，LMA）能安全用于儿童门诊全麻口腔治疗中的气道维持，明显缩短留院时间与麻醉并发症等。

（四）镇静中呼吸末二氧化碳监测

呼吸抑制是镇静剂最常见的不良反应，早期识别和快速干预以避免潜在的严重并发症是至关重要的。脉搏血氧饱和度是反映镇静镇痛低氧血症和缺氧的基本监测；然而，在检测呼吸功能方面是不足的，例如，通气不足、气道阻塞或呼吸暂停。通气临床监测（呼吸频率、呼吸音）可能会提供一些信息，但监测呼吸末二氧化碳（ET_{CO_2}）则能更早期发现潜在的通气不足。适合口腔门诊镇静的监测，应有传统的有创的呼吸末二氧化碳监测设备，还具备经皮无创呼吸末二氧化碳监测技术。

（五）脑功能、镇静深度的监测

由于镇静和麻醉在原理和设备方面有很多重叠部分，根据发达国家的经验以及我们的医疗实践经验，为了增加镇静的精确度与安全性，在有条件的情况下可以增加该类监测。例如使用脑电双频指数，它来源于对大样本的接受不同麻醉药物的受试者的双额脑电图记录，由所有被记录的脑电图及其相联系的意识状态和镇静水平（临床麻醉目标点）组成数据库。计算数据库中脑电图的双谱和能量谱参数（傅里叶转换），并与相关的临床资料进行相关分析，将最能区分临床麻醉目标点的双谱和能量谱参数，如脑电图的爆发抑制比例（时域特性）、相对 α/β 比例（频域特性）和单个脑电图间的相干性组合起来，并使用多因素回归模型将每个特性参数在达到临床麻醉目标点中的相对作用转换为线性数字化指数，即为 BIS 值，范围从 0（等电位脑电图）到 100（完全清醒）。100（无单位标度）双值被认为是完整的觉醒状态，0 是皮质沉默，80～90 与镇静有关，全身麻醉 BIS 值通常为 40～60。脑功能监测可能有助于防止过度镇静和促进早期恢复。然而，对于镇静脑功能监测的文献尚不多。其他的监测方法，例如听觉诱发电位、心率变应性、Nacrotrend 指数以及熵指数（EEM）等，各有优缺点，可以相互补充。总之，脑功能的监测可用于程序镇静并在未来产生有益的作用，但需要更多的研究（图 21-3-1）。

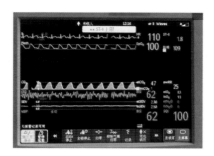

图 21-3-1　术中电双频指数监测

二、口腔无痛治疗药物及给予方式

（一）右旋美托咪定

是一种选择性的 α_2- 肾上腺素受体激动剂，它能提供镇静、抗焦虑、镇痛作用，减少交感神经张力。已有多项研究采用多种给药途径证明其在口腔镇静镇痛中的有效性。右旋美托咪定与其他镇静剂相比，主要优点是：尽管镇静水平较深，呼吸功能仍然保留。已有研究证明右旋美托咪定在口腔镇静镇痛中的有效性以及在手术室、重症监护及手术室外对成人和儿童的镇静作用。该药负荷剂量为 $0.5\mu g/kg$ 给予 $10\sim20$分钟，随后 $0.2\sim0.7\mu g/(kg\cdot h)$ 连续静脉输注。由于负责疼痛传导的 α_2- 肾上腺素受体集中于脊髓背角，以及血脑屏障的存在，为了达到控制疼痛可能其血浆浓度比较高，容易造成镇静不足或过量，加之该药消除半衰期比较长（约 2 小时），所以该方案特别适合较长时间的种植手术以及局部麻醉效果不佳的牙槽外科手术，同时恢复时间也比较长。由于存在显著心动过缓和低血压的风险，所以在高龄和儿童患者应慎重使用，应避免长时间给予。由于该药对手术后炎症因子释放有抑制作用，所以能显著降低术后疼痛，减少手术后的炎症和氧化应激反应，这对复杂种植手术患者的镇静镇痛大有裨益。

（二）计算机靶浓度控制输注技术

靶控输注技术（target controlled infusion，TCI）是药代动力学研究与现代计算机技术相结合而形成的一种用药控制技术，以血浆或效应室的药物浓度为依据参数，通过计算机控制给药速度，以获得比较满意的麻醉、镇静镇痛深度。常用的镇静药物，如丙泊酚、瑞芬太尼均有成熟的药物代谢动力学参数应用于临床。

美国食品药品监督管理局（FDA）最近批准了一种新的丙泊酚计算机辅助镇静系统（SEDASYS®Computer-Assisted Personalized Sedation System），该系统能利用自动调节静脉注射丙泊酚速度实现从轻度到中度的镇静，同时探测是否发生镇静过度，从而减慢或停止输注并能实现自动给氧。该设备已应用于胃肠道内镜检查，应能代表下一代静脉镇静的发展方向。但再智能化的设备仍无法完全取代人的作用，所以该设备仍然是在经过专业培训的医疗团队操作下使用。

（三）脑电双频指数（BIS）监测下静脉靶浓度控制（TCI）镇静

可实现完全自动化，可以通过事先预设 BIS 值来设定镇静深度，关联的静脉注射泵将根据实际 BIS 值与设定目标值的变化趋势，动态调节静脉镇静药物的速度，控制实际注射给药量，从而达到精确给药的目的。该方法目前已具备理论基础和设备保证，相信经过一段时间的临床应用将大幅度增加口腔门诊镇静的安全性与便捷性。

综上所述，随着医疗水平的不断进步和人民生活水平的不断提高，人们已不再满足于麻醉仅仅与手术相伴。合理选择无痛治疗方案，提供更舒适、安全的手术条件，促进患者的早期康复是我们整个口腔医疗从业人员努力的方向和最终目标。

（郁 葱）

参 考 文 献

1. Cravero J P. Risk and safety of pediatric sedation/anesthesia for procedures outside the operating room. Curr Opin Anaesthesiol，2009，22：509-513

2. Cravero J P，Blike G T，Beach M，et al.Incidence and nature of adverse events during pediatric sedation/anesthesia for procedures outside the operating room：report from the Pediatric Sedation Research Consortium. Pediatrics，2006，118：1087-1096

3. Metzner J，Posner K L，Domino K B. The risk and safety of anesthesia in remote locations：the US closed claims analysis. Curr Opin Anaesthesiol，2009，22：502-528

4. Metzner J，Domino K B. Risks of anesthesia or sedation outside the operating room：the role of the anesthesia care provider. Curr Opin Anaesthesiol，2010，23：523-531

5. 中华口腔医学会. 口腔治疗中笑气/氧气吸入镇静技术应用操作指南(试行). 中华口腔医学杂志，2010，45(11)：645-647

6. 中华口腔医学会. 口腔治疗中笑气-氧气吸入镇静技术管理规范. 中华口腔医学杂志. 2010；45(11)：648-649

7. Kaplan R F，Yang C I.Sedation and analgesia in Pediatric patients for Procedures outside the Operating room. Anesthesiology clinics of north America，2002，20：181-193

8. Dobbing J，Sands J. Comparative aspects of the brain growth spurt. Early Human Development，1979，3：79-83

9. Saunders N R，Liddelow S A，Dziegielewska K M. Barrier mechanisms in the developing brain. Frontiers in Pharmacology，2012，3：46

10. B Sinner，K Becke，K Engelhard. General anaesthetics and the developing brain: an overview.Anaesthesia，2014，69：1009-1022

11. Sprung J, Flick R P, Katusic S K, et al. Attention-deficit/hyperactivity disorder & after early exposure to procedures requiring general anesthesia. Mayo Clin Proc, 2012, 87: 120-129

12. Ing C, DiMaggio C J, Whitehouse A, et al. Long-term differences in language and cognitive function after childhood exposure to anesthesia. Pediatrics, 2012, 130: e476-485

13. Davidson A J. Anesthesia and neurotoxicity to the developing brain: the clinical relevance. Paediatr Anaesth, 2011, 21(7): 716-721

14. Olsen E A, Brambrink A M. Anesthesia for the young child undergoing ambulatory procedures: current concerns regarding harm to the developing brain. Curr Opin Anesthesiol, 2013, 26: 677-684

15. Servick K. Researchers struggle to gauge risks of childhood anesthesia. SCIENCE, 2014, 346: 1161-1162

16. Gleich S J, Flick R, Hu D Q, et al. Neurodevelopment of children exposed to anesthesia: Design of the Mayo Anesthesia Safety in Kids(MASK)study. Contemporary Clinical Trials, 2015, 41: 45-54

17. Emily A Olsena, Ansgar M Brambrink. Anesthesia for the young child undergoing ambulatory procedures: current concerns regarding harm to the developing brain.Curr Opin Anesthesiol, 2013, 26: 677-684

18. 郁葱, 赵楠. 口腔疾病镇静镇痛治疗常用技术与进展. 中国实用口腔科杂志, 2013, 6(7): 385-388

19. Candiotti K A, Bergese S D, Bokesch P M, et al.Monitored Anesthesia Care with Dexmedetomidine: A Prospective, Randomized, Double-Blind, Multicenter Trial. Anesth Analg, 2010, 110: 47-56

20. Cheung C W, Ying CLA, Chiu W K, et al.A comparison of dexmedetomidine and midazolam for sedation in third molar surgery. Anaesthesia, 2007, 62: 1132-1138

21. Dere K, Sucullu I, Budak E T, et al.A comparison of dexmedetomidine versus midazolam for sedation, pain and hemodynamic control, during colonoscopy under conscious sedation. Eur J Anaesthesiol, 2010, 27: 648-652

22. Arain S R, Ebert T J. The efficacy, side effects, and recovery characteristics of dexmedetomidine versus propofol when used for intraoperative sedation. Anesth Analg, 2002, 95: 461-466

23. Flynn P, Ahmed F B, Mitchell V, et al. A randomised comparison of the single use LMA Flexiblei with the reusable LMA Flexiblei in paediatric dental day-case patients. Anaesthesia, 2007, 62: 1281-1284

24. George J M, Sanders G M. The reinforced laryngeal mask in paediatric outpatient dental surgery. Anaesthesia, 1999, 54: 546-551

25. Nan Zhao, Feng Deng, Cong Yu.Anesthesia for Pediatric Day-Case Dental Surgery: A Study Comparing the Classic Laryngeal Mask Airway With Nasal Trachea Intubation.The Journal of Craniofacial Surgery, 2014, 25: 245-248

26. Dobbing J, Sands J. Comparative aspects of the brain growth spurt. Early Human Development, 1979, 3: 79-83

27. Servick K. Researchers struggle to gauge risks of childhood anesthesia. SCIENCE, 2014, 346: 1161-1162

28. Gleich S J, Flick R, Hu D Q, et al. Neurodevelopment of children exposed to anesthesia: Design of the Mayo Anesthesia Safety in Kids（MASK）study. Contemporary Clinical Trials, 2015, 41: 45-54

29. Rappaport B A, Suresh S, Hertz S, et al. Anesthetic

Neurotoxicity—Clinical Implications of Animal Models. The New England Journal of Medicine, 2015, 372: 796-797

30. 万阔, 李刚, 张惠等. 口腔门诊疼痛控制与镇静技术专家共识. 人民卫生出版社. 2014

附　录

附录一　美国麻醉医师协会(American Society of Anesthesiologists, ASA)分级

ASA 1 级: 正常健康, 除局部病变外, 无系统性疾病。

ASA 2 级: 有轻度系统性疾病;

　　　　　身体健康但有口腔科恐惧症; 老年患者(>60岁);

　　　　　怀孕患者;

　　　　　日常活动不受限, 但由于疾病需要静养的患者。

ASA 3 级: 有严重系统性疾病, 日常活动受限, 尚未丧失工作能力;

　　　　　静息状态下无疾病的症状, 但在紧张状态下(如躺在口腔科治疗椅)会有明显症状。

ASA 4 级: 有严重系统性疾病, 已丧失工作能力, 且经常面临生命威胁;

　　　　　静息状态下有明显症状; 易疲劳、呼吸短促、胸痛。

ASA 5 级: 无论手术与否, 生命难以维持24小时的濒死患者。

ASA 6 级: 确证为脑死亡, 其器官拟用于器官移植手术。

E 如系急症, 在每级数字前标注"急"或"E"字。

附录二 Steward 苏醒评分

清醒程度		呼吸道通畅程度		肢体活动度	
完全苏醒	2分	可按医师吩咐咳嗽	2分	肢体能做有意识的活动	2分
对刺激有反应	1分	不用支持可以维持呼吸道通畅	1分	肢体无意识活动	1分
对刺激无反应	0分	呼吸道需要予以支持	0分	肢体无活动	0分
评分在4分以上方能离开手术室或恢复室					

意识分级采用：改良的 OAA/S 评分（The Observer's Assessment of Alertness/Sedation Scale）

1级：完全清醒，对正常呼名的应答反应正常；

2级：对正常呼名的应答反应迟钝；

3级：对正常呼名无应答反应，对反复大声呼名有应答反应；

4级：对反复大声呼名无应答反应，对轻拍身体才有应答反应；

5级：对拍身体无应答反应，但对伤害性刺激有应答反应。对伤害性刺激无反应为麻醉。

附录三　Ramsay 镇静评分

临床表现	评分
不安静、烦躁	1 分
安静合作	2 分
嗜睡，能听从指令	3 分
睡眠状态，但可唤醒	4 分
呼吸反应迟钝	5 分
深睡状态，呼唤不醒	6 分

注：其中 1 分无镇静，2～4 分镇静满意，5～6 分镇静过度（引自：朱也森，姜红．口腔麻醉学．北京：科学出版社，2012）

附录四　疼痛视觉模拟评估法（VAS）

0	2	4	6	8	10
无痛	有点痛	轻微疼痛	疼痛明显	疼痛严重	剧烈痛

儿童用

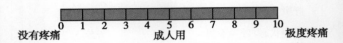

没有疼痛　　0　1　2　3　4　5　6　7　8　9　10　　极度疼痛

成人用

附录五　口腔科畏惧调查量表（中文版）

1. 您是否曾因害怕口腔科治疗而推迟复诊
①从来没有　②很少这样　③有时候会　④经常这样　⑤总是这样

2. 您是否曾因害怕口腔科治疗而取消复诊
①从来没有　②很少这样　③有时候会　④经常这样　⑤总是这样

3. 当您在看牙时，您有没有感到肌肉紧张
①从来没有　②很少这样　③有时候会　④经常这样　⑤总是这样

4. 当您在看牙时，您有没有感到呼吸加快
①从来没有　②很少这样　③有时候会　④经常这样　⑤总是这样

5. 当您在看牙时，您有没有感到出汗增加
①从来没有　②很少这样　③有时候会　④经常这样　⑤总是这样

6. 当您在看牙时，您有没有感到恶心或者呕吐
①从来没有　②很少这样　③有时候会　④经常这样　⑤总是这样

7. 当您在看牙时，您有没有感到心跳加快
①从来没有　②很少这样　③有时候会　④经常这样　⑤总是这样

8. 当您与医师约诊时，有没有感到紧张和害怕
①有　②轻微的紧张和害怕　③有一点紧张和害怕　④比较紧张和害怕　⑤非常紧张和害怕

9. 当您走进口腔科诊室时，有没有感到紧张和害怕
①有　②轻微的紧张和害怕　③有一点紧张和害怕　④比较紧张和害怕　⑤非常紧张和害怕

10. 当您在候诊室等待就医时，有没有感到紧张和害怕
①有　②轻微的紧张和害怕　③有一点紧张和害怕　④比较紧张和害怕　⑤非常紧张和害怕

续表

11. 当您躺在口腔科治疗椅上准备接受治疗时,有没有感到紧张和害怕

①有　②轻微的紧张和害怕　③有一点紧张和害怕　④比较紧张和害怕　⑤非常紧张和害怕

12. 您对口腔科诊室里的气味有没有感到不舒服

①有　②很轻　③有一点　④比较不舒服　⑤非常不舒服

13. 当您看到口腔科医师并准备交谈时,有没有感到紧张和害怕

①有　②轻微的紧张和害怕　③有一点紧张和害怕　④比较紧张和害怕　⑤非常紧张和害怕

14. 当您看到准备给您打麻醉的针头时,有没有感到紧张和害怕

①有　②轻微的紧张和害怕　③有一点紧张和害怕　④比较紧张和害怕　⑤非常紧张和害怕

15. 当麻醉针头注入您的口腔时,有没有感到紧张和害怕

①有　②轻微的紧张和害怕　③有一点紧张和害怕　④比较紧张和害怕　⑤非常紧张和害怕

16. 当您看到钻牙的机器时,有没有感到紧张和害怕

①有　②轻微的紧张和害怕　③有一点紧张和害怕　④比较紧张和害怕　⑤非常紧张和害怕

17. 当您听到钻牙机器的钻动声音时,有没有感到紧张和害怕

①有　②轻微的紧张和害怕　③有一点紧张和害怕　④比较紧张和害怕　⑤非常紧张和害怕

18. 当医师用牙钻钻您的牙齿时,有没有感到紧张和害怕

①有　②轻微的紧张和害怕　③有一点紧张和害怕　④比较紧张和害怕　⑤非常紧张和害怕

19. 当医师用器械检查或清洗您的牙齿时,有没有感到紧张和害怕

①有　②轻微的紧张和害怕　③有一点紧张和害怕　④比较紧张和害怕　⑤非常紧张和害怕

20. 总的来说.您在看牙时的紧张或害怕程度是

①有　②很轻　③有一点　④比较紧张和害怕　⑤非常紧张和害怕

引自:梁焕友,彭助力.潘集阳.等,牙科畏惧调查(DFS)量表中文版的研制与评价.中山大学学报(医学科学版),2006,27(2):240-244

附录六　改良口腔科焦虑量表(中文版)

---

1. 如果您明天要去看口腔医师,您会感到
①轻松　②有点紧张　③紧张　④焦虑　⑤很焦虑,出汗甚至有点恶心

2. 当您在口腔科等待就诊时,您会感到
①轻松　②有点紧张　③紧张　④焦虑　⑤很焦虑,出汗甚至有点恶心

3. 当您坐在口腔科诊椅上等待治疗,口腔医师正在准备钻针,这时您会感到
①轻松　②有点紧张　③紧张　④焦虑　⑤很焦虑,出汗甚至有点恶心

4. 您去洗牙,口腔医师正在准备洗牙用的器械,您会感到
①轻松　②有点紧张　③紧张　④焦虑　⑤很焦虑,出汗甚至有点恶心

5. 口腔医师正准备给您上面一颗后牙的牙床上打麻药,您会感到
①轻松　②有点紧张　③紧张　④焦虑　⑤很焦虑,出汗甚至有点恶心

轻松:1分

有点紧张:2分

紧张:3分

焦虑:4分

很焦虑,出汗甚至有点恶心:5分

引自:杨少清. 改良牙科焦虑量表及牙科焦虑病因的研究. 北京大学医学部(原北京医科大学)硕士学位研究生论文,1994,29-30

附录七 儿童恐惧量表,口腔科分量表（中文版）

	一点也 不害怕	有一点 害怕	比较 害怕	相当 害怕	非常 害怕
	1	2	3	4	5
口腔医师					
医师					
打针					
口腔医师检查口腔					
不得不张着嘴					
口腔医师碰触你					
口腔医师看着你					
口腔医师钻牙					
看见口腔医师钻牙					
口腔医师钻牙的噪音					
口腔医师将器械放入口中					
透不过气					
不得不去医院					
穿白大褂的医师					
口腔医师清洁你的牙齿					

引自：中华口腔医学会麻醉学专委会口腔镇静学组. 口腔门诊疼痛控制与镇静技术专家共识. 北京：人民卫生出版社，2014

附录八　OAA/S 清醒 / 镇静观察者评价量表

反应性评分	语音	面部表情	眼睛	评分
对正常语调反应快	正常	正常	无眼睑下垂	5
对正常语调反应冷淡	稍慢或含糊	稍微放松	眼睑轻度下垂	4
仅对大声呼名有反应	不清或明显变慢	明显放松	眼睑明显下垂	3
仅对轻推有反应	吐字不清	—	—	2
对推动无反应	—	—	—	1

注：其中 5 分无镇静，2~4 分镇静满意，1 分镇静过度

附录九 改良 Aldrete 离院评分系统

改良 Aldrete 离院评分系统	
离院标准	分数
意识水平	
清醒，定向力好	2
轻微刺激即可唤醒	1
只对触觉刺激有反应	0
肢体活动	
各肢体能完成指令运动	2
肢体活动减弱	1
不能自主活动	0
血流动力学稳定	
血压波动<基础平均动脉压值的15%	2
血压波动在基础平均动脉压值的15%～30%	1
血压波动>基础平均动脉压值的30%	0
呼吸稳定	
可深呼吸	2
呼吸急促但咳嗽有力	1
呼吸困难且咳嗽无力	0
血氧饱和度	
吸空气时能维持血氧饱和度>90%	2
需鼻导管吸氧	1
吸氧时血氧饱和度<90%	0
术后疼痛	
无或轻微不适	2
中至重度疼痛需用静脉止疼药物控制	1
持续严重疼痛	0

改良 Aldrete 离院评分系统

离院标准	分数
术后恶心呕吐	
无或轻度恶心，无呕吐	2
短暂呕吐或干呕	1
持续中至重度恶心呕吐	0
总分	
（总分大于 12 分，且单项没有低于 1 分的情况可以离院）	

引自：李芸，李天佐. 日间手术麻醉离院标准. 国际麻醉学与复苏杂志，2011，12（32）：744

附录十　Frankl 治疗依从性评价量表（中文版）

评分	评价	描述
1分	完全拒绝	拒绝治疗，用力哭闹，极度恐惧，有明显拒绝治疗的动作或语言及表情
2分	相对拒绝	可以接受治疗但不情愿，有不明显拒绝治疗情况出现
3分	相对配合	可以接受治疗. 表现谨慎小心　不能完全主动配合
4分	完全配合	主动接受治疗，与医师关系融洽，能够积极参与到治疗过程中

Houpt 治疗全过程依从性评价量表（中文版）

评分	描述
1分	完全失败：治疗过程根本无法进行
2分	部分完成：治疗过程被打断，只有部分治疗完成
3分	勉强完成：治疗过程被打断，最终治疗得以完成
4分	完成：治疗过程虽困难但得以不间断完成
5分	顺利完成：治疗过程只有轻微的哭闹和反抗
6分	非常顺利：治疗过程顺利，没有哭闹也没有反抗

附录十一　笑氧吸入镇静口腔科治疗同意书（示例）

笑氧吸入镇静口腔科治疗同意书

姓名：　　　性别：　　　年龄：　　　病历号：

地址：　　　　　　　　　电话：

诊断：

拟行：

一、我已理解笑氧吸入镇静口腔科治疗是运用清醒镇静技术，清醒镇静是指对意识水平产生轻微的抑制，同时病人能够保持连续自主的呼吸及对物理刺激和语言指令作出相应反应的能力，整个过程中，病人保持清醒，没有丧失意识，保护性反射活跃，并能配合治疗。

二、我已理解笑氧吸入镇静口腔科治疗会因病人病情各异，对药物反应亦不尽相同，即使按照常规方法操作，仍有可能产生不适反应如：

1. 恶心、呕吐

2. 药物不良反应

三、医师术前已向我及家属交待可能发生的问题，我已同意医师会按规章制度、操作常规和诊疗规范全面负责患者各种病情变化的监测和相关处理，发生意外积极组织抢救。

四、我自愿并接受笑氧吸入镇静口腔科治疗过程及其费用。并已知笑氧吸入镇静牙科麻醉相关费用████████████████████其他口腔科治疗费用另计。

同意人签名＿＿＿＿＿＿＿＿＿＿　与患者关系＿＿＿＿＿＿＿＿＿＿

医师签名＿＿＿＿＿＿＿＿＿＿　＿＿＿＿年＿＿＿月＿＿＿日

附录十二　笑氧吸入镇静口腔科治疗记录单

舒适口腔科　　　　　姓名：　　性别：　　年龄：　　ID：

ASA 分级：

手术操作名称：

基本生命体征：BP　　（mmHg）　　　HR　　（次 /min）

　　　　　　　　RR　　（次 /min）　　SPO_2　　（%）

术前：

术中：

术后：

诊疗计划：　　笑氧连续吸入维持

气体流量：　　5L/min

最大笑气浓度：65%

术后恢复情况：　　　　　　　医师签名：　　　　审核者：

附录十三　门诊麻醉预约管理单(示例)

术前	患者姓名＿＿＿＿＿性别＿＿＿＿＿年龄＿＿＿＿＿ 局部情况(牙位)＿＿＿＿＿系统病史＿＿＿＿＿ 预约科室＿＿＿＿＿预约时间＿＿＿＿＿ 主刀医生＿＿＿＿＿助手＿＿＿＿＿ 特殊器械＿＿＿＿＿＿＿＿＿＿＿ 麻醉方式:○局麻　○笑氧　○全麻　○其他＿＿＿＿ 其他特殊要求＿＿＿＿＿＿＿＿＿＿＿ 术前评估＿＿＿＿＿＿＿＿＿＿＿ 术前核对以上内容:手术医生签字＿＿＿＿＿ 　　　　　　　　　麻醉医生签字＿＿＿＿＿ 　　　　　　　　　巡回护士签字＿＿＿＿＿
术中	○ 核对患者身份　○ 核对牙位 核对口腔科治疗相关材料　棉球＿＿＿个(治疗前) 　　　　　　　　　　　　　　　＿＿＿个(治疗结束) 　　　　　　　　　　　纱布＿＿＿块(治疗前) 　　　　　　　　　　　　　　＿＿＿块(治疗后) 手术中异常情况＿＿＿＿＿＿＿＿＿＿＿ 术中核对以上内容:医生签字＿＿＿＿护士签字＿＿＿＿
术后	1. 离院 Aldrete 评分＿＿＿＿＿＿＿＿＿ 2. 电话回访　无特殊＿＿＿＿＿＿＿＿＿ 　　　　　　　特殊情况＿＿＿＿＿＿＿＿＿ 　　　　　　　　　　　　　护士签字＿＿＿＿

附录十四　镇静、浅麻醉下儿童牙齿疾病的治疗同意书(示例)

麻醉下儿童牙齿疾病的治疗知情同意书

姓名：　　　　　　　　性别：　　　　　　　年龄：

电话：　　　　　　　　地址：

诊断：

1. 麻醉条件下的口腔治疗只适用于对口腔治疗恐惧、紧张，害怕口腔治疗或由于疾病无法配合治疗的儿童。麻醉可以使孩子镇静，情绪放松，易于接受治疗。

2. 接受麻醉下治疗的孩子应身体健康，请家长如实告知手术麻醉史、疾病史，如哮喘、癫痫、高血压、先天性疾病、食道裂孔疝、胃食管反流等疾病。哮喘、癫痫、高血压等疾病术前应进行药物治疗。

3. 麻醉的孩子应在治疗前禁食(奶、固体食物)6～8小时，禁水(清水、糖水或淡果汁)4小时。饱食或胃没有排空的孩子在实施镇静或麻醉时会有发生呕吐或误吸的可能，出现呼吸道梗阻、吸入性肺炎，甚至危及生命。

4. 根据治疗需要建议选择以下麻醉方法，必要时允许更改麻醉方法：□全身麻醉＋气管插管　□全身麻醉＋LMA　□全身麻醉＋不插管

5. 在麻醉下口腔治疗后需留院观察2小时左右，达到离院标准后经医师允许后方可离院。在离院回家途中应尽量保持卧位，婴幼儿应由看护人怀抱。在孩子完全清醒后可喝少量清水，观察15分钟后无恶心、呕吐等情况和喝奶。在治疗结束后6～8小时可吃流食，全身麻醉后的孩子应有专人看护至次日晨，其间尽量不要下床活动以免摔倒。

6. 孩子的家长或监护人应仔细阅读以上须知，做到如上要求来保证孩子的案例。治疗前孩子的家长或监护人应在同意书上签

字，才可实施镇静或麻醉。

7. 其他需要说明的情况_____

_____

8. 对以上内容我已详细阅读并理解，我愿意承担治疗中发生的风险并遵守医嘱，同意在_____医院无痛治疗中心接受治疗并承担全部费用。

患者签字：　　　　　　　　　　　医生签字：

受委托人／法定监护人签字：　　　　与患者关系：

　　　　　　　　　　　　　　　　　年　　　月　　　日

附 录

附录十五 麻醉前访视记录单（示例）

麻醉前访视记录单

| 姓名： _____ 性别： _____ F/M |
| 年龄： _____ y 体重 _____ kg 身高 _____ cm |
| 病室： _____ 住院号 _____ |
| 术前诊断： _____ |
| 拟行手术： _____ |

既往史：高血压、冠心病、糖尿病、慢阻肺、血液病、内分泌疾病、青光眼、脊柱畸形等

麻醉手术外伤史

特殊用药及药物过敏史

吸烟： _____ 咳嗽： _____ 哮喘： _____

体检 PE：

BP： ____ / ____ mmHg PR： _____ bpm RR： _____ bpm T _____ ℃

意识： _____ 皮肤： _____ 颌颈： _____ 义齿： _____

循环： _____ □未见异常 □其他

续表

呼吸： □未见异常 □其他 脊柱四肢： □未见异常 □其他：

消化： □未见异常 □其他 神经，精神： □未见异常 □其他：

血液： □未见异常 □其他 其他：

内分泌： □未见异常 □其他

实验室检查：

血常规： □正常 □异常： 凝血功能： □正常 □异常：

肝功能： □正常 □异常： 肾功能： □正常 □异常：

电解质： □正常 □异常： 血糖： □正常 □异常：

血气分析： □正常 □异常： 尿常规： □正常 □异常：

ECG： X-ray EF： %

肺功能： I Ⅱ Ⅲ Ⅳ 其他：

心功能分级： I Ⅱ Ⅲ Ⅳ ASA：1 2 3 4 5 E 气道评估：I Ⅱ Ⅲ Ⅳ

麻醉计划：

麻醉选择：

实施要点：

医师签名： 日期：

附录十六 麻醉后恢复评分表（示例）

Aldrete 改良评分（Modified Aldrete score）标准（麻醉后恢复评分）

姓名：

麻醉方法：　　　　　　　　离院时间：

	0	1	2	合计
肢体活动	无自动或在指令下抬头或活动肢体	能自动或在指令下活动两个肢体和有限制的抬头活动	能自动或在指令下活动四肢和抬头	
呼吸	呼吸暂停或微弱，需呼吸机治疗或辅助呼吸	呼吸困难或呼吸受限，但有浅而慢的自主呼吸，可能用口咽通气道	能做深呼吸和有效咳嗽，呼吸频率和幅度正常	
循环	非高血压病而血压过分升高，或血压下降（低于麻醉前 50mmHg）	血压低于 / 高于麻醉前水平 20～50mmHg	血压和脉搏稳定，血压比麻醉前低 / 高，但不到 20mmHg（SBP≥90mmHg）	
神态	没有应答或仅对疼痛刺激有反应	对交谈有反应，但很容易再昏睡	处于醒觉和警觉状态，能辨认时间，地点和人	
末梢颜色	吸 O₂ 时 SpO₂<92%	吸 O₂ 时能维持 SpO₂>92%	呼吸空气 SpO₂>92%	

续表

	0	1	2	合计
恶心呕吐反应	严重，有内容物吸出，易发生误吸	一般，少有内容物吐出	有恶心症状，无呕吐	
合计				

总分＝12分，当总分≥11分时，认为达到麻醉后恢复标准

改良 aldrete 评分法判定能否离院并记录患者离院时间。任何一项不低于 1 分，总分高于 10 分则判定可出院。

附录十七　麻醉恢复记录单

XX医院
麻醉复苏室（PACU）记录单

姓名	性别 □M　□F	年龄		年　月　日

住院号____　病室____　体重____kg

手术名称____

麻醉方式 □GA　□LA　□Other____

麻醉时间____　麻醉医师____

术前特殊情况 □插管困难 □声嘶 □偏瘫
□语言障碍 □听力障碍 □意识障碍 □精
神疾病 □深静脉血栓高危人群____

其他____

入室时间____

入室情况	入室呼吸情况：□控制呼吸 □辅助呼吸 □自主呼吸
	入室气管导管：□已拔管 □带管 □带喉罩 □带通气道 □气管切开
	入室给氧方式：□机械通气：模式____ VT____ml RR____bmp FiO₂____%
	□面罩给氧
	□鼻导管给氧

续表

出复苏室情况	复苏期出入量	病房交接
BP ___/___ mmHg p ___ bpm R ___ bpm SpO₂ ___ % VAS评分: 0 1 2 3 4 5 6 7 8 9 10 皮肤黏膜: 正常□ 基本正常□ 贫血□ 发绀□ 皮下气肿□ 意识: 1 2 3 4 5级 指令动作: 完成□ 不能完成□ 瞳孔: 等大□ 不等大□ 光反射: 灵敏□ 迟钝□ 无反射□ 肌力: 0 1 2 3 4 5级 呼吸: TV ___ ml 呼吸音: 正常□ 异常□ 反射(吞咽/咳嗽): 正常□ 弱□ 无□ 声嘶: 无□ 有□	RBC ___ ml 血浆 ___ ml 平衡液 ___ ml 胶体液 ___ ml NS ___ ml 出血量 ___ ml 引流量 ___ ml 尿量 ___ ml	BP ___/___ mmHg p ___ bpm R ___ bpm SpO₂ ___ % PCIA □ VAS评分: ___ Steward评分: ___

出室时间: ___时 ___分 PACU医师签字: ___ 病房护士签字: ___

附录十八　门诊镇静不良事件统计表（www.AESedationReporting.com）

第一步：镇静镇痛中是否发生不良事件			
无		有，继续填写如下内容	
第二步：描述发生的不良事件			
极低危险因素（minimal risk descriptors）	低危因素（minor risk descriptors）	较危险的因素（sentinel Risk descriptors）	其他
恶心、呕吐	低氧血症（SpO₂：75%～90%，<60秒）	低氧血症（SpO₂<75% 或 <90%，超过60秒）	
仅由仪器发现，无临床表现的呼吸抑制	短暂的窒息	窒息（超过60秒）	
肌肉僵硬或痉挛	气道阻塞	严重的循环抑制/休克	
口内分泌物过多	轻微过敏反应	心搏骤停	
不安和躁动	心率过缓		
恢复期躁动	心率过快		
恢复前延长	低血压		
	高血压		

370

续表

第三步:针对不良事件的处理

	极低危险因素	低危险因素	中度危险因素	抢救	
				高危因素	其他
没有进一步处理		纠正体位等	简易呼吸器辅助通气	胸外心脏按压	
		给氧	使用喉罩通气道	气管插管等	
加深镇静程度					
治疗呕吐			药物拮抗剂、快速补液等	血管活性药物	
抗组织胺药物					

第四步:处理结果记录

没有不良后果	非计划的住院治疗	死亡	其他
		持续性神经功能受损	
		严重的误吸损伤肺功能	

第五步:严重程度分级(合计分为极低、轻微、中度、严重四级,如果第二、三、四步中出现的最高等级作为定级标准)